李廷保 编著

医外科古方集锦

兰州大学出版社
LANZHOU UNIVERSITY PRESS

图书在版编目（ＣＩＰ）数据

中医外科古方集锦 / 李廷保编著. -- 兰州 ：兰州
大学出版社，2018.12
ISBN 978-7-311-05511-0

Ⅰ．①中… Ⅱ．①李… Ⅲ．①中医外科－验方－汇编
Ⅳ．①R289.52

中国版本图书馆CIP数据核字(2018)第288010号

责任编辑　武素珍　张映春
封面设计　陈　文

书　　名　中医外科古方集锦
作　　者　李廷保　编著
出版发行　兰州大学出版社　（地址：兰州市天水南路222号　730000）
电　　话　0931-8912613(总编办公室)　0931-8617156(营销中心)
　　　　　0931-8914298(读者服务部)
网　　址　http://press.lzu.edu.cn
电子信箱　press@lzu.edu.cn
印　　刷　北京虎彩文化传播有限公司
开　　本　710 mm×1020 mm　1/16
印　　张　23.25
字　　数　440千
版　　次　2018年12月第1版
印　　次　2018年12月第1次印刷
书　　号　ISBN 978-7-311-05511-0
定　　价　48.00元

（图书若有破损、缺页、掉页可随时与本社联系）

序

　　中医外科学是祖国医学的主要组成部分，是中国传统文化中颇有价值的医学遗产，经过历代医家的潜心努力，撰成具有临床医学价值的中医外科著作，载有实用效捷的外科方剂，沉淀了中医外科前辈的宝贵治疗经验。为了传承古代外科名医治疗学术思想，也为了能更好地汲取古代外科名家组方配伍的精华，故而有感搜集清代以前中医外科教材涉及的著名中医外科方剂，整理校订，时经六载，成书取名《中医外科古方集锦》。

　　本书是通过细心阅览，整理方药，精心编次，内容提取：第一篇东晋时代刘涓子在499年撰《刘涓子鬼遗方》，内服方70首，外用方86首，共156首；第二篇宋代陈自明在1263年撰《外科精要》，内服方58首，外用方42首，共100首；第三篇元代齐德之在1335年撰《外科精义》，内服方55首，外用方83首，共138首；第四篇明代杨清叟在1382年撰《仙传外科集验方》，内服方57首，外用方29首，共86首；第五篇明代王拳在1407年撰《大河外科》，内服方37首，外用方35首，共72

首；第六篇明代周文采在 1498 年撰《外科集验方》，内服方 155 首，外用方 145 首，共 300 首；第七篇明代薛己在 1528 年撰《外科发挥》，内服方 187 首，外用方 15 首，共 202 首；第八篇明代汪机在 1531 年撰《外科理例》，内服方 231 首，外用方 32 首，共 263 首；第九篇明代薛己在 1545 年撰《外科枢要》，内服方 137 首，外用方 13 首，共 150 首；第十篇明代申斗垣在 1604 年撰《外科启玄》，内服方 123 首，外用方 128 首，共 251 首；第十一篇明代陈实功在 1617 年撰《外科正宗》，内服方 287 首，外用方 133 首，共 420 首；第十二篇清代陈士铎在 1694 年撰《外科秘录》，内服方 334 首，外用方 268 首，共 602 首；第十三篇清代王维德在 1740 年撰《外科证治全生集》，内服方 85 首，外用方 60 首，共 145 首；第十四篇清代唐黉在 1776 年撰《外科选要》，内服方 63 首，外用方 16 首，共 79 首；第十五篇清代高秉钧在 1805 年撰《疡科心得集》，内服方 202 首，外用方 59 首，共 261 首；第十六篇清代高思敬在 1907 年撰《外科医镜》，内服方 89 首，外用方 17 首，共 106 首。该书分编为 16 篇，载内服方 2170 首，外用方 1161 首，共计 3331 首，并列出了方剂名、方药和主治。其中，没有方名的方剂作者在整理时进行增编，但因方药剂量缺有复杂，概无列记；而目录及参考文献编排以成书年代顺序为准，以便中医外科同道临证查阅应用。

编著说明：①为与现行《中药学》保持一致，书中将灯芯草、白芨、黄蘖、粟壳、大枫子、五茄皮、石苇、山慈姑和硫黄分别统一为灯心草、白及、黄柏、罂粟壳、大风子、五加皮、石韦、山慈菇和硫磺。②方名后括号里的医家名保持和原著一致，未做变动。③方名后括号里标注编者名，说明此方名为编者补加。

本书内容翔实，实用效捷，价值宝贵，实践传承，达到"梅花香自苦寒来""绝知此事要躬行""病树前头万木春"三种学习中医外科学的美好境界。同时，为古代中医外科名医处方用药配伍经验的研究提供了一定的参考价值，也为临床中医外科疾病辨证用药积累了宝贵经验，是一部参阅中医外科学方剂的工具书。

最后，衷心感谢甘肃中医药大学副校长史正刚教授，中医临床学院院长宋敏教授，中医外科教研室主任王思农教授对该书出版的大力支持。

笔者水平有限，编撰仓促，错误之处，敬祈同道，不吝斧正。

2018 年 11 月 18 日

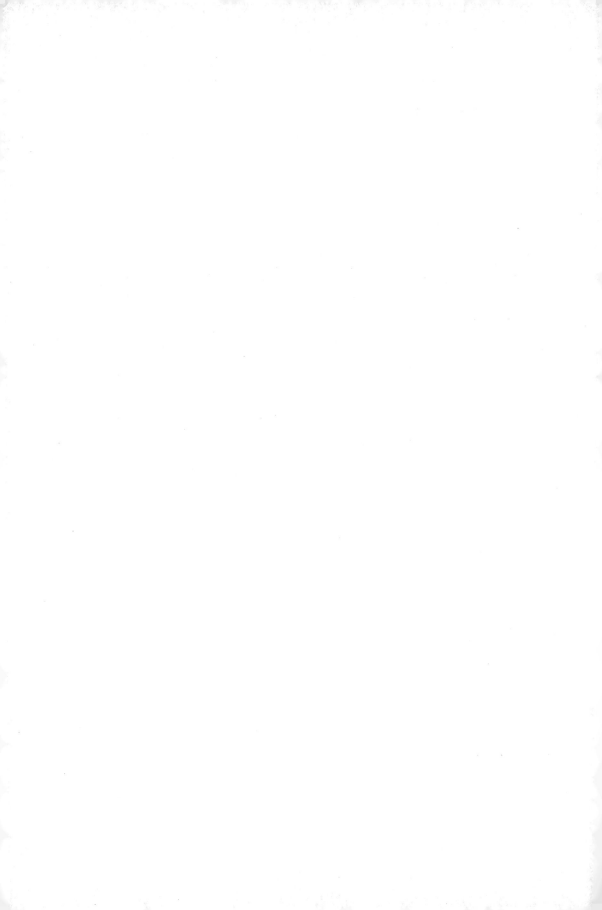

目　录

第一篇　刘涓子鬼遗方集

内服方

1.蝙蝠消血散

【方药】蝙蝠

【主治】烧令烟尽为末，水煎服治金疮血肉瘘。

2.蒲黄散

【方药】麻勃　蒲黄

【主治】研末温酒调服，治金疮肉瘘。

3.白蔹散

【方药】白蔹　半夏　生姜

【主治】研末水煎服治金疮箭肉中不出者。

4.磁石散

【方药】磁石　滑石

【主治】研末水调服，治金疮肠出欲入者。

5.白芷散

【方药】白芷　川芎　甘草

【主治】研细熬后再研末水调服，治金疮烦闷者。

6.硝石散

【方药】硝石　泽泻　白蔹　白芍药　寒水石　栝楼

【主治】研末水调服，治金疮烦闷欲死，大小便不通者。

7.当归散

【方药】当归　甘草　藁本　桂心　木占斯（骨碎补）

【主治】研末水调服，治金疮痛不可忍，烦痛不得住者。

8.琥碧散

【方药】琥珀

【主治】研末童便服，治金疮弓弩所中，闷绝无所识者。

9.败弩散

【方药】生地黄　大枣　杜仲　当归　附子　故败弩筋灰　秦艽

【主治】研末温酒调服，治金疮弓弩所中，筋急屈伸不得者。

10.蛇衔散

【方药】蛇衔　甘草　川芎　白芷　当归　续断　黄芩　泽兰　干姜　桂心　乌头

【主治】研末温酒调服，治金疮内伤。

11.续断散

【方药】川芎　地黄　蛇衔　当归　肉苁蓉　干姜　续断　附子　汉椒　桂心　人参　甘草　细辛　白芷　白芍药

【主治】研末温酒调服，治金疮中筋骨者。

12.麻黄散

【方药】麻黄　甘草　干姜　附子　当归　白芷　续断　黄芩　白芍药　桂心　川芎

【主治】研末温酒调服，治金疮烦疼者。

13.白薇散

【方药】白薇　栝楼　枳实　辛夷　甘草　石膏　厚朴　酸枣仁

【主治】研末温酒调服，治金疮烦满，疼痛不得眠睡者。

14.当归散

【方药】当归　白芍药　干姜　辛夷　甘草

【主治】研末温酒调服，治金疮失血多，虚竭者。

15.肉苁蓉散

【方药】肉苁蓉　当归　甘草　川芎　黄芩　桂心　人参　白芍药　干姜　吴茱萸　白及　厚朴　黄芪　蜀椒

【主治】研末温酒调服，治金疮去血多，虚竭者。

16.泽兰散

【方药】泽兰　防风　蜀椒　石膏　附子　干姜　细辛　辛夷　川芎　当归　甘草

【主治】研末温酒调服，治金疮内塞者。

17.黄芪散

【方药】黄芪　川芎　白芷　当归　麻黄　鹿茸　黄芩　细辛　干姜　白芍药　续断　桑虫屎　附子　山茱萸

【主治】研末温酒调服，治金疮内塞者。

18.蓝子（青黛）散

【方药】蓝子（青黛）　升麻　甘草　王不留行

【主治】研末水调服，治金疮，中薗药者。

19. 瞿麦散

【方药】瞿麦 川芎 当归 甘草 干姜 桂心 续断 厚朴 白蔹 蜀椒 辛
　　　　夷 牡蛎 白芍药 桔梗 生地黄 防风 细辛 栝楼 人参

【主治】研末温酒调服，治金疮大渴者。

20. 蒲黄散

【方药】蒲黄 当归 桂心

【主治】研末温酒调服，治被打腹中瘀血。

21. 乌鸡汤

【方药】乌雌鸡 大黄 细辛 人参 甘草 生地黄 杏仁 虻虫 当归 白芍
　　　　药 黄芩 桃仁 大枣

【主治】水煎服治金疮腹内有瘀血者。

22. 乌鸡汤

【方药】乌鸡 白芷 麦门冬 甘草 白芍药 当归 桂心 冬瓜练（冬瓜瓤）

【主治】水煎服治金疮内有瘀血，未及得出而反成脓者。

23. 桃核汤

【方药】蟅虫 虻虫 水蛭 桂心 大黄 桃核

【主治】酒水煎服治金疮有瘀血者。

24. 豚心汤

【方药】豚心 人参 桂心 甘草 生地黄 桔梗 石膏 川芎 当归

【主治】研末，水煎服，治金疮惊悸，心中满满如车所惊怛者。

25. 白马蹄散

【方药】白马蹄

【主治】烧火研末酒服，治被打腹中瘀血；或妇人血疾，消为水者。

26. 大黄汤

【方药】大黄 栀子 升麻 黄芩 芒硝

【主治】水煎服治年四十已，还强壮，常大患热痈无定处，大小便不通者。

27. 淡竹叶汤

【方药】淡竹叶 栝楼 通草 前胡 升麻 白茯苓 黄芩 知母 甘草 石
　　　　膏 生地黄 白芍药 大黄 黄芪 当归 人参

【主治】水煎服，治发痈疽兼结实，吐出不得下，大渴烦闷者。

28. 生地黄汤

【方药】生地黄 竹叶 黄芩 黄芪 甘草 白茯苓 麦门冬 升麻 前胡 知
　　　　母 白芍药 栝楼 大枣 当归 人参

【主治】水煎服治发背发乳，四体有痈疽，虚热大渴者。

29.淡竹叶汤

【方药】淡竹叶　麦门冬　黄芪　白芍药　生地黄　生姜　前胡　黄芩　升麻　远志　栝楼　大枣　当归

【主治】水煎服治发背乳痈，取利后。

30.生地黄汤

【方药】生地黄　人参　甘草　黄芪　白芍药　白茯苓　当归　川芎　黄芩　通草　大枣　淡竹叶

【主治】水煎服治痈疽虚热者。

31.黄芪汤

【方药】生地黄　竹叶　小麦　黄芪　黄芩　前胡　栝楼　通草　白芍药　升麻　白茯苓　甘草　知母　人参　当归

【主治】水煎服治痈疽内虚热渴甚者。

32.生地黄汤

【方药】生地黄　人参　甘草　白芍药　通草　白茯苓　黄芪　黄芩　淡竹叶　大枣　当归　川芎

【主治】水煎服治发背。

33.黄芪汤

【方药】黄芪　人参　甘草　白芍药　当归　生姜　大枣　生地黄　白茯苓　白术　远志

【主治】水煎服治痈疽内虚者。

34.五味竹叶汤

【方药】竹叶　五味子　前胡　当归　生地黄　人参　小麦　黄芪　黄芩　麦门冬　生姜　甘草　升麻　大枣　桂心

【主治】水煎服治痈疽。

35.远志汤

【方药】远志　当归　甘草　桂心　川芎　人参　麦门冬　白茯苓　生地黄　生姜　大枣

【主治】水煎服治痈疽发背，乳大去脓后，虚惙少气欲死者。

36.白石脂汤

【方药】白石脂　龙骨　当归　桔梗　葳蕤　黄连　甘草　白头翁　干姜

【主治】水煎服治发背，乳下不住者。

37.竹叶汤

【方药】淡竹叶 小麦 生地黄 人参 黄芩 前胡 升麻 麦门冬 生姜 黄
芪 白芍药 大枣 桂心 远志 当归 甘草

【主治】水煎服治发痈疽取利热小便退，不用食物者。

38.竹叶汤

【方药】淡竹叶 小麦 生地黄 黄芪 人参 甘草 白芍药 石膏 通草 升
麻 黄芩 前胡 大枣 麦门冬

【主治】水煎服治痈疽取下后，热少退，小便不利者。

39.竹叶汤

【方药】竹叶 小麦 人参 黄芩 前胡 白芍药 甘草 生地黄 当归 桂
心 黄芪 麦门冬 龙骨 牡蛎 赤蛸蝛（桑螵蛸） 大枣

【主治】水煎服治痈疽取利后，热，小便不利者。

40.兼味竹叶汤

【方药】淡竹叶 小麦 黄芪 黄芩 五味子 人参 前胡 生地黄 当归 大
枣 麦门冬 升麻 桂心 甘草 生姜

【主治】水煎服治发背痈及发乳者。

41.白石脂汤

【方药】白石脂 龙骨 当归 桔梗 葳蕤 白头翁 黄连 干姜

【主治】水煎服治发背已溃，而下不住者。

42.内补黄芪汤

【方药】黄芪 生地黄 人参 白茯苓 当归 白芍药 川芎 桂心 远志 甘
草 麦门冬 生姜 大枣

【主治】水煎服治发背已溃大脓汁，虚惙少气力者。

43.生地黄汤

【方药】生地黄 人参 甘草 白芍药 白茯苓 川芎 通草 黄芩 当归 大
枣 竹叶

【主治】水煎服治痈疽内虚热者。

44.黄芪汤

【方药】黄芪 黄芩 远志 麦门冬 生地黄 人参 川芎 甘草 白芍药 当
归 大枣 生姜 鸡膍胵（鸡内金）桑螵蛸

【主治】水煎服治发背。

45.枳实汤

【方药】枳实 射干 升麻 生地黄 黄芩 前胡 犀角 大黄 麝香 甘草

【主治】水煎服治炎疽。

46.大黄汤

【方药】大黄　牡丹皮　白芥子　硝石　桃仁

【主治】水煎服治肠痈。

47.大黄汤

【方药】大黄　栀子　升麻　黄芩　甘草

【主治】水煎服治背上初欲作疼者。

48.辛夷汤

【方药】辛夷　大枣　桂枝　防风　白术　甘草　生姜　泽兰

【主治】水煎服治妇人妒乳者。

49.内补黄芪汤

【方药】黄芪　白茯苓　白芍药　麦门冬　甘草　厚朴　人参　生姜　生地黄

【主治】水煎服治妇人客热，乳结肿，或溃或作痈者。

50.黄芪汤

【方药】黄芪　麦门冬　黄芩　栀子　白芍药　栝楼　生地黄　升麻

【主治】水煎服治痈肿，患热盛者。

51.内补黄芪汤

【方药】黄芪　白茯苓　桂心　人参　麦门冬　甘草　生姜　远志　当归　五味子　大枣

【主治】水煎服治发痈疽，肿溃去脓多，里有虚热者。

52.竹叶汤

【方药】竹叶　半夏　甘草　厚朴　小麦　生姜　当归　麦门冬　白茯苓　桂心　黄芩

【主治】水煎服治痈去脓多，虚满上气者。

53.增损竹叶汤

【方药】竹叶　当归　白茯苓　人参　前胡　黄芩　桂心　白芍药　甘草　大枣　小麦　麦门冬

【主治】水煎服治痈疽肿，烦热者。

54.黄芪汤

【方药】黄芪　生姜　石膏　甘草　白芍药　升麻　人参　知母　白茯苓　桂心　麦门冬　大枣　生地黄

【主治】水煎服治痈疽坏后，补塞去客热。

55. 黄芪汤

【方药】黄芪　栝楼　生地黄　升麻　麦门冬　栀子　白芍药　黄芩

【主治】煎服治痈肿热盛，口燥患渴，除热止渴。

56. 黄芪汤

【方药】黄芪　人参　川芎　当归　甘草　远志　生地黄　大枣　生姜　麦门冬

【主治】煎服治客热郁积在内，或生疖者。

57. 黄芪汤

【方药】黄芪　甘草　桂心　白芍药　半夏　生姜　饴糖

【主治】煎服治痈未溃者。

58. 内补竹叶黄芪汤

【方药】竹叶　黄芪　甘草　白芍药　黄芩　人参　桂心　大枣　生地黄　升麻　白茯苓　生姜　竹叶

【主治】煎服治痈疽。

59. 赤石脂汤

【方药】赤石脂　人参　甘草　干姜　龙骨　附子

【主治】水煎服治痈疽冷下者。

60. 温中汤

【方药】甘草　干姜　附子　蜀椒

【主治】水煎服治痈疽，取冷过，寒下，饴见出者。

61. 附子汤

【方药】附子　当归　人参　黄连　甘草　干姜　桂心　白芍药　蜀椒

【主治】水煎服治痈疽断下补胃。

62. 增损散

【方药】黄芪　赤小豆　川芎　白蔹　栝楼

【主治】研末酒调温服，治痈疽撮脓者。

63. 木占斯散

【方药】木占斯（骨碎补）　桂心　人参　细辛　败酱草　干姜　厚朴　甘草　防风　桔梗

【主治】研末酒服治痈疽消脓。

64. 木占斯散

【方药】木占斯（骨碎补）　厚朴　甘草　细辛　栝楼　防风　干姜　人参　桔梗　败酱草

【主治】研末酒服治发背及妇人发房并肠痈者。

65.瞿麦散

【方药】瞿麦　白芷　黄芪　当归　细辛　白芍药　薏苡仁　川芎　赤小豆

【主治】研末酒服治诸痈疽已溃未溃,疮中疼痛,脓血不绝者。

66.丹砂膏

【方药】丹砂　川芎　大黄　蜀椒　白芷　麝香　升麻　葛根皮　麻黄　丹参　巴豆　桂心　附子　皂荚

【主治】研末以猪脂铛中微火煎成膏,治百病,伤寒,温毒热疾,鼻塞,耳聋,寒癖腹满坚胀,及飞尸恶毒楚痛,霍乱当成未成,已吐未痢,或已痢一两行,而腹烦痛,眼中风膜膜或痛,常下泪,胸背喉颈痛者。

67.丹砂膏

【方药】丹砂　川芎　大黄　蜀椒　白芷　麝香　白术　附子　干姜　葛根　丹参　细辛　巴豆

【主治】研末以猪脂铛中微火煎成膏,治百病,伤寒,温毒热疾,鼻塞,耳聋,寒癖腹满坚胀,及飞尸恶毒楚痛,霍乱当成未成,已吐未痢,或已痢一两行,而腹烦痛,眼中风膜膜或痛,常下泪,胸背喉颈痛者。

68.丹砂膏

【方药】丹砂　蜀椒　大黄　白芷　甘草　巴豆　麝香　川芎　附子　升麻　葛根皮　犀角　当归　乌头　丹参

【主治】研末酒渍之,以猪脂铛中微火煎成膏,治百病,伤寒,温毒热疾,鼻塞,耳聋,寒癖腹满坚胀,及飞尸恶毒楚痛,霍乱当成未成,已吐未痢,或已痢一两行,而腹烦痛,眼中风膜膜或痛,常下泪,胸背喉颈痛。

69.赤膏

【方药】葛根皮　白芷　蜀椒　大黄　川芎　巴豆　附子　丹参　猪脂

【主治】研末苦酒渍一宿微火煎成膏,治百病方。温酒服治伤寒鼽鼻;妇人产乳中风及难产。外敷患处治贼风痈疽肿,身体恶气,湿痹骨节疼痛;瘑疥诸恶疮;鼠瘘、疽、痔下血,身体隐疹痒搔成疮汁出,马鞍牛领;鼻息肉;眼齿痛。

70.丹砂膏

【方药】丹砂　犀角　射干　大黄　川芎　麝香　黄芩　生地黄　升麻　前胡　沉香　青木香　猪脂

【主治】研末苦酒渍一宿微火煎成膏,服下治瘰疬。

外治方

1.止血散

【方药】乌草根 白芷 鹿茸 当归 川芎 生地黄 续断

【主治】研末着出血处,治金疮。

2.小麦饮喷疮方

【方药】小麦

【主治】煮后取液喷患处,治金疮中腹,肠出不能纳者。

3.续断生肌膏

【方药】续断 生地黄 细辛 当归 川芎 黄芪 通草 白芍药 白芷 牛
膝 附子 人参 甘草 腊月猪脂

【主治】研末煎膏敷患处,治痈疽金疮者。

4.甘菊膏

【方药】蔺草 川芎 甘草 防风 黄芩 大戟 生地黄 白芍药 细辛 大
黄 蜀椒 杜仲 黄芪 白芷 猪脂

【主治】以猪脂微火煎成膏涂患处,治金疮痈疽者。

5.生肌膏

【方药】大黄 川芎 白芍药 黄芪 独活 当归 白芷 薤白 生地黄 猪脂

【主治】以猪脂微火煎成膏涂患处,治痈疽金疮者。

6.生肉膏

【方药】黄芪 细辛 生地黄 蜀椒 当归 白芍药 薤白 川芎 独活 肉苁
蓉 白芷 丹参 黄芩 甘草 腊月猪脂

【主治】以苦酒浸诸药,微火煎成膏涂患处,治金疮痈疽。

7.松脂帖方

【方药】黄柏 川芎 白芷 白蔹 黄芪 黄芩 防风 白芍药 蔺草 白蜡
当归 大黄 细辛 胍脂 松脂

【主治】水煎布绵绞去滓贴患处,治痈疽肿。

8.松脂帖方

【方药】当归 黄芪 黄连 白芍药 黄芩 大黄 腊蜜 川芎 松脂 胍脂

【主治】研末煎成膏涂纸上贴患处,治痈疽肿。

9.松脂帖方

【方药】松脂 大黄 胍脂 细辛 黄芩 防风 白芷 白蔹 川芎 当归 白
芍药 蔺草 黄连 白蜡 黄柏

【主治】研末煎成膏涂纸上贴患处，治痈疽肿。

10.升麻薄方

【方药】升麻　大黄　白蔹　黄芪　黄芩　白及　牡蛎　龙骨　甘草　川芎　猪胆

【主治】研末和胆汁调涂布敷痈上，治痈疽极冷。

11.白蔹薄方

【方药】白蔹　大黄　黄芩

【主治】研末和鸡子白涂布敷患处，治痈疽。

12.猪胆薄方

【方药】黄芪　龙骨　青木香　栀子　羚羊角　生地黄　升麻　白蔹　大黄　黄柏　黄芩　川芎　赤小豆　麻黄　黄连　犀角

【主治】研末猪胆调涂布敷患处，治痈疽始一二日，痛微者。

13.猪蹄汤

【方药】猪蹄　白蔹　白芷　黄连　野狼牙　白芍药　黄芩　独活　大黄

【主治】诸药煮洗疮，治痈疮及恶疮有恶肉者。

14.猪蹄汤

【方药】猪蹄　川芎　甘草　大黄　黄芩　白芍药　当归

【主治】诸药煮洗疮，治痈疽肿坏多汁者。

15.治肘疽方

【方药】黄连　皂荚

【主治】研末和酒如泥涂满肘，治肘疽。

16.食恶肉散

【方药】藜芦　珍珠　硫磺　雌黄　麝香　矾石　芦茹

【主治】研末成膏敷疮上治痈疽。

17.食恶肉散

【方药】雄黄　矾石　芦茹

【主治】研末成膏敷疮上治痈疽。

18.兑膏方

【方药】当归　川芎　白芷　松脂　乌头　猪脂　巴豆

【主治】研末成膏涂患处治痈疽。

19.青龙膏

【方药】白矾　熟梅　青盐　大钱

【主治】药于铜器中猛火投之磨灭成末，和猪脂涂患处治痈疽食肉者。

20.生肉膏

【方药】黄芪 细辛 生地黄 蜀椒 当归 白芍药 薤白 白芷 川芎 丹
参 猪膏 甘草 肉苁蓉 独活 黄芩

【主治】研末酒浸煎煮成膏敷患处治痈疽金疮。

21.黄芪膏

【方药】大黄 白芍药 黄芪 独活 白芷 川芎 当归 薤白 生地黄

【主治】研末煎猪膏以棉布绞去滓敷患处,治痈疽发,坏出脓血者。

22.羊髓方

【方药】羊髓 大黄 甘草 胡粉

【主治】研末用猪膏煎成膏敷患处,治瘰疽浸淫广大者。

23.拓汤

【方药】甘草 黄芩 大黄 黄连 当归 芒硝

【主治】研末煎贴布上拓患处,治瘰疽浸淫,欲作未成,或如桃李核,或如鸡
子,赤㿏者。

24.猪蹄汤

【方药】猪蹄 大黄 白芷 川芎 黄芩 黄连 细辛 藁本 藜芦 莽草 甘草

【主治】煎洗溃疮,治瘰诸疽,十指㿏热。

25.胡粉散

【方药】胡粉 甘草 茴茹 黄连

【主治】研末粉疮,治瘰疽多汁浸广者。

26.拓汤

【方药】升麻 黄芩 黄连 大黄 当归 甘草 川芎 芒硝 羚羊角

【主治】研末煮,绞去滓成膏贴帛拓肿处,丹痈疽始发,㿏热浸淫者。

27.生肉地黄膏

【方药】生地黄 辛夷 独活 当归 大黄 川芎 黄芪 薤白 白芷 白芍
药 黄芩 续断

【主治】研末用腊月猪脂微火煎成膏,绞去滓敷,治痈疽败坏。

28.生肌黄芪膏

【方药】黄芪 细辛 生地黄 蜀椒 当归 白芍药 薤白 白芷 丹参 甘
草 肉苁蓉 独活 黄芩 腊月猪脂

【主治】研末酒浸微火煎,酒气尽成膏敷患处,治痈疽疮。

29.生肉膏

【方药】丹参 防风 白芷 细辛 川芎 黄芩 白芍药 甘草 黄芪 牛膝

　　　　槐子　　独活　　当归

【主治】研末用腊月猪脂微火煎成膏敷患处，治发背，乳口已合，皮止急痛。

30.黄芩膏

【方药】黄芪　黄芩　川芎　白蔹　防风　蔄草　白芷　白芍药　大黄　细辛　当归

【主治】研末用腊月猪脂微火煎成膏敷患处，治痈肿坚强不消者。

31.鸥脂膏

【方药】松脂　白芍药　当归　川芎　黄芩　鸥脂　白蜡

【主治】研末用腊月猪脂微火煎成膏敷患处，治痈疽，止痛生肌者。

32.续断生肉膏

【方药】续断　生地黄　细辛　当归　川芎　黄芪　通草　白芍药　白芷　牛膝　附子　人参　甘草　腊月猪脂

【主治】研末用腊月猪脂微火煎成膏敷患处，治痈疽金疮。

33.甜竹叶膏

【方药】竹叶　生地黄　大戟　腊月猪脂　当归　续断　白芷　蔄草　川芎　防风　甘草　白芍药　蜀椒　细辛　大黄　杜仲　黄芪

【主治】研末用腊月猪脂微火煎成膏敷患处，治痈疽疮，止痛生肉。

34.生肉蔄草膏

【方药】蔄草　当归　薤白　黄芩　甘草　生地黄　白芷　大黄　续断

【主治】研末用腊月猪脂微火煎成膏敷患处，治痈疽败坏者。

35.蛇衔膏

【方药】蛇衔　大戟　大黄　白芍药　附子　当归　独活　蔄草　黄芩　细辛　川芎　蜀椒　薤白

【主治】研末苦酒渍后腌一夜，用腊月猪脂微火煎成膏，棉布绞去滓敷患处，治痈疽脓烂并小儿头疮，牛领马鞍，及肠中诸恶，耳聋痛风肿脚疼，金木水火毒蜇所中，众疮百疹者。

36.食肉膏

【方药】松脂　雄黄　雌黄　葛根皮　猪脂　芦茹　巴豆

【主治】研末先煎松脂，水气尽下诸药，微火煎成膏，绞去滓，纳雄、雌搅调敷患处，治痈疽。

37.大黄食肉膏

【方药】大黄　附子　蔄草　川芎　雄黄　珍珠　白蔹　矾石　黄芩　芦茹　雄黄

【主治】研末用腊月猪脂微火煎成膏敷患处，治痈疽。

38.芦茹散

【方药】芦茹　矾石　硫磺　雄黄

【主治】研末搅匀纳疮口，治痈疽食恶肉者。

39.发疮膏

【方药】羊髓　甘草　胡粉　大黄　猪脂

【主治】研末合脂髓煎，纳甘草、大黄去滓，纳胡粉搅调敷疮，治痈疽始作便败坏者。

40.恶疮膏

【方药】丹砂　雄黄　雌黄　乱发　松脂　白蜜　芦茹　巴豆　腊月猪脂

【主治】先煎乱发，消尽内松脂煎成膏，绞去滓敷疮，治久病疥癣。

41.五黄膏

【方药】雌黄　雄黄　黄连　黄柏　黄芩　青木香　白芷　乱发　鸡子　鸡舌香　狼跋子

【主治】研末酒渍诸药一夜，以腊月猪脂先煎发，纳诸药煎绞去滓成膏敷疮上，治久病疥癣。

42.水银膏

【方药】水银　矾石　蛇床子　黄连

【主治】研末猪脂和水银搅匀膏成敷疮，治病疥癣恶疮者。

43.麝香膏

【方药】麝香　当归　附子　川芎　白芷　白芍药　细辛　杜衡

【主治】研末猪脂煎诸药绞去滓加麝香搅匀膏成敷疮，治面皯疱。

44.木兰膏

【方药】木兰　防风　白芷　青木香　牛膝　独活　藁本　当归　白芍药　杜衡　辛夷　川芎　细辛　麝香　附子

【主治】研末用腊月猪脂微火煎，去滓搅匀成膏敷患处，治面皯疱。

45.鸬鹚屎膏

【方药】鸬鹚屎

【主治】取鸬鹚屎捣筛调和腊月猪脂敷患处，治皯疱。

46.白芷膏

【方药】白芷　蔓荆子　附子　防风　川芎　莔草　细辛　黄芩　当归　蜀椒　大黄　马鬐膏

【主治】研末以腊月猪脂合诸药微火煎成膏，治发颓。

47.丹参膏
【方药】丹参　白芍药　白芷
【主治】研末酒渍一夜加猪脂微火煎成膏敷患处，治妇人乳肿痛。

48.五味子膏
【方药】五味子　菟丝子　肉苁蓉　雄黄　松脂　蛇床子　远志　雌黄　白蜜　鸡屎
【主治】研末猪膏煎，依次纳雌黄、鸡屎、白蜜、松脂成膏敷患处，治头白颓疮，发落生白痂，经年不瘥者。

49.藜芦膏
【方药】藜芦　附子　芦茹　桂心　天雄　蛇床子　葛根皮　雄黄　乱发　白芷　半夏　矾石　细辛　杏仁　川芎　白芍药　白术　乌头　黄连　当归　藁本　斑蝥　莨草　巴豆　黄柏　吴茱萸　蜀椒
【主治】研末酒渍一夜，以腊月猪脂微火煎令酒气尽成膏外敷患处，治疽瘘瘑疥诸恶疮，连年不瘥，并小儿头疮。

50.葛根膏
【方药】葛根皮　黄连　细辛　杏仁　莨草　白芍药　藜芦　附子　乱发　芦茹　川芎　白芷　蛇床子　桂心　藁本　乌头　白术　吴茱萸　雄黄　矾石　天雄　当归　斑蝥　巴豆　蜀椒　黄柏
【主治】研末以猪脂于铜器内微火煎绞去滓搅匀成膏敷疮，治久瘑疽诸疮。

51.麝香膏
【方药】麝香　凝水石　黄芩　丹砂　川芎　鸡舌香　青木香　莨草　升麻　羚羊角　射干　大黄　羊脂　地黄　猪脂
【主治】研末苦酒渍一宿微火煎成膏敷患处，治瘰疬。

52.生芎劳膏
【方药】生川芎　丹砂　生地黄　白芷　大黄　麝香　甘草　当归　升麻　薤白　猪脂
【主治】研末苦酒渍一宿微火煎成膏敷患处，治疗肿。

53.丹砂膏
【方药】丹砂　雄黄　附子　天雄　生地黄　大黄　当归　秦艽　乌头　桂心　黄连　松脂　茵芋（莨草）　蜀椒　干姜　巴豆　蜈蚣　石南草　猪脂
【主治】研末苦酒渍一宿微火煎成膏敷患处，治风温、瘑疽、诸恶疮经年不瘥，其着胸、背，日大不可视之，恐见肺中肺髓者。

54.丹砂膏

【方药】蜀椒　丹砂　细辛　桂心　附子　前胡　白芷　川芎　白术　吴茱萸　当归　猪脂

【主治】研末苦酒渍一宿微火煎成膏敷患处，治瘑疥癣诸恶疮，鼻塞不通，金疮牛领马鞍疮者。

55.紫草膏

【方药】紫草　黄连　女青　白芷　矾石　苦酒　生地黄　榆根

【主治】研末煎成膏敷患处，治小儿头疮并恶疮。

56.水银膏

【方药】水银　胡粉　松脂　猪肝

【主治】水煎搅匀敷疮，治小儿热疮。

57.柏皮膏

【方药】柏树皮　猪脂

【主治】去黑皮用白肉，以猪脂煎去滓敷疮，治火疮。

58.羊髓膏

【方药】羊髓　大黄　甘草　胡粉　猪脂

【主治】研末微火煎成膏敷患处，治瘭疽浸淫广大，赤黑烂坏成疮者。

59.升麻膏

【方药】升麻　白术　牡蛎　白及　白蔹　莔草　射干　大黄　黄连　猪脂

【主治】研末微火煎成膏敷患处，治热毒并结及肿成疮。

60.生地黄膏

【方药】生地黄　白蔹　白芷　黄连　升麻　黄芩　大黄　猪脂

【主治】研末微火煎成膏敷患处，治热疮。

61.雄黄膏

【方药】雄黄　矾石　藜芦　当归　黄连　附子　莔草　川芎　白及　巴豆　猪脂

【主治】研末微火煎成膏敷患处，治恶疮皆烂者。

62.水银膏

【方药】水银　胡粉　松脂　猪脂

【主治】先煎松脂，水气尽下胡粉，搅令水银尽不见敷疮，治瘑疽瘘，小儿疳热疮，头疮。

63.白蔹膏

【方药】白蔹　白芷　川芎　大黄　黄连　当归　黄柏　豆豉　羊脂　猪脂

【主治】研末微火煎成膏敷患处，治痱、瘰疬疮。

64. 白蔹膏

【方药】白蔹　黄连　胡粉

【主治】捣筛溶脂调和敷患处，治皮肤中热痱、瘰疬。

65. 生地黄膏

【方药】生地黄　黄连　大黄　黄柏　甘草　白蔹　升麻　猪脂

【主治】研末微火煎成膏敷患处，治热疮。

66. 生地黄膏

【方药】生地黄　黄连　白蔹　白芍药　白及　苦参　升麻　猪脂

【主治】研末微火煎成膏敷患处，治热疮。

67. 黄连膏

【方药】黄连　白蔹　白芷　胡粉　猪脂

【主治】研末猪脂调涂患处，治温热诸疮。

68. 蛇床子膏

【方药】蛇床子　生地黄　苦参　大黄　通草　白芷　黄连　野狼牙　猪脂

【主治】研末猪脂调涂患处，治热疮。

69. 木兰膏

【方药】木兰　白芷　黄连　黄柏　白芍药　栀子　黄芩　野狼牙　射干　蛇床子　猪脂

【主治】研末微火煎成膏敷患处，治热疮。

70. 黄连膏

【方药】黄连　生胡粉　白蔹　大黄　黄柏

【主治】研末猪脂调涂患处，治热疮。

71. 甘草膏

【方药】甘草　当归　胡粉　羊脂　猪脂

【主治】研末微火煎成膏敷患处，治灸疮。

72. 黄芪膏

【方药】黄芪　附子　白芷　甘草　防风　大黄　当归　续断　白芍药　肉苁蓉　生地黄　细辛　猪脂

【主治】研末用猪脂纳诸药微火煎成膏敷患处，治诸痈破后大脓血，极虚者。

73. 白芷膏

【方药】白芷　甘草　乌头　薤白　青竹皮　猪脂

【主治】研末用猪脂纳诸药微火煎成膏敷患处，治痈疽已溃者。

74.治诸疽疮膏

【方药】黄蜡 乱发 矾石 松脂 猪脂

【主治】依次下脂煎,下发,发消下矾石,矾消下松脂,松脂消下蜡,蜡消膏成,滤过候凝涂敷患处,治诸疽疮。

75.白芷膏

【方药】白芷 通草 葳蕤仁 薰衣草 羊髓 当归

【主治】以清酒炼羊髓,研末诸药煎膏成,绞去滓纳鼻中,治鼻中塞,利鼻。

76.羊屎膏

【方药】干羊屎 猪脂

【主治】研末猪脂和匀涂患处,治竹木所刺入手足,壮不出脓疼痛者。

77.白术膏

【方药】白术 附子 甘草 羊脂 松脂 鸡子 猪脂

【主治】微火上煎猪脂后,纳羊脂并诸药煎膏成,绞去滓候凝涂疮上,治汤沃人肉烂坏者。

78.柏树膏

【方药】柏树皮 甘草 淡竹叶 猪脂

【主治】入药煎膏成,绞去滓涂疮上,治火烧烂坏者。

79.柏树膏

【方药】麻子 柏树皮 白芷 生柳皮 猪脂

【主治】入药以脂同煎膏成,滤去滓候凝敷疮,治火烧烂坏者。

80.芦茹膏

【方药】芦茹 雄黄 雌黄 丹砂 乱发 猪脂

【主治】先用猪脂煎发,纳诸药末微火更煎候膏成涂患处,治瘑疽疥癣及恶疮者。

81.雄黄膏

【方药】雄黄 白蔹 芦茹 乱发 猪脂

【主治】先用猪脂煎发,纳诸药末微火更煎候膏成涂患处,治妇人妒乳生疮。

82.麝香膏

【方药】麝香 冷石 雄黄 丹砂 猪脂

【主治】研末以腊月猪脂调和涂敷疮,治诸恶疮。

83.牛屎熏方

【方药】牛屎

【主治】取苦瓠截除底断其鼻,取牛屎着地上烧,以无底瓠笼屎上,引烟从瓠空出,以疮着烟上熏患处,治头疮、恶疮、骨疽等。

84.六物灭瘢膏

【方药】衣中白鱼　鸡屎白　鹰粪白　芍药　白蔹　白蜂

【主治】研末以乳汁和涂瘢上，治诸伤。

85.《小品》灭瘢方

【方药】鸡屎白　辛夷仁　白附子　细辛　羊脂

【主治】酒浸一宿，以羊脂微火煎去滓，伤瘢以甘草汤洗讫涂之，治诸伤。

86.鹰屎白方（李廷保）

【方药】鹰屎白

【主治】研末白蜜和涂瘢上，治诸伤。

第二篇 外科精要方集

内服方

1.护心散（别名：乳香万全散、托里散、乳香散、内托散）

【方药】绿豆粉　乳香

【主治】疮毒内攻，口干烦躁，恶心呕吐者。

2.五香连翘汤

【方药】乳香　木香　沉香　丁香　连翘　射干　升麻　黄芪　木通　香独活
　　　　桑寄生　甘草

【主治】瘰疬，痈疽，恶疮肿毒者。

3.沉麝汤

【方药】木香　麝香　沉香　藿香　乳香　连翘

【主治】发背疽之人，时为庸医用毒药掩盦，或刀割伤血肉之重者。

4.五香汤去大黄加人参黄芪犀角汤

【方药】木香　沉香　乳香　丁香　甘草　人参　黄芪　犀角末　麝香

【主治】热毒肿痛，痈疽疔疮，恶脉病，尿血，热毒气，卒肿痛结作核，或似痈
　　　　疽而非，使人头痛、寒热、气急，数日不除，恶疮疔肿，恶脉病者。

5.漏芦汤

【方药】黄芪　甘草　连翘　沉香　漏芦　大黄　生姜　大枣

【主治】脑疽、痈疽毒盛者。

6.柞木饮子

【方药】干柞叶　萱草根　荷叶蒂　甘草　地榆

【主治】一切痈疽，未成自消，已成自溃。

7.阿胶饮子

【方药】阿胶　甘草　橘红

【主治】一切痈疽疖毒。

8.牛胶饮

【方药】牛皮胶

【主治】痈疽，毒不内攻，不传恶症，有益无损。

9.神仙黄矾丸（别名：蜡矾丸）

【方药】白矾　黄蜡

【主治】肠痈疼痛，痈疽发背，诸般恶疮，毒蛇咬伤。

10.国老膏

【方药】甘草

【主治】一切痈疽，预服消肿逐毒，其功不能尽述。

11.万金散

【方药】栝楼　甘草　没药

【主治】一切痈疽已溃未溃者。

12.远志酒

【方药】远志

【主治】一切痈疽，因忧怒气滞所致。

13.忍冬酒

【方药】忍冬藤　甘草

【主治】一切痈疽者。

14.神仙追毒丸（别名：圣授丹、玉枢丹、解毒丹、万病丸、紫金锭）

【方药】文蛤　山慈菇　麝香　千金子　红大戟

【主治】一切药毒，恶草、菇子、菌蕈、金石毒，吃自死马肉、河豚发毒，痈疽
　　　　发背未破，鱼脐疮，诸般恶疮肿毒，汤火所伤，百虫、犬、鼠、蛇伤，
　　　　时行疫气，山岚瘴疟，急喉闭，缠喉风，脾病黄肿，赤眼疮疖，冲冒寒
　　　　暑，热毒上攻，或自缢死，落水及打折伤死，但心头微暖未隔宿者，急
　　　　中及癫邪，喝叫乱走，鬼胎鬼气，诸般疟疾，小儿急慢惊风，五痔五
　　　　痢，新久头痛，风气疼痛等。

15.转毒散

【方药】车螯　轻粉　甘草　栝楼

【主治】发背痈疽，不问深浅大小，利去病根则免传变。

16.孙真人单煮大黄汤

【方药】大黄

【主治】大便秘结，热毒蓄于内。

17.神仙截法

【方药】麻油

【主治】治痈疽发背，一切恶疮者。

18.秘传连翘汤

【方药】连翘　升麻　朴硝　玄参　白芍药　白蔹　防风　射干　大黄　甘草　杏仁

【主治】产后妒乳并痈者。

19.五香连翘汤

【方药】沉香　乳香　甘草　青木香　连翘　射干　升麻　桑寄生　独活　木通　丁香　大黄　麝香

【主治】一切恶核，瘰疬痈疽，恶肿等病。

20.五香连翘汤

【方药】木香　鸡舌香　桑寄生　沉香　黄芪　木通　大黄　麝香　乳香　藿香　升麻　连翘

【主治】一切恶核瘰疬，痈疽恶疮，脑背。

21.漏芦汤

【方药】漏芦　白及　黄芩　麻黄　白薇　枳壳　升麻　白芍药　甘草　大黄

【主治】痈疽发背，丹疹，时行热毒，发作赤肿及眼赤生疮者。

22.千金漏芦汤

【方药】漏芦　黄芩　白蔹　连翘　枳壳　升麻　甘草　麻黄　大黄　朴硝

【主治】痈、疖、无名肿毒。

23.六味车螯散

【方药】车螯　灯心草　甘草　栝楼

【主治】疮疡积毒于内，大便秘结，元气充实者。

24.止痛灵宝散

【方药】鬼系腰（络石藤）皂角刺　栝楼　甘草　没药　乳香

【主治】肿疡，毒气凝聚作痛。

25.神秘陷脉散

【方药】黄芪　人参　川芎　当归　赤芍药　甘草　地骨皮　五加皮　忍冬叶　橘红　乳香　没药

【主治】疮疡。

26.神效麻仁丸

【方药】火麻仁　大黄　人参　诃子

【主治】三焦气壅，心腹痞闷，六腑风热，大便不通，津液内枯，大肠干涩，里急后重，或下鲜血，痰唾稠黏，风气下流，腰疼脚重，脐下胀痛，溺赤如金。

27.清心内固金粉散（别名：金花散）

【方药】辰砂　白茯苓　人参　甘草　绿豆　雄黄　朴硝　豆蔻仁　脑子（冰

片） 　麝香

【主治】痈疽焮肿热痛，作渴烦躁。

28.清膻竹叶汤

【方药】生地黄　黄芩　白芍药　人参　知母　甘草　白茯苓　升麻　黄芪　栝楼根　麦门冬

【主治】痈疽热盛焮肿，作渴疼痛。

29.猪蹄汤

【方药】白芷　甘草　羌活　露蜂房　赤芍药　当归

【主治】一切痈疽疖毒。

30.川乌丸

【方药】川乌　木鳖子　当归　赤芍药　苏木　独活　羌活　没药　五灵脂　穿山甲

【主治】发背。

31.二乌丸

【方药】羌活　薄荷　川芎　玄参　地榆　麻黄　蔓荆子　旋复花　荆芥　防风　天麻　白芷　白僵蚕　牛蒡子　菊花　川乌　何首乌　甘草　蝉蜕

【主治】发背。

32.琥珀犀角膏

【方药】琥珀　犀角　辰砂　茯神　片脑　人参　酸枣仁

【主治】咽喉口舌生疮菌。

33.犀角散

【方药】犀角屑　玄参　升麻　黄芪　赤芍药　麦门冬　生甘草　当归　大黄

【主治】发背初觉，毒气攻背上，苦牵痛，微有赤肿者。

34.内托黄芪丸

【方药】黄芪　当归　肉桂　木香　沉香　乳香　绿豆粉

【主治】针砭所伤，恶寒发热，脓水不止，肌肉不生，疮口不敛者。

35.家传不换金正气散

【方药】苍术　厚朴　甘草　橘红　藿香　半夏　木香　人参　白茯苓

【主治】感冒风寒，或伤生冷，或瘴疟，或疫疠。

36.栀子黄芪汤

【方药】漏芦　连翘　栀子　防风　苦参　人参　犀角　甘草　白茯苓　石韦

【主治】发背疮溃后，因饮食有伤，调摄不当，发热不住者。

37.加减八味丸

【方药】熟地黄　山药　山茱萸　五味子　肉桂　牡丹皮　白茯苓　泽泻

【主治】痈疽已溃未溃，口干作渴者。

38.忍冬丸

【方药】忍冬草　甘草

【主治】消渴后期，防治痈疽，及五痔诸漏。

39.黄芪六一汤

【方药】黄芪　甘草

【主治】主渴疾痈疽，溃后作渴者。

40.桑枝方

【方药】嫩桑枝

【主治】疮疡口渴。

41.五味子汤

【方药】五味子　黄芪　人参　麦门冬　甘草

【主治】痈疽，肾水枯涸，口燥舌干。

42.加味十全汤

【方药】人参　黄芪　熟地黄　当归　白茯苓　川芎　甘草　桂心　橘红　乌药　白芍药　白术　五味子

【主治】痈疽溃后，补气血，进饮食。

43.人参内补散

【方药】白芍药　黄芩　白茯苓　甘草　桂心　人参　麦门冬　当归　熟地黄　木香　生姜　大枣

【主治】痈疽而气血虚弱者。

44.神效托里散

【方药】忍冬叶　黄芪　当归　甘草

【主治】痈疽发背，肠痈，奶痈，无名肿毒，焮作疼痛，憎寒壮热，类若伤寒。

45.排脓内补十宣散（别名：十奇散、内补散）

【方药】人参　当归　甘草　川芎　黄芪　防风　厚朴　桔梗　白芷　官桂

【主治】发散风毒，流行经络，排脓止痛，生肌长肉，活血匀气，调胃补虚，内托疮毒。

46.人参顺气散

【方药】乌药　白茯苓　苏子　人参　青皮　甘草　白术　白芷　生姜　大枣

【主治】痈疽者滞气，脾肺肾气盛壅遏。

47.白茯苓开胃散

【方药】白茯苓　甘草　枳壳

【主治】痈疽者胃气不开，饮食不进。

48.神效桂附丸

【方药】桂心　附子　厚朴　甘草　白术　木香　乳香

【主治】阳气虚冷漏诸疮。

49.神效栝楼散

【方药】栝楼　当归　甘草　没药

【主治】妇人乳痈，奶劳，瘰疬者。

50.立效散

【方药】皂角刺　甘草　乳香　没药　栝楼

【主治】发背，诸痈疖及瘰疬，或妇人乳痈。

51.独圣散

【方药】香附

【主治】疮疡皆因气滞血凝者。

52.梅花饮子

【方药】忍冬藤　栝楼根　葛根　川芎　乌梅　黄芪　甘草　苏木

【主治】痈疽邪气盛而真气虚者。

53.绿云散

【方药】凤尾草　甘草

【主治】五毒发疮于背脑或手足者。

54.托里散

【方药】栝楼　忍冬草　乳香　苏木　没药　甘草

【主治】初发疮疡痈肿及打扑伤损者。

55.神效酒煎散

【方药】人参　没药　当归　甘草　栝楼

【主治】一切疮疡。

56.小五香汤

【方药】木香　沉香　藿香　丁香　熏陆香（乳香）

【主治】热毒气盛，突然肿痛结核，或似痈疖，头痛，寒热气急者。

57.升麻汤

【方药】升麻　苦梗　薏苡仁　地榆　黄芩　赤芍药　牡丹皮　甘草

【主治】肺痈，胸乳间作痛，呕吐脓血腥秽。

58.经验方

【方药】黑铅　甘草

【主治】金石发痈毒疮。

外治方

1.治背疽糁药方
【方药】鲫鱼 羖羊粪
【主治】背疽大溃者。

2.洗药猪蹄汤
【方药】藁本 当归 独活 蔄草 黄连 蔷薇根 狼牙草 甘草 大黄 白芍药
【主治】痈疽破后。

3.洗药神效散
【方药】蛇床子 朴硝
【主治】痈疽溃烂臭秽。

4.圣效散
【方药】黄柏 穿山甲 槟榔 木香 鸡内金
【主治】溃疡。

5.麦饭石膏（别名：炼石散）
【方药】白麦饭石 鹿角
【主治】发背痈疽。

6.神异膏
【方药】露蜂房 玄参 蛇蜕 黄丹 麻油 男子乱发 杏仁
【主治】痈疽疮毒。

7.家藏神验血竭膏
【方药】当归 白芷 大黄 黄连 黄芪 木鳖子 皂角 杏仁 露蜂房 乳香 没药 血竭 男子乱发 黄丹 麻油
【主治】一切溃疡者。

8.压热神白膏
【方药】大黄 白蔹 黄柏 胆南星 赤小豆 黑蛤粉
【主治】痈疽。

9.牡蛎地黄膏
【方药】大黄 牡蛎 生地黄
【主治】痈肿。

10.蚣蝎散
【方药】蜈蚣 全蝎

【主治】风毒所胜，痈疽疮口紧小而硬者。

11.陷脉散

【方药】干姜　琥珀　附子　大黄　丹参　硫磺　白石英　钟乳粉　乌贼骨　猪脂　朴硝

【主治】漏疮，远年瘿瘤，惊惕卧寝不安，肢体掣痛。

12.生肌散

【方药】木香　槟榔　黄连

【主治】疮口气滞郁热，肌肉不生，而不收敛者。

13.替针丸

【方药】白丁香　硇砂　没药　乳香　糯米

【主治】脓成不溃出者。

14.宣毒散

【方药】露蜂房　小米　赤小豆　胆南星　草乌　白矾

【主治】痈疽。

15.清凉膏

【方药】当归　白芷　白及　木鳖子　黄柏　白蔹　乳香　白胶　黄丹　麻油

【主治】一切疮疡，脓去后用之。

16.碧油膏

【方药】桃枝　柳枝　桑枝　槐枝　乳香　血竭　黄丹　麻油

【主治】一切疮疡。

17.肘后方

【方药】冬瓜

【主治】发背欲死者。

18.治痈疖方（李廷保）

【方药】生鹿角　米醋

【主治】小痈疖。

19.吴茱萸鸡子清方（李廷保）

【方药】吴茱萸　鸡子清

【主治】痈疽结未成，并气滞，肿结成块者。

20.外台秘要方

【方药】硝石

【主治】啬啬恶寒，似欲发背，或生疮肿。

21.海上方

【方药】大麦面　甘草

【主治】发背。

22.经验方

【方药】金星草　生甘草

【主治】五毒发背。

23.梅师方

【方药】苎麻根

【主治】痈疽发背，或发乳房，初起微赤者。

24.寇宗奭方

【方药】金星草

【主治】丹毒发于背，及一切痈肿。

25.外台秘要方

【方药】鲤鱼灰

【主治】肿已溃未溃者。

26.李兵部手集方

【方药】独头大蒜　麻油

【主治】疗毒疮肿，号叫卧不得，人不识者。

27.张文仲方

【方药】生章陆根

【主治】石痈，坚如石，不作脓者。

28.崔氏方

【方药】绿矾

【主治】手足甲疽，或因修甲伤肉，或因损足成疮，溃烂上脚。

29.梅师方

【方药】石胆

【主治】甲疽。

30.灵苑方

【方药】乳香　胆矾

【主治】甲疽胬肉，裹甲脓血，疼痛不瘥。

31.胜金方

【方药】牡蛎

【主治】甲疽胬肉，脓血疼痛不瘥。

32.圣惠方

【方药】芒硝

【主治】代指。

33.华佗治嵌甲累效方

【方药】硇砂　乳香　腻粉　橄榄核　黄丹

【主治】嵌甲。

34.天鹅散

【方药】晚蚕蛾

【主治】一切金疮及刀斧伤。

35.海上方

【方药】石灰　石榴花

【主治】金疮，刀斧伤，血流不止者。

36.百一方

【方药】蛴螬

【主治】竹刺在肉不出者。

37.肘后方

【方药】白茅根

【主治】竹刺在肉不出者。

38.衍羲方

【方药】牛膝根

【主治】竹木刺入肉者。

39.肘后方

【方药】巴豆　蜣螂

【主治】箭镞入骨者。

40.孙真人方

【方药】蝼蛄

【主治】箭镞、针刺在咽喉胸膈者。

41.肘后方

【方药】丹参　羊脂

【主治】热油及火烧伤者。

42.至圣膏

【方药】鸡子黄

【主治】汤火疮。

第三篇　外科精义方集

内服方

1. 漏芦汤
【方药】漏芦　白蔹　黄芩　麻黄　枳实　升麻　白芍药　甘草　朴硝　大黄

【主治】一切恶疮毒肿，丹瘤瘰疬，疔肿鱼睛，五发痈疽。初觉一二日，便如伤寒，头痛烦渴，拘急恶寒，肢体疼痛，四肢沉重，恍惚闷乱，坐卧不宁，皮肤壮热，大便秘涩，小便赤黄者服之。妊娠莫服。

2. 化毒丹
【方药】没药　乳香　草乌　海浮石　巴豆

【主治】百种恶疮毒肿，初觉一二日，咳逆烦闷，或咽喉闭塞，发热恶寒者。

3. 内消丸
【方药】青皮　陈皮　牵牛子　薄荷　皂角

【主治】疮肿初生，瘰疬结核，热毒郁滞者服之。

4. 五利大黄汤
【方药】大黄　黄芩　升麻　芒硝　栀子

【主治】四十岁以前，气血盛多，若患疮疽，大小便秘者服之。

5. 内消升麻汤
【方药】大黄　升麻　当归　黄芩　枳实　白芍药　甘草

【主治】四十岁以前，气血盛多，若患疮疽，大小便秘者服之。

6. 五香连翘汤
【方药】沉香　藿香　木香　丁香　麝香　连翘　射干　独活　升麻　甘草　寄生草　大黄

【主治】人年四十以前，气血盛多，患疮疽，大小便秘者。

7. 七味连翘汤
【方药】连翘　射干　独活　升麻　甘草　寄生草　大黄

【主治】恶疮，热毒肿，恶毒气入腹者。

8. 牡蛎大黄汤
【方药】牡蛎　木香　大黄

【主治】疮疽，大小便秘者。

9.和血通气丸

【方药】人参　麦门冬　大黄　黄芩　黄柏　牵牛子

【主治】疮疽，大小便秘者。

10.地黄煎丸

【方药】生地黄　黄连　黄芩　枳壳　大黄　人参

【主治】脏腑有热，胸膈痰实，血气不和，经络秘涩，多生疮肿，已患恶疮毒
肿，大小便结涩者。

11.槐角煎丸

【方药】天麻　川芎　甘草　黄药子　菊花　人参　何首乌　苦参　荆芥　防
风　槐角　皂角

【主治】疮疡瘰疬，疥癣赤肿等疮。

12.皂角煎丸

【方药】皂角　何首乌　玄参　薄荷

【主治】风毒瘰疬。

13.苦参散（别名：出野夫多效方）

【方药】苦参　蔓荆子　何首乌　荆芥穗　威灵仙

【主治】遍身疮疥，经年不效者。

14.苦参丸

【方药】栀子　苦参　防风　玄参　独活　枳实　菊花　黄连　黄芩　大黄

【主治】遍身疮疥，经年不效者。

15.肺风丸（别名：全体治世方）

【方药】细辛　旋复花　羌活　晚蚕蛾　苦参

【主治】面鼻风皶及皶疱。

16.连翘散

【方药】连翘　栀子　甘草　防风

【主治】疮疡疖肿，一切恶疮，疼痛烦渴，大便溏泄，虚热不宁者。

17.竹叶黄芪汤

【方药】淡竹叶　黄芪　当归　川芎　甘草　黄芩　白芍药　人参　麦门冬　半
夏　石膏　生地黄　生姜

【主治】诸痈疽、发背烦渴，及一切恶疮发大渴者。

18.枳壳丸

【方药】枳壳　牵牛子　木香　青皮　甘草　大黄

【主治】疮疽热痈肿瘰疬。

19.五香汤

【方药】丁香　木香　沉香　乳香　麝香

【主治】诸疮毒气入腹者。

20.托里黄芪汤

【方药】白茯苓　人参　官桂　远志　麦门冬　五味子　黄芪　当归

【主治】诸疮溃后，脓多内虚者。

21.托里白茯苓汤

【方药】防风　桔梗　白芍药　五味子　川芎　甘草　麦门冬　肉桂　熟地黄
　　　　当归　黄芪　白茯苓

【主治】下疳，大便软；痈疽溃后，脓多出内虚者。

22.托里当归汤

【方药】当归　黄芪　人参　熟地黄　川芎　白芍药　甘草　柴胡

【主治】痈疽、瘰疬、流注、乳痈、下疳，诸疮气血俱虚，毒气入腹者；妇人诸
　　　　疮，经候不调；下疳注干，脓水交流，寒热头疼者。

23.托里散

【方药】乌头　白茯苓　干姜　麻黄　甘草　五味子　桂心

【主治】疮疽，丹肿，结核，瘰疬。

24.托里玄参散（别名：内托散）

【方药】玄参　人参　甘草　菊花

【主治】恶疮肿毒焮热疼痛者。

25.内托散（别名：生肉芎蒡散）

【方药】当归　川芎　黄芪　厚朴　桔梗　防风　甘草　官桂　人参　白芷　白芍药

【主治】痈疽溃后内虚者，或气弱人，初觉生疮疡者。

26.内补散

【方药】黄芪　麦门冬　川芎　当归　白茯苓　人参　五味子　远志　甘草　桂
　　　　心　生姜　大枣

【主治】痈疽溃散，脓出太多，而气血虚弱者。.

27.内塞散

【方药】附子　官桂　赤小豆　甘草　黄芪　当归　白茯苓　防风　白芷　桔
　　　　梗　川芎　人参　远志　厚朴

【主治】疳瘘不瘥，诸疮。

28.香粉散

【方药】绿豆粉　乳香

【主治】一切疮毒、恶疮，难名痈肿，打扑及诸般内损者。

29.止痛当归汤

【方药】当归　黄芪　人参　官桂　白芍药　甘草　生地黄

【主治】脑疽发背，穿溃疼痛者。

30.黄芪白茯苓汤

【方药】黄芪　白茯苓　官桂　麦门冬　五味子　川芎　生姜　大枣

【主治】诸疮溃后，托里除虚热。

31.内补防风散

【方药】附子　防风　白茯苓　白芷　桔梗　川芎　当归　人参　甘草　远志
　　　　官桂　黄芪　厚朴　生姜　赤小豆

【主治】痈疽发背已溃者。

32.伏梁丸

【方药】厚朴　白茯苓　枳壳　白术　三棱　半夏　人参

【主治】治环脐肿痛，肠胃疮疽者。

33.温经丸

【方药】厚朴　官桂　白术　甘草　干姜　木香　附子

【主治】寒邪陷于经脉，使气血凝滞在肌肉腠理之间，久则成瘘疮即陷脉瘘者。

34.应痛丸

【方药】苍术　当归　草乌　牵牛子

【主治】走注疼痛，疑是附骨疽者。

35.黄芪丸

【方药】黄芩　乌药　小茴香　地龙　川椒　防风　川楝子　赤小豆　白蒺藜
　　　　海桐皮　威灵仙　陈皮

【主治】肾脏风虚，攻注手足，头面麻痹痛痒，或生疥癣肿者。

36.栀子仁汤

【方药】郁金　枳壳　升麻　栀子仁　牛蒡子　大黄

【主治】时气头面赤肿者。

37.葛根牛蒡子汤

【方药】葛根　贯众　甘草　淡豆豉　牛蒡子

【主治】时毒，大头病者。

38.白丁香散

【方药】白丁香

【主治】妇人吹奶，初觉身热头痛寒热及胸乳肿硬者。

39.皂蛤散

【方药】皂角　蛤粉

【主治】妇人因露风，邪气外客于乳内，始为吹奶，积久不消者。

40.十香膏

【方药】沉香　麝香　木香　丁香　乳香　甘松　白芷　安息香　藿香　零陵香　菖蒲　厚朴　木鳖子　官桂　商陆根　桃仁　杏仁　柏子仁　松子仁　槐枝　桑枝　柳枝　松枝　没药　轻粉　雄黄　朱砂　云母石　生犀角　乱发灰　白矾灰　真酥　猪脂　羊肾脂　黄丹　芝麻油

【主治】五发、恶疮、结核、瘰疬、疳瘘、疽痔。

41.三神丸

【方药】枳壳　皂角　五倍子

【主治】痔疾。

42.玉芝饮子

【方药】甘草　藿香叶　石膏　栀子

【主治】膈热，口舌生疮，咽喉肿痛者。

43.平和饮子

【方药】人参　白术　白茯苓　甘草　升麻

【主治】小儿疮疹。

44.玄参丸

【方药】天门冬　麦门冬　玄参

【主治】口疮连年不愈者。

45.必效散

【方药】硼砂　轻粉　麝香　斑蝥　巴豆　槟榔

【主治】久患瘰疬不效者。

46.抵圣丸

【方药】莩苈子

【主治】男子、妇人头面手足虚肿。

47.应效散（别名：托里散）

【方药】地骨皮

【主治】气瘘痔疮多年不效者。

48.治破伤风方（李廷保）

【方药】麻黄　蝎稍（全蝎）　蛮姜（高良姜）　草乌　附子　白附子　天麻　乌梢蛇　川芎

【主治】破伤风者。

49.乌龙丸
【方药】皂角　牵牛子
【主治】遍身风疮，搔痒疥癣等疾。

50.紫参丸
【方药】麝香　腻粉　紫参　苦参　丹参　连翘　滑石
【主治】热毒瘰疬，肿毒者。

51.万灵丸
【方药】朱砂　血竭　莲蕊　麝香
【主治】脑背疽，并一切恶疮，初觉一二日。

52.川椒菊花地黄方（李廷保）
【方药】川椒　菊花　熟地黄　生地黄
【主治】眼疾，昏涩，退翳膜。

53.生姜大黄方（李廷保）
【方药】生姜　大黄　甘草　栝楼　没药　乳香
【主治】吹奶及一切恶疮，初觉一二日者。

54.朱砂胆南星方（李廷保）
【方药】朱砂　胆南星　独活　人手足指甲
【主治】破伤风手足颤掉不已者。

55.斑蝥方（李廷保）
【方药】斑蝥
【主治】研细末酒调服，治疯狗咬、破伤风者。

外治方

1.木香濯肿汤
【方药】木香　犀角　大黄　栀子　升麻　黄芩　黄连　射干　黄柏　白蔹　甘草　朴硝　紫檀香　羚羊角　生地黄　麝香
【主治】诸疮疽始发，肿焮增长热痛者。

2.升麻濯肿汤
【方药】升麻　黄芪　防风　川芎　生地黄　细辛
【主治】治疮肿初生，经一二日不退者。

3.濯肿升麻汤
【方药】升麻　芒硝　黄芩　漏芦　栀子　蒴藋

【主治】疮疽初起，肿焮疼痛者。

4.猪蹄汤

【方药】升麻　甘草　白芍药　蒴藋　猪蹄

【主治】痈疽并恶疮毒气。

5.甘草大豆汤

【方药】甘草　赤皮葱　大豆　槐枝

【主治】外阴蚀下疳，痷疮肿痛者。

6.溻肿汤

【方药】白芍药　丹参　黄芩　白蔹

【主治】痈疽疮疡，初肿将溃者。

7.洗毒汤

【方药】苦参　防风　甘草　露蜂房　白芷

【主治】清洗痈疽疮疡肿溃。

8.浴毒汤

【方药】木通　藁本　枳壳　贯众　白芷　荆芥　甘松　薄荷

【主治】小肠风，阴疮痒痛者。

9.何首乌散

【方药】防风　苦参　何首乌　薄荷

【主治】遍身疮肿痒痛者。

10.八仙散

【方药】细辛　荆芥　白芷　川芎　黄芩　防风　甘草　地骨皮

【主治】游风肿痒疥癣疮，或因洗头游风，瘙痒生疮者。

11.消毒汤

【方药】独活　防风　细辛　藁本　川芎　枸杞子　荆芥　漏芦　大黄　黄芩　官桂　苦参　威灵仙　丹参　黄芪　当归　白芍药　白茯苓　黄连　无心草　黄柏　麻黄　葛根　蒴藋　菊花　杜仲　地骨皮　秦皮　茵草　甘草　甘松　藿香　白芷　露蜂房　升麻　零陵香　苍术　朴硝　菖蒲

【主治】百杂疮肿者。

12.熨风散

【方药】羌活　防风　白芷　当归　白芍药　细辛　芫花　吴茱萸　官桂

【主治】各种疮肿，风痛者。

13.通气散

【方药】玄胡　猪牙　皂角　川芎　藜芦　踯躅花

【主治】时气头面赤肿，或咽喉闭塞不通者。

14.金银花散

【方药】金银花 甘草

【主治】发背恶疮者。

15.犀角膏

【方药】当归 川芎 黄芪 白芷 白蔹 杏仁 木鳖子 官桂 乳香 没药 乱发灰 黄丹 清油

【主治】五发、恶疮、结核、瘰疬、疳瘘、痘痔。

16.乳香膏

【方药】乳香 松脂 白蜡 白胶香 杏仁油

【主治】一切恶疮打扑，走注疼痛者。

17.白龙膏

【方药】轻粉 白薇 白芷 白蔹 黄芪 商陆根 柳白皮 桑白皮 乳香 定粉（铅粉） 黄蜡 芝麻油

【主治】头面五发恶疮及烧汤冻破溃烂者。

18.消毒膏

【方药】当归 黄芪 川芎 杏仁 白芷 白蔹 零陵香 槐白皮 柳枝 木鳖子 甘松 乳香 没药 轻粉 朱砂 朱红 麝香 黄丹 黄蜡 芝麻油

【主治】一切肿毒，结硬疼痛者。

19.磨风膏

【方药】白附子 白芍药 白茯苓 零陵香 白及 白蔹 白芷 白檀香 藿香 升麻 细辛 黄芪 甘草 杏仁 脑子（冰片） 栝楼根 栝楼 黄蜡 芝麻油

【主治】头面五发、疮肿、疥癣等疾及汤火破伤、磨风止痛、灭瘢痕者。

20.天麻膏

【方药】草乌 钓苓根 木鳖子 天麻 藜芦 川芎 野狼毒 轻粉 粉霜 腊猪脂 黄蜡 麻油

【主治】疥癣、赤秃、手足癣皮剥起，痫瘙、疳疮侵蚀痛，脓汁浸淫滋蔓，经久不瘥者。

21.善应膏

【方药】当归 白及 官桂 白蔹 白芷 杏仁 木鳖子 乳香 没药 黄丹 芝麻油

【主治】一切疮疽，及伤折损痛者。

22. 灵应膏

【方药】白麦饭石　白蔹　鹿角

【主治】五发、恶疮、瘰疬、结核、乳痈。

23. 翠玉膏

【方药】明沥青　铜碌　芝麻油　猪胆

【主治】软疖脓水逗留，愈后复发者。

24. 追毒散（别名：追毒锭子）

【方药】五灵脂　川乌头　干姜　全蝎

【主治】一切恶疮，脓水不快者。

25. 回疮锭子

【方药】草乌头　蟾酥　巴豆　麝香

【主治】疔疮。

26. 射脓丸

【方药】白矾灰　砒霜　黄丹

【主治】诸疮疖，脓水已成，以射出其脓。

27. 替针丸

【方药】陈坏米末　硇砂　雄雀粪

【主治】诸疮疖及痘痈，脓水已成未溃者。

28. 铜碌方（李廷保）

【方药】铜碌　斑蝥　砒霜

【主治】瘰疬并马老鼠疮。

29. 翠霞散

【方药】滑石　铜碌　轻粉　片脑（冰片）　麝香　粉霜

【主治】百杂恶疮者。

30. 搜脓散

【方药】白芷　川芎　白芍药　轻粉

【主治】年深不效恶疮者。

31. 引脓散

【方药】野狼毒　钓苓根　无心草根　白丁香　麝香

【主治】年久痈疽疮肿者。

32. 乳香散

【方药】白干姜　苦丁香　草乌　钓苓根　野狼毒　乳香

【主治】顽疮日久不愈者。

33. 钓苓散

【方药】井盐 无心草 干姜 钓苓根

【主治】恶疮，久治不愈者。

34. 截疳散

【方药】密陀僧 白蔹 白及 黄丹 黄连 轻粉 脑子（冰片） 麝香

【主治】年深疳瘘疮。

35. 抵圣散

【方药】白矾灰 乌鱼骨 乳香 干胭脂 轻粉 麝香

【主治】耳中脓经年不愈，及驴涎、马汗攻焮，疮疡、骨疽、痔瘘等疮。

36. 青金锭子

【方药】白丁香 铜青 硇砂 粉霜 轻粉 麝香 龙脑

【主治】诸恶疮，脓出不快者，及多年痔瘘疮，愈而复发者。

37. 白龙散

【方药】寒水石 乌贼骨 滑石 硼砂 轻粉

【主治】聤耳及耳中猝然大痛。

38. 桃红散

【方药】滑石 寒水石 小豆粉 乳香 轻粉

【主治】一切疮疡者。

39. 槟榔散

【方药】木香 黄连 槟榔

【主治】久患恶疮，肌肉迟生者。

40. 金黄散

【方药】黄连 大黄 黄芪 黄芩 黄柏 郁金 甘草 龙脑（冰片）

【主治】丹毒，热疮。

41. 生肌散

【方药】寒水石 滑石 龙骨 乌贼骨 密陀僧 白矾 干胭脂 定粉（铅粉）

【主治】疮口不敛者。

42. 水澄膏

【方药】大黄 黄柏 郁金 天南星 白及 朴硝 黄蜀葵花

【主治】热毒肿痛者。

43. 拔毒散

【方药】寒水石 石膏 黄柏 甘草

【主治】热毒丹肿，游走不定者。

44.金露散

【方药】寒水石　黄柏　白及　白蔹　雄黄

【主治】时气热毒。

45.消毒散

【方药】滑石　黄柏　黄丹　乳香　轻粉

【主治】诸恶疮者。

46.大槟榔散

【方药】硫磺　黑狗脊　轻粉　红娘子　大槟榔

【主治】干湿疥癣。

47.天麻散

【方药】藜芦　天麻　野狼毒　白芷　茵草　钓苓根　草乌头　管仲　细辛　雄
　　　　黄　轻粉

【主治】白秃疳疮及风毒疥癣。

48.决效散

【方药】管仲　白芷

【主治】风痒头疮。

49.水银膏

【方药】菌茹　黄蜡　黄连　蛇床　白矾　水银

【主治】瘑疮疥癣，无名恶疮，但是手足疮疥，浸淫多汁，久而虫生者。

50.平肌散

【方药】密陀僧　花蕊石　白龙骨　黄丹　乳香　黄连　轻粉

【主治】诸疮久不敛者。

51.神黄散

【方药】黄柏　黄丹　雄黄

【主治】一切热肿，攻焮疼痛者。

52.博金散

【方药】白矾　密陀僧　白垩　黄丹　轻粉　乳香　麝香

【主治】下疳蚀臭烂肿痛者。

53.金伤散

【方药】白及　陈锻石　桑白皮　黄丹　白附子　天南星　龙骨

【主治】刀镰斧伤者。

54.完肌散

【方药】密陀僧　桑白皮　龙骨　陈锻石　黄丹　麝香

【主治】刀斧伤者。

55.定血散

【方药】黄丹　乌贼骨　白矾灰　龙骨　密陀僧　桑白皮

【主治】治刀镰斧伤。

56.碧霞锭子

【方药】铜碌　硇砂　蟾酥

【主治】恶疮透不觉疼痛者。

57.漏芦汤

【方药】漏芦　练实（川楝子）　大黄　黄芩　白芍药　甘草

【主治】妇人吹奶初觉者。

58.玉粉散

【方药】白矾灰　定粉（铅粉）

【主治】阴疮浸淫不止者。

59.香矾散

【方药】枯矾　龙骨　黄丹　麝香

【主治】小儿断脐之后不干及脓出耳中者。

60.紫金散

【方药】枯矾　砒霜　石胆

【主治】瘰疬久不瘥者。

61.通耳丹

【方药】桑螵蛸　安息香　阿魏　朱砂　蓖麻子　大蒜　巴豆

【主治】耳聋者。

62.菖蒲锭子（别名：菖蒲散）

【方药】菖蒲　附子

【主治】耳中卒痛者。

63.寸金锭子

【方药】藤黄　雄黄　雌黄　硫磺　轻粉　粉霜　麝香　砒霜　黄丹　牡蛎　红藤根　干漆

【主治】痔疾。

64.熏痔散

【方药】威灵仙

【主治】内外痔疾，痒痛或肿闷者。

65.通灵丸

【方药】松脂 巴豆

【主治】耳聋。

66.犀角散

【方药】升麻 桔梗 甘草 牛蒡子

【主治】口舌生疮，咽喉肿痛，热毒时气者。

67.防风散

【方药】防风 藁本 羌活 地骨皮 荆芥

【主治】破伤疮疡风邪，或身体疼痛、风邪攻注挛急及皮肤瘙痒，麻木不仁，头昏闷，牙关紧者。

68.乌金散

【方药】麝香 蟾酥 粉霜 硇砂 轻粉 铜碌 砒霜 白干姜 草乌头 天南星 硫磺

【主治】疳瘘恶疮。

69.没药膏

【方药】麒麟竭 乳香 没药 当归 木鳖子 杏仁 乱头发 黄丹

【主治】一切痈疽发背，疮疖，灸疮，伤折崴跌坏脓者。

70.乌金散

【方药】米粉 葱白

【主治】痈疖肿硬，无头不变色者。

71.白金散

【方药】滑石 虎杖 甘草 豌豆

【主治】风攻注毒遍身，及手足生热疮疼痛，有黄水出。

72.如圣散

【方药】蚕砂

【主治】浑身瘙痒，抓之成疮及瘾疹之类。

73.天蛾散

【方药】晚蚕蛾

【主治】刀斧伤。

74.必效散

【方药】盐豆豉

【主治】蜘蛛咬着疼痛者。

75. 蛤粉散

【方药】蛤砺

【主治】汤火烧烫疮者。

76. 治小儿丹瘤方（李廷保）

【方药】木鳖子

【主治】小儿丹瘤者。

77. 治小儿疳口疮方（李廷保）

【方药】天南星

【主治】小儿疳口疮者。

78. 万应膏

【方药】黄柏 白芍药 白芷 黄芪 木鳖仁 杏仁 当归 白及 生地黄 官桂 玄参 没药 乳香 白蔹 黄蜡 黄芩 大黄 黄丹 芝麻油

【主治】一切疮疡，初生肿焮甚者。

79. 治小儿面湮疮方（李廷保）

【方药】百药煎 生白矾

【主治】细末小油调旋搽患处，治小儿面湮疮者。

80. 治赤口疮方（李廷保）

【方药】生白矾

【主治】赤口疮者。

81. 治干湿疥癣方（李廷保）

【方药】硫磺 生白矾

【主治】研细末油调火炙，抓破涂患处，治干湿疥癣者。

82. 治汤火烧烫方（李廷保）

【方药】青槐枝 绿豆粉 轻粉

【主治】研细末油调涂患处，治汤火烧烫者。

83. 治破伤风方（李廷保）

【方药】煅石膏

【主治】涂患处，治无问新旧破伤风。

第四篇　仙传外科集验方集

内服方

1.荣卫返魂汤（别名：通顺散、何首乌散）

【方药】何首乌　当归　木通　赤芍药　白芷　小茴香　乌药　枳壳　甘草

【主治】水、酒、汤服下，治流注、痈疽、发背、伤折。

2.黄矾丸（别名：护膜散）

【方药】明矾　黄蜡

【主治】梧桐子大丸，米汤服主痈疽诸疮，瘰瘤痰核，痔漏便毒，蛇咬伤。

3.柞木饮子

【方药】干柞木叶　荷叶心蒂　萱草根　甘草　地榆

【主治】水煎服治发背痈疽已成、未成者。

4.三石散

【方药】人参　白术　当归　白芍药　桔梗　知母　栀子　白茯苓　连翘　天花粉　葛根　肉桂　藿香　木香　甘草　朴硝　寒水石　石膏　滑石　大黄

【主治】水煎服治患疮消渴小便数者。

5.栝楼散

【方药】栝楼　川椒　甘草　乳香

【主治】梧桐子大丸，米汤服下，治痈疽。

6.海上方

【方药】白芷　白芍药　白矾　红蜀葵根

【主治】梧桐子大丸，米汤服下，治内痈有脓，败血，腥秽殊甚，遂至脐腹冷痛者。

7.追风丸

【方药】沉香　牛膝　当归　薏苡仁　白芷　川芎　羌活　防风　川乌　赤芍药　天麻　草乌　肉桂　干姜　丁皮（海桐皮）　乳香　没药　木香　木瓜

【主治】研末蜜丸，酒下，治男子妇人冷痹血气，手足顽麻，流注经络成鼓椎风者。

8.搜损寻痛丸

【方药】乳香　没药　当归　军姜（干姜）　肉桂　川芎　薏苡仁　丁皮（海桐皮）　独活　小茴香　草乌　骨碎补　赤芍药　石粘藤　白芷

【主治】蜜为丸，温酒吞下，接骨，遍身疼痛，久损至骨，或金刃伤后。

9.复煎散

【方药】黄柏　黄芩　黄连　知母　生地黄　防己　栀子　羌活　黄芪　麦门冬　甘草　独活　人参　当归　陈皮　防风　苏木　五味子　猪苓　藁本　连翘　桔梗

【主治】水煎服治痈疽发背。

10.索血散

【方药】葛根　防风　赤芍药　细辛　羌活　桔梗　甘草　肉桂　白芷

【主治】研末姜、葱煎服，治刀刃伤，有潮热，面肿气喘，乃破伤风者。

11.葛根汤

【方药】升麻　葛根　甘草　半夏　紫苏　白芷　丁皮（海桐皮）　川芎　香附　陈皮

【主治】研末姜、葱煎服，治刀刃伤后发寒热，男女流注初发，潮热红肿赤痛者。

12.散血散

【方药】人参　当归　白芷　白茯苓　黄芪　砂仁　陈皮　丁香　枳壳　牛膝　川芎　苍术　小茴香　甘草　肉桂　生姜　大枣

【主治】姜、葱煎服，治被刀刃伤，血出过多者。

13.通血散

【方药】大黄　当归

【主治】用苏木、枳壳煎汤调服，治肉伤无血，及打扑遍身赤肿，大小便不通者。

14.鸡鸣散

【方药】大黄　杏仁

【主治】研末水调服，治跌扑损伤，血瘀停积胁内，日久作痛。

15.神效复元通气散

【方药】当归　甘草　生地黄　黄芪　白芍药　天花粉　熟地黄　金银花

【主治】水煎服，治一切恶疮，初觉初发，或痈疽、疔疮、肿痛者。

16.内补散

【方药】人参　白茯苓　当归　黄芪　桂心　远志　川芎　麦门冬　甘草　白芍药　陈皮　熟地黄　五味子　生姜　大枣

【主治】水煎服，治痈疽发背，溃脓出多，内虚少力，不进饮食，或阴证恶重者。

17. 附桂干姜汤（李廷保）

【方药】附子 桂心 干姜 白蔹 人参 川椒 川芎 赤小豆 黄芩 防风 甘草

【主治】酒煎服，治痈疽发背。

18. 内补黄芪散

【方药】附子 黄芪 肉苁蓉 远志 麦门冬 熟地黄 巴戟天 白茯苓 白芍药 人参 石斛 甘草 五味子 山茱萸 菟丝子 当归 川芎 地脉（鸭舌草） 石韦

【主治】研末荆芥汤服，治痈疽，内虚不足，脓水不绝，四肢乏弱，不进饮食，或消渴证，多发痈疽者。

19. 沉香散

【方药】沉香 木香 熏陆香（乳香） 丁香 大黄 麝香

【主治】水煎服，治诸发肿毒入腹，心烦胀满，不进饮食者。

20. 乳香散

【方药】乳香 绿豆粉

【主治】研末水调服，治发背内溃，及毒瓦斯攻冲，呕逆恶心，内攻危证。

21. 内消散

【方药】人参 当归 黄芪 升麻 沉香 黄芩 防己 防风 瞿麦 白蔹 甘草 赤小豆

【主治】研末温酒调服，治痈疽发背，诸疮疖结硬，疼痛不止者。

22. 麦门冬散

【方药】黄芪 黄芩 麦门冬 升麻 赤茯苓 赤芍药 玄参 当归 甘草 知母 栝楼根 生地黄

【主治】研末水调服，治发背乳痈赤肿，疼痛体热，大烦渴不止。

23. 木通散

【方药】木通 黄芩 大黄 土瓜根 漏芦 甘草 朴硝 栀子仁

【主治】研末水调服，治痈疽诸发气壅，大小便不通。

24. 瞿麦散

【方药】桂心 赤芍药 当归 黄芪 川芎 瞿麦 白蔹 麦门冬 赤小豆

【主治】研末温酒调服，治痈疽发背，排脓止痛，利小便。

25. 仙方化痰丹

【方药】明矾 迟矾 半夏 胆南星 生姜

【主治】梧桐子大面糊丸，姜汤吞下，治痈疽发背。

26.肺痈黄芪散（别名：桔梗汤）

【方药】黄芪　天门冬　大黄　紫苏　赤茯苓　桑白皮　生地黄　杏仁　蒺藜
　　　　枳壳　当归　甘草　贝母　薏苡仁　生姜

【主治】研末水调服，治肺痈，心胸气壅，咳嗽脓血，肩背烦闷，小便赤黄，大
　　　　便多涩，不进饮食。

27.桔梗丸

【方药】桔梗　贝母　巴豆

【主治】梧桐子大丸，粥服下，治肺痈，胸中满，振寒脉数，咽干不渴，时出浊
　　　　唾腥臭，久久吐脓如硬米粥者。

28.当归瓜子蛇皮汤（李廷保）

【方药】当归　甜瓜子　蛇蜕皮

【主治】水煎服，治肠痈，壮热大，微汗气急，小腹肿痛，小便涩似淋，或大便
　　　　涩难，如刀刺痛，及背肺疼痛，肠中已成脓，或大便下脓者。

29.牡丹皮散

【方药】木香　牡丹皮　败酱草　甜瓜子　赤芍药　桃仁　芒硝　大黄

【主治】水煎服，治肠中未成脓，腹中疼痛不可忍者。

30.茯苓汤

【方药】赤茯苓　桃仁　甜瓜子　大黄　芒硝　牡丹皮

【主治】水煎服，治肠痈，小腹牵强，按之疼痛，小便不利，时时有汗出，恶寒
　　　　脉迟，未成脓者。

31.牛黄散

【方药】牛黄　血竭　大黄　牙硝　牵牛　牛蒡子　破故纸

【主治】研末温酒服，治肠痈成脓者。

32.漏芦汤

【方药】漏芦　黄芩　白及　麻黄　大黄　升麻　白薇　枳壳　白芍药　甘草

【主治】水煎服，治小儿热毒痈疽，丹毒，疮疖，并预防时行疮痘。

33.升麻和气饮

【方药】升麻　葛根　桔梗　苍术　枳壳　半夏　干姜　陈皮　白芷　甘草　白
　　　　茯苓　当归　大黄　白芍药　生姜　灯心草

【主治】水煎服，治疮疥发于四肢，痛痒不常，甚至憎寒发热肿下湿痒者。

34.复元通气散

【方药】青皮　陈皮　穿山甲　甘草　栝楼根　金银花　连翘　大黄　当归　皂
　　　　角刺

【主治】研末温酒服，治诸气涩，耳聋，腹痛，便痢，疮疽无头者。

35. 黄芪茯苓汤

【方药】赤茯苓　升麻　大黄　黄芪　黄芩　远志　赤芍药　甘草　人参　当归　生地黄　麦门冬

【主治】水煎服，治诸痈疽脓出大多，虚热不停。

36. 追疔夺命汤

【方药】羌活　独活　青皮　防风　黄连　赤芍药　细辛　甘草　蝉蜕　僵蚕　脚连（黄连）　草河车　泽兰　金银花　生姜

【主治】水煎服，治一切痈疽初发者。

37. 飞龙夺命丹

【方药】蟾酥　血竭　乳香　没药　雄黄　轻粉　胆矾　麝香　铜绿　寒水石　朱砂　海羊（蜗牛）　脑子（冰片）　天龙

【主治】梧桐子大丸，水服下，治疔疮发背，脑疽，乳痈疽，附骨疽，一切无头肿毒恶疮者。

38. 乳香知母汤（李廷保）

【方药】乳香　知母　半夏　天花粉　贝母　穿山甲　白及　皂角　银花

【主治】水煎服，治疗疮痈疽等疮疖毒者。

39. 雄黄丸

【方药】郁金　雄黄　大戟　芒硝　巴豆

【主治】绿豆大丸，粥服下，治疗疮。

40. 大戟散（李廷保）

【方药】大戟

【主治】研末茶清调服，治疗疮。

41. 江子散（李廷保）

【方药】江子（巴豆）　木香　丁香　桃仁

【主治】绿豆大面糊丸，温白汤吞下，治疗疮。

42. 过药方

【方药】江子（巴豆）　淡豆豉

【主治】绿豆大面糊丸，温白汤吞下，治疗疮。

43. 百二散（别名：护心散）

【方药】甘草节　绿豆粉　朱砂

【主治】研末水调服，治发疗疮烦躁，手足不住发狂者。

44.返魂丹

【方药】麝香　雄黄　蟾酥　江子（巴豆）

【主治】研末和酥点舌，含化咽下，治疔疮。

45.五香连翘散

【方药】沉香　连翘　桑寄生　丁香　射干　独活　乳香　升麻　大黄　木通
　　　　羌活　甘草　麝香　青木香　生黄

【主治】水煎服，治一切积热，结核，瘰疬，痈疽，恶疮，肿疖者。

46.立效散（别名：六一散、益无散）

【方药】滑石　甘草

【主治】研末米饭调服，治瘰疬初发。

47.荆芥散（李廷保）

【方药】荆芥　僵蚕　牵牛子　斑蝥

【主治】研末温酒调服，治瘰疬。

48.牛蒡子丸

【方药】牛蒡子　首乌　薄荷　雄黄　牛黄　麝香　皂角

【主治】研末黄芪汤调服，治风毒，结核，瘰疬，肿痛不止。

49.四圣散

【方药】海藻　石决明　羌活　瞿麦

【主治】研末米汤调下，治瘰疬去利后。

50.化毒托里散

【方药】玄参　木通　大黄　淡竹叶　栀子　生地黄　灯心草

【主治】水煎服，治咽喉风热上攻急闭，腮颊肿痛，并双蛾单蛾结喉，重舌木
　　　　舌者。

51.皂角百草散（李廷保）

【方药】皂角　百草霜

【主治】研末水清油调吞下，治咽喉风热上攻急闭。

52.山豆根汤

【方药】山豆根　灵霄根　栀子　淡竹叶　艾叶　灯心草

【主治】水煎服，治咽喉肿闭疼痛者。

53.金钗草根散（李廷保）

【方药】金钗草根

【主治】米醋生姜同搐灌服，治缠喉闭急症。

54.四药汁（李廷保）

【方药】鼓槌草　土牛膝　乌药　生姜

【主治】打碎取汁，用醋灌服，治缠喉闭急症。

55.雄黄斑蝥散（李廷保）

【方药】雄黄　斑蝥

【主治】研末酒服治疯狗咬伤。

56.槐花散（李廷保）

【方药】槐花

【主治】酒服治疯狗咬伤后，至一年或一百日内发者已死，但心间温者。

57.雄黄麝香散（李廷保）

【方药】雄黄　麝香

【主治】酒服治疯狗咬伤后复发。

外治方

1.冲和仙膏（别名：黄云膏、仙膏）

【方药】紫荆皮　独活　赤芍药　白芷　石菖蒲

【主治】研末酒、醋、葱汁调擦患处，治痈疽流注杂病。

2.回阳玉龙膏

【方药】草乌　胆南星　干姜　白芷　赤芍药　肉桂

【主治】热酒调涂患处，治阴发背、冷流注、鼓椎风、久损痛、冷痹、风湿、诸脚气、冷肿无红赤者，冷痛不肿者，足顽麻、妇人冷血风，诸阴证者。

3.洪宝丹（别名：金丹、寸金、四黄散、一黄散、破血丹、黄药）

【方药】天花粉　姜黄　白芷　赤芍药

【主治】研末茶、酒、汤调涂患处，治诸般热症、痈肿之毒，金疮之症。

4.真君妙贴散

【方药】硫磺　荞麦粉

【主治】研碎井花水调敷，治痈疽诸毒恶疮。

5.神锋散（别名：替针膏）

【方药】饼药　针水　白丁香　硇砂

【主治】针水调匀敷贴患处，治痈疽发背。

6.乌金散

【方药】巴豆　寒食面

【主治】水和面作饼子，巴豆烧黑色，量疮口大小干搽患处。去恶肉，溃滞脓。

7.伯颜丞相军中方

【方药】乳香　没药　羌活　紫苏　细辛　乌药　麝香　蛇含石　浓桂　白芷　降香　当归　苏木　檀香　龙骨　胆南星　硫磺　桑寄生　花蕊石

【主治】研末掺患处，治刀箭兵刃所伤。

8.熏洗方

【方药】桑白皮　白芷　赤芍药　乌药　左缠藤　荆芥　橘叶　藿香　柏叶根

【主治】水煎外洗，治一切痈疽发背诸疮，打破伤损骨断，未破或未断而肿痛者。

9.麝香轻粉散（别名：桃花散）

【方药】乳香　没药　五倍子　白芷　赤芍药　轻粉　国丹（红丹）　赤石脂　麝香　血竭　槟榔　宣郎　当归　海螵蛸

【主治】研末掺患处，生肉合口，去痛住风，一切痈疮伤折，口不合者。

10.神异四七膏

【方药】乳香　没药　防风　羌活　白芷　赤芍药　当归　宣连　肉桂　皂角　五倍子　巴豆　木鳖子　国丹（红丹）　蓖麻子　无名异　槟榔　水粉　轻粉　麝香　荜茇　松香　黄蜡　桃枝　柳枝　槐枝　蜡膏　清油

【主治】一切痤疮、恶疮、毒疮久不愈者。

11.三石散（李廷保）

【方药】滑石　寒水石　石膏　番香（降香）　雄黄　龙骨　穿山甲　百草霜　王不留行　刘寄奴　金樱子　九里光　苎麻根　老松皮

【主治】研末掺患处，治恶疮毒疮。

12.住痛一黑散

【方药】百草霜　苎麻根　番降（降香）

【主治】研末掺患处，治刀口、杖疮，一切痛不止者。

13.不止麒麟散

【方药】血竭　槟榔　白及　黄连　黄柏　诃子

【主治】研末鸡子白调涂敷，治痈疽恶疮，生肌后行房事，用力劳动、努复出血不止。

14.追毒丹

【方药】蟾酥　蜈蚣　硇砂　白丁香　巴豆　雄黄　轻粉　朱砂

【主治】研末面调水为丸入疮口，治一切恶疮，毒气未尽者。

15.水沉膏

【方药】白及

【主治】研末酸醋调涂四周，治一切恶疮。

16. 敷黄药

【方药】蝉蜕　僵蚕

【主治】研末酸醋调涂四周，治疗疮。

17. 丝瓜叶散（李廷保）

【方药】丝瓜叶　葱白　韭菜

【主治】研末酸醋调涂四周，治疗疮。

18. 苍耳根灰散（李廷保）

【方药】苍耳根灰　白监梅灰　蓝靛

【主治】研末酸醋调涂四周，治疗疮发背，诸般恶疮疖及脓水不干者。

19. 铁锈散（李廷保）

【方药】铁锈

【主治】研末醋调涂疗疮，治疗疮发背，诸般恶疮疖及脓水不干者。

20. 拔黄药

【方药】蟾酥　飞罗面

【主治】绿豆大面糊丸，放舌下，治疗疮走黄。

21. 秘传膏药方

【方药】绿豆　檀香　香竭　胆矾　乳香　没药　轻粉　蛇胆　麝香

【主治】研末米醋调成膏，摊开贴患处，治瘰疬。

22. 吹喉祛风散

【方药】胆矾　脑子（冰片）　碧雪　白僵蚕　苦丁香（甜瓜蒂）　灯心草

【主治】研末吹喉，治咽喉中生疮、肿痛，缠喉风闭，单蛾双蛾结喉，急喉风，飞缘入喉，重舌、木舌等症。

23. 猪胆明矾散（李廷保）

【方药】猪胆　明矾

【主治】研末吹喉，治咽喉中生疮、肿痛，缠喉风闭。

24. 金钗草根方（李廷保）

【方药】金钗草根

【主治】打碎用绵子裹着，缚在筋头上，治缠喉闭牙关紧闭者。

25. 如圣散

【方药】雄黄　藜芦　白矾　牙皂　蝎梢

【主治】研末吹鼻中，治急时气缠喉风，渐入咽塞，水谷不下，牙关紧急，不省人事者。

26. 白药山豆根方（李廷保）

【方药】白药　山豆根

【主治】噙化咽下治缠喉风。

27. 经验方

【方药】杏仁　马蔺根

【主治】研末，葱煎汤洗后敷患处，治疯狗咬伤。

28. 经验方

【方药】蓖麻子

【主治】去壳井花水研成膏，盐汤洗后敷患处，治疯狗咬伤。

29. 经验方

【方药】虎骨油

【主治】外涂治疯狗咬伤。

第五篇　大河外科方集

内服方

1. 神仙金丹

【方药】乳香　没药　巴豆　孩儿茶　海浮石　草乌

【主治】研末酒打面糊为绿豆大丸吞服，治疔黄，八般（多种）痈疽诸恶毒疮。

2. 夺命丹

【方药】朱砂　胆矾　血竭　铜绿　白矾　雄黄　蟾酥　轻粉

【主治】研末面糊梧桐子大丸，病人嚼葱白吐后热酒送服，治疔黄，疮疡邪气入内，烦闷不已，兼治发背、痈疽、恶疮等毒者。

3. 乳香黄芪散

【方药】金银花　皂角　贝母　天花粉　当归　乳香　大黄　穿山甲　没药　木鳖子　赤芍药　防风　白芷　陈皮　黄芪

【主治】水煎服治一切恶疮痈疽发背疔疮肿疼入腹，昏惶呕吐，成脓速散，并恶物打破损筋疼，产后腹中疼，恶物不下者。

4. 蓝青（青黛）散

【方药】蓝青（青黛）　知母　甘草　杏仁　黄芩　升麻　柴胡　寒水石　石膏　赤芍药　羚羊角

【主治】水煎服治一切丹毒，赤肿身热，肌肉溃烂。若毒气入腹则伤人者。

5. 解毒丸

【方药】大黄　连翘　黄连　栀子　黄芩　滑石

【主治】研末清水丸梧桐子大服，治中外诸邪毒，痈肿疮疽，经脉拘挛，惊悸者。

6. 通窍散

【方药】大黄　牡蛎　栀子　生地黄　甘草

【主治】水煎服治一切痈疖，无头肿痛者。

7. 升麻汤

【方药】升麻　桔梗　薏苡仁　地榆　黄芩　牡丹皮　甘草　赤芍药

【主治】水煎服治肺痈，骨疽，灌背疼，口吐脓血臭腥。

8. 黄芪丸

【方药】黄芪　附子　菟丝子　小茴香

【主治】研末酒糊为丸服，治经年虚寒恶疮，多时不效者。

9.当归连翘散

【方药】金银花 刘寄奴 黄花地丁 连翘 当归 栀子 大黄 白芍药 生地
黄 生姜

【主治】水煎服治一切痈疽，咽喉风肿，衄血，吐血及连咳嗽者。

10.黄芪汤

【方药】金银花 紫花地丁 风儿草 黄芪 当归 白芍药 甘草 陈皮 大
黄 生姜

【主治】水煎服治一切疮肿疼痛不止者。

11.香粉散

【方药】乳香 绿豆粉

【主治】研末百沸汤调服专治毒疮，气在肠，呕吐，恶心不止者。

12.治梅疮无名方（李廷保）

【方药】防风 大黄 黄连 黄芩 连翘 椒子 蛇床子 枸杞子 牛蒡子 胡
麻仁 僵蚕 白蒺藜 蔓荆子 蝉蜕 露蜂房 龙骨 天花粉 甘草
威灵仙 轻粉

【主治】研末酒米糊为丸茶汤送下，治梅疮久发成风癣或成疮母，经年不痊者。

13.治梅疮方

【方药】孩儿茶 滑石 贝母 桔梗 巴豆 轻粉 朱砂

【主治】研末米饭为梧桐子大丸，朱砂为衣，服下治梅疮。

14.治梅疮方

【方药】紫花地丁 轻粉

【主治】研末米饭为丸，茶汤送下治梅疮。

15.内托流气饮

【方药】人参 木香 黄芪 厚朴 甘草 紫苏 桔梗 枳壳 官桂 槟榔 乌
药 当归 白芍药 白芷 川芎 生姜 大枣

【主治】水煎服治胁腑脐痈。

16.追风流气饮

【方药】紫苏 桔梗 前胡 羌活 甘草 益母草 防风 苍耳草

【主治】水煎服治胁腑脐痈。

17.清肝流气饮

【方药】枳壳 桔梗 前胡 羌活 甘草 防风 川芎 荆芥 白芷 石膏 黄
芩 赤芍药 黄连 白茯苓

【主治】水煎服治耳风毒，疰腮，火腰带疮。

18.定痛降气饮

【方药】紫苏　厚朴　陈皮　甘草　半夏　前胡　川芎　防风　白芍药　白芷
　　　　当归　生姜　大枣

【主治】水煎服治手背，脚心痛。

19.人参败毒散

【方药】柴胡　前胡　川芎　人参　桔梗　羌活　独活　枳壳　白茯苓　甘草
　　　　防风　赤芍药

【主治】水煎服治肩疽疮。

20.三香托里散

【方药】人参　黄芪　当归　川芎　白芍药　甘草　乳香　丁香　乌药　防风
　　　　官桂　厚朴　桔梗　生姜　大枣

【主治】水煎服治瘘疮毒。

21.败毒流气饮

【方药】紫苏　桔梗　枳壳　甘草　防风　柴胡　前胡　川芎　白芷　连翘　独
　　　　活　赤芍药

【主治】水煎服治乳根痈毒，发背，腰疽，骑马痈。

22.定痛乳香散（别名：内托清肝饮）

【方药】人参　黄芪　当归　川芎　白芷　甘草　乳香　木香　乌药　官桂　防
　　　　风　桔梗　枳壳　厚朴　生姜　大枣

【主治】水煎服治眉风毒。

23.紫苏流气饮

【方药】紫苏　桔梗　厚朴　甘草　白芍药　白芷　陈皮　槟榔　香附　木香
　　　　大腹皮　槟榔壳　当归　生姜　大枣

【主治】水煎服治脚气，肾气游风毒。

24.换骨散

【方药】白花蛇　乌梢蛇　地龙　当归　细辛　白芷　天麻　蔓荆子　荆芥　威
　　　　灵仙　菊花　苦参　沙参　木贼　蒺藜　不灰木　甘草　天门冬　赤芍
　　　　药　菖蒲　川芎　定风草（天麻）　何首乌　胡麻子　木鳖子　苍术
　　　　川芎

【主治】研末酒调空心服，治大风疮，年久不愈，眉毛脱落者。

25.醉仙散（别名：蛮黄酒）

【方药】胡麻子　牛蒡子　枸杞子　防风　蔓荆子　蒺藜子　苦参　栝楼根　轻粉

【主治】研末清茶调服，治风癞，遍身瘾疹，瘙痒，麻木者。

26.治风癞无名方（李廷保）

【方药】升麻　黄芩　大黄　麦门冬　葛根　朴硝

【主治】研末热水调服，治风癞，遍身瘾疹，瘙痒，麻木者。

27.胡麻散

【方药】胡麻　苦参　荆芥　何首乌　威灵仙　甘草　防风　菊花　蔓荆子　蒺
　　　　藜　石菖蒲

【主治】研末酒晨、午、夕调服，治大麻风，癞。

28.白花蛇丸

【方药】白花蛇　白附子　天麻　牛膝　当归　何首乌　白僵蚕　威灵仙　羌
　　　　活　防风　独活　荜拨　蔓荆子　苦参　石菖蒲　甘草　赤芍药　川
　　　　芎　苍耳子　雷丸　枳壳　雄黄　皂角　乌药

【主治】研末炼蜜为梧桐子大丸空心酒服，治大麻风，癞。

29.乌蛇丸

【方药】乌蛇　露蜂房　苦参　槟榔　桃仁　白蒺藜　朱砂　蛤蟆　皂角　芫
　　　　荑　雄黄　雷丸　胡麻仁

【主治】研末炼蜜为梧桐子大丸空心酒服，治大麻风，癞。

30.秦艽散

【方药】秦艽　川椒　人参　白茯苓　蔓荆子　细辛　重楼（蚤休）　麻黄　白
　　　　附子　干姜　白术　桔梗　桂心　独活　当归　黄芩　柴胡　牛膝　天
　　　　雄　石楠叶　杜仲　荆芥子　猪肉膏　甘草　川芎　防风

【主治】酒浸服，治风疾，手足酸疼，皮肤一身尽痛，眉毛落尽，耳聋，阴湿
　　　　痒者。

31.治疟丸

【方药】雄黄　砒霜　朱砂

【主治】研末麦糊为丸空服治疟疾。

32.止疟散

【方药】知母　贝母　常山　槟榔

【主治】研末酒水煎服治疟疾。

33.治吐血方

【方药】甘草　熟地黄　川芎　当归　侧柏子　萱草根　犀角　白芍药　麦门
　　　　冬　黄柏　生地黄

【主治】水煎空服治吐血。

34.降气止痛追风丸

【方药】川芎 白芷 细辛 白僵蚕

【主治】研末炼蜜为弹子大丸，清茶化服治妇人头风。

35.清肝和气饮

【方药】苏叶 枳壳 桔梗 甘草 赤芍药 防风 当归 川芎 白芷 厚朴
羌活 白茯苓 生地黄 柴胡 陈皮 半夏 生姜 大枣

【主治】煎服治妇人，女子血气赤肿，疮疥之疾，孕妇不可用。

36.温中顺气饮

【方药】紫苏 白茯苓 厚朴 半夏 甘草 陈皮 枳壳 桔梗 益智仁 前
胡 木香 防风 莪术 白芍药 生姜 大枣

【主治】煎服治风毒发疽，孕妇不可用。

37.痛经丸

【方药】大黄

【主治】用蜡熬成小膏和药为弹子大丸，空心热酒化服，治妇人室女经脉不通。

外治方

1.麝香蟾酥丸

【方药】蟾酥 明信（砒霜） 雄黄 巴豆 轻粉 乳香 麝香

【主治】研末寒食面滴水为丸外用患处治一切痈疽，发背，疔疮。

2.铁粉散

【方药】黄丹 生铁粉 轻粉 麝香 松香

【主治】研末清油调后贴疮口专治冷疔疮。

3.透骨散

【方药】蟾酥 大茴香 硇砂（硇砂） 轻粉 麝香 巴豆

【主治】研末纸裹贴患处治疔疮，肿毒。

4.乳香拔毒散

【方药】黄柏 黄芩 地骨皮 乳香 没药

【主治】研末水调贴患处治一切痈肿疮疖，消毒止痛。

5.追毒乌金散

【方药】巴豆 寒食面

【主治】用水调面作饼火烧为末贴患处治一切疮内恶肉，追毒溃脓。

6.桃花散

【方药】寒水石 白及 地骨皮 虎骨 白石脂 白蔹 赤石脂 黄丹 乌贼

　　　　骨　龙骨

【主治】研末搽患处治一切恶疮。

7.洗毒散

【方药】麻黄　地骨皮　蛇床子　紫花地丁

【主治】煎汤外洗治一切恶疮，多时不效，风毒寒久冷者。

8.观铁膏

【方药】桑柴灰　荞麦灰

【主治】加水搅拌成膏外贴患处治一切恶疮内毒，追毒止痛，去死肉生肌。

9.紫金散

【方药】白矾　黄丹　碙砂（硇砂）

【主治】研末炒贴患处治诸般恶疮，追毒，去死肉。

10.针头散

【方药】人言（砒霜）　雄黄　乳香　没药

【主治】研末搽疮口治一切恶疮，追毒，去死肉。

11.追毒散

【方药】巴豆　雄黄　绿豆粉

【主治】研末搽疮口治一切恶疮，追毒，去死肉。

12.溃脓散

【方药】白矾　青盐

【主治】研末煎膏外贴治一切恶疮。溃脓，活血，去死肉。

13.遇仙神应膏

【方药】楮枝　椿枝　桃枝　柳枝　槐枝　蛇皮　血余　没药　乳香　雄黄　血
　　　　竭　当归　羌活　防风　独活　黄丹　木鳖子

【主治】研末油煎去渣成膏外贴治一切毒气攻心疼，活血破脓，去风生肌，及杖
　　　　疮者。

14.吹喉散

【方药】薄荷　甘草　紫河车　白僵蚕

【主治】研末吹喉治咽喉肿痛，痰涎塞住，水半口不进者。

15.如圣散

【方药】川芎　桔梗　薄荷　甘草　硼砂

【主治】研末搽牙齿治舌出，喉痹。

16.麝香轻粉散

【方药】轻粉　乳香　没药　白矾　麝香

【主治】研末贴患处治一切痔，阴蚀，兼耳痔，恶疮。

17. 如圣膏

【方药】清油　巴豆　当归　轻粉　黄蜡

【主治】研末油煎成膏搽患处治一切风痔，疥癣，痒痛终年不效，一切恶疮。

18. 青金膏

【方药】乳香　信霜（砒霜）　轻粉　青黛

【主治】研末油调后敷贴患处治一切走马牙疳，蚀损腐烂者。

19. 鸦嗒散

【方药】老鸦毛灰　白矾　轻粉　黄丹　麝香

【主治】研末洗后贴患处治鸦嗒疳疮。

20. 乳香荜拨散

【方药】天麻　防风　草乌　荜拨　细辛　乳香　川芎　硼砂　薄荷　麝香

【主治】研末口噙温水漱口治牙疼槽风。

21. 治瘰疬无名方（李廷保）

【方药】槟榔　木鳖子　草乌　葱白　蚯蚓粪　莲遑

【主治】研末米醋调敷患处治瘰疬初起，未破，作寒热者。

22. 如圣饼子

【方药】雄黄　人言（砒霜）　乳香

【主治】研末酒米糊为饼贴患处治瘰疬。

23. 消毒散

【方药】大黄　黄连　地骨皮　朴硝

【主治】研末水煎以鹅毛扫洗疮处，治一切恶赤肿瘤。

24. 梅花散

【方药】寒水石　龙骨　血竭　黄丹

【主治】研末干擦患处，生肌长肉。

25. 治臁疮方

【方药】当归　白芷　五倍子　黄连　雄黄　乳香　没药　血竭　黄柏　白及　海螵蛸　白蔹　厚朴　黄丹　轻粉

【主治】研末清油调搽患处，治臁疮。

26. 治臁疮久不愈方

【方药】干猪粪　龙骨　槟榔　轻粉　乳香　没药

【主治】研末清油调搽患处，治臁疮经久不愈。

27.治癣风疮方

【方药】槐枝　柳枝　蔓荆子　黄蜡　松香　头发　皂角　花椒　清油

【主治】煎和黄蜡干擦患处，治癣风疮。

28.如圣散

【方药】蔓荆子　苦参　玄参　厚朴　陈皮　荆芥　沙参　麻黄　威灵仙　白芷　防风　桃枝

【主治】煎洗患处，治大风疮。

29.白芷附子方（李廷保）

【方药】白芷　附子　川芎　蔓荆子　猪油膏　马鬃膏

【主治】火煎白芷黄色研末成膏令敷头面，治风疾手足酸疼，皮肤一身尽痛，眉毛落尽耳聋阴湿痒者。

30.治疥疮方

【方药】黄连　黄丹　松香　轻粉　雄黄

【主治】研末香油调，搽患处，治疥疮。

31.治疥疮妙方

【方药】蛇床子　硫磺　石膏

【主治】研末清油调，搽患处，治疥疮。

32.治疥疮熏方

【方药】艾叶　雄黄　砒霜

【主治】研末火熏治疥疮。

33.擦牙方

【方药】川芎　细辛　五味子　皂角

【主治】研末早晨擦牙。

34.治妇人阴内生疮无名方（李廷保）

【方药】麝香　杏仁

【主治】研末装袋酒浸，用火上熏纳阴中，治妇人阴内生疮。

35.黄连散

【方药】黄连　玄参　赤芍药　轻粉

【主治】研末芝麻汁调涂患处，治小儿乳癣疮，年久不瘥。

第六篇　外科集验方集

内服方

1.漏芦汤
【方药】漏芦　白蔹　黄芩　麻黄　枳实　升麻　白芍药　甘草　朴硝　大黄
【主治】一切恶疮毒肿，丹瘤瘰疬，疔肿鱼脐，五发痈疽。初觉一二日，便如伤寒头痛烦渴，拘急恶寒，肢体疼痛，四肢沉重，恍惚闷乱，坐卧不宁，皮肤壮热，大便闭涩，小便赤黄者。娠妇莫服。

2.五香连翘汤
【方药】乳香　木通　大黄　连翘　沉香　木香　独活　桑寄生　丁香　射干　升麻　麝香　甘草　生姜
【主治】诸疮肿，初觉一二日便厥逆，喉咽塞，发寒热。

3.托里护心散
【方药】乳香　绿豆粉
【主治】研细和匀，不拘时甘草汤调服，治诸疔肿发背，曾经汗下，毒气攻心，迷闷呕吐而痛者。

4.神仙黄矾丸
【方药】白矾　黄蜡
【主治】和丸如梧桐子大，热水或温酒送下，治五发痈疽肿疡。

5.千金托里散
【方药】黄芪　厚朴　防风　桔梗　连翘　木香　没药　乳香　当归　川芎　白芷　白芍药　肉桂　人参　甘草
【主治】研末酒煎渣温服治一切疮肿发背疔疮。

6.十六味流气饮
【方药】川芎　当归　白芍药　防风　人参　木香　黄芪　肉桂　桔梗　白芷　槟榔　厚朴　乌药　紫苏　枳壳　甘草
【主治】无名恶疮痈疽等症或结乳寒热肿痛，欲成痈疽者。

7.内托羌活汤
【方药】羌活　黄柏　防风　当归　藁本　连翘　苍术　陈皮　甘草　肉桂　黄芪
【主治】尻臀生痈，坚硬肿痛大作。

8.清心内固金粉散（别名：金花散）

【方药】辰砂　白茯苓　人参　甘草　绿豆粉　雄黄　白豆蔻　朴硝　脑子（冰
　　　　片）　麝香

【主治】研末蜜汤调下，治恶疮热盛痛，作渴烦躁。

9.排脓内补十宣散（别名：十奇散、内补散）

【方药】人参　当归　黄芪　甘草　川芎　防风　厚朴　桔梗　白芷　肉桂

【主治】酒或木香汤调下，治痈疽疮疖，已成未成者。

10.乳香黄芪散

【方药】黄芪　当归　川芎　麻黄　罂粟壳　乳香　没药　陈皮

【主治】一切恶疮痈疽发背疔疮，疼痛不可忍者，及打扑伤损，筋骨疼痛者。

11.黄芪汤

【方药】黄芪　当归　大黄　白芍药　陈皮　甘草　生姜

【主治】一切疮肿痈疽。

12.托里内补散

【方药】人参　当归　川芎　白芍药　甘草　白芷　防风　黄芪　白术　白茯
　　　　苓　官桂　金银花

【主治】一切恶疮，溃烂出脓之后。

13.龙虎交加散

【方药】木香　罂粟壳　甘草　白芷　川芎

【主治】研末煎服治发背痈疽、发脑、发鬓、发髭及脑虚头晕风湿者。

14.护心散

【方药】甘草　绿豆粉　朱砂

【主治】研末白汤调下，治发背痈疽、发脑、发鬓、发髭、恶心呕吐者。

15.当归连翘散

【方药】当归　连翘　栀子　白芍药　忍冬藤　黄芩

【主治】空心温服治发背痈疽发脑发鬓发髭胸腹膨满，或大小便闭涩者。

16.如神托里散

【方药】苍耳根　兔耳草根（一支箭）　忍冬藤　五味子根

【主治】发背等疮初起，或疔疮并一切肿毒，及发散伤寒。

17.托里荣卫汤

【方药】桂枝　人参　黄芪　红花　苍术　柴胡　连翘　当归　羌活　黄芩　防
　　　　风　甘草

【主治】痈疽疔肿及无名肿毒。

18.内疏黄连汤

【方药】黄连　当归　白芍药　槟榔　木香　黄芩　栀子　薄荷　桔梗　甘草　连翘　大黄　生姜

【主治】疮皮色肿硬，发热而呕，大便闭，脉洪实者。

19.托里散

【方药】大黄　当归　栝楼根　皂角刺　牡蛎　朴硝　连翘　金银花　赤芍药　黄芩

【主治】一切恶疮发背疔疽便毒始发，脉洪弦实数，肿甚欲作脓者。

20.乳香止痛散

【方药】乳香　没药　丁香　罂粟壳　白芷　陈皮　甘草

【主治】一切疮肿疼痛不止者。

21.内补黄芪汤

【方药】黄芪　人参　白茯苓　麦门冬　川芎　当归　白芍药　熟地黄　官桂　远志　甘草　生姜　大枣

【主治】诸疮肿发背已破后虚弱无力，体倦懒言语，食无味，少睡脉涩，自汗口干者。

22.加味当归饮子

【方药】当归　生地黄　升麻　防风　荆芥　何首乌　柴胡　白芍药　川芎　羌活　黄芪　红花　苏木　甘草　生姜

【主治】诸疮疡者。

23.托里温中汤

【方药】丁香　沉香　小茴香　益智仁　陈皮　木香　羌活　干姜　甘草　附子　生姜

【主治】不拘时温服，治疮为寒变而内陷者，忌一切冷物。

24.生地黄散

【方药】生地黄　大黄　升麻　地骨皮　当归　黄芩　木通　赤芍药　黄芪　玄参　甘草　赤茯苓　竹叶

【主治】温服治发痈肿热毒疼痛，心神烦闷。

25.沉香散

【方药】沉香　柴胡　黄芪　麦门冬　白术　熟地黄　黄芩　栝楼根　甘草　竹叶　小麦

【主治】温服治痈脓溃已绝，肌肉内虚，尚有余热。

26.麦门冬汤

【方药】麦门冬　黄芪　五味子　白茯苓　人参　官桂　当归　远志　川芎　甘
　　　　草　生姜　大枣

【主治】空心温服治痈疽溃后脓水不绝。

27.内托散

【方药】大黄　牡蛎　栝楼　甘草

【主治】温服治诸肿毒恶疮者。

28.化毒丹

【方药】没药　乳香　草乌　海浮石　巴豆

【主治】研末面糊为丸，冷酒下，治百种恶疮毒肿，初觉一二日，咳逆烦闷，或
　　　　咽喉闭塞，发热恶寒者。

29.五利大黄汤

【方药】大黄　黄芩　升麻　芒硝　栀子

【主治】空心热服，治人年四十以前，气血盛多，若患疮疽，大小便秘者。

30.竹叶黄芪汤

【方药】淡竹叶　黄芪　当归　川芎　甘草　黄芩　白芍药　人参　麦门冬　半
　　　　夏　石膏　生地黄　竹叶　生姜

【主治】诸痈疽发背烦渴，及一切恶疮发大渴者。

31.五香汤

【方药】丁香　木香　沉香　乳香　麝香　人参

【主治】研末煎服治诸疮毒气入腹，托里。

32.止痛当归汤

【方药】当归　黄芪　人参　官桂　白芍药　甘草　生地黄

【主治】研末煎服治脑疽发背，穿溃疼痛。

33.金银花散

【方药】金银花　甘草

【主治】研末酒水煎服治发背恶疮，托里止痛排脓。

34.寸金丹（别名：返魂丹、再生丸、追命丹、延寿丸、来苏丸、知命丸、得道丸）

【方药】麝香　乳香　乌金石　轻粉　雄黄　狗宝　没药　蟾酥　粉霜（水银
　　　　霜）　黄蜡　硇砂　鲤鱼胆　狗胆　蜈蚣　头首男孩儿母乳

【主治】研末和丸如绿豆大服，治发背脑疽，痈肿遍身，附骨肿痛先觉，时饮
　　　　水，口中烦渴，发热，四肢沉重，体壮热。

35.定痛托里散

【方药】罂粟壳　川芎　当归　白芍药　乳香　没药　官桂

【主治】煎服治一切疮肿疼痛不可忍者。

36.荣卫返魂汤（别名：通顺散、何首乌散）

【方药】何首乌　当归　木通　赤芍药　白芷　小茴香　乌药　枳壳　甘草

【主治】酒水煎服治流注，痈疽，发背，伤折。

37.柞木饮子

【方药】干柞木叶　荷叶心蒂　萱草根　甘草　地榆

【主治】煎服治发背痈疽，已成未成者。

38.复煎散

【方药】黄柏　黄芩　黄连　知母　生地黄　防己　栀子　羌活　黄芪　麦门冬　甘草　独活　人参　当归　陈皮　防风　苏木　五味子　猪苓　藁本　连翘　桔梗

【主治】煎服治痈疽发背。

39.内消散

【方药】人参　当归　黄芪　升麻　沉香　黄芩　防己　防风　瞿麦　白蔹　甘草　赤小豆

【主治】研末温酒调服治痈疽发背诸疮疖结硬，疼痛不止者。

40.瞿麦散

【方药】桂心　赤芍药　当归　黄芪　川芎　瞿麦　白蔹　麦门冬　赤小豆

【主治】酒煎温服治痈疽发背，排脓止痛，利小便。

41.内托千金散

【方药】人参　当归　黄芪　白芍药　川芎　防风　官桂　桔梗　白芷　甘草　栝楼　金银花

【主治】酒服治痈疽发背，乳疽乳痈，诸恶疮疖，未成者自散，已成者即溃。

42.牛胶饮

【方药】牛皮胶

【主治】酒煎服截痈疽恶疮发险处，使毒其不攻于内，不传恶证。

43.国老膏

【方药】甘草

【主治】研末熬成膏无灰酒侵入或白汤服，治一切痈疽诸发者，消肿逐毒，使毒气不内攻。

44.远志酒

【方药】远志

【主治】研末酒水澄清饮服，治一切痈疽、发背、疔毒恶候侵大者。

45.忍冬酒

【方药】忍冬藤　甘草

【主治】水煎酒服治痈疽发背，初发时不问疽发何处，发眉发颐，或头或顶，或背或腰，或胁或妇人乳痈，或在手足者。

46.神仙截法

【方药】麻油

【主治】用无灰酒浸油内重汤温稍热，通口急服，治痈疽发背一切恶疮者。

47.内托黄芪丸

【方药】黄芪　当归　肉桂　木香　沉香　乳香

【主治】研末用绿豆粉、生姜自然汁煮糊，丸如梧桐子大温热水吞下，治因用针砭伤其经络，白脓赤汁，逗流不止者。

48.栀子黄芩汤

【方药】漏芦　连翘　栀子　黄芩　防风　石韦　甘草　犀角　人参　苦参　白茯苓　黄芪

【主治】研末煎服治发背痈溃后因饮食有伤，调摄不到，发热不住者。

49.忍冬丸

【方药】忍冬草　甘草

【主治】研末浸酒打面糊，丸如梧桐子大酒下，治渴疾既愈后，预防发痈疽并治五痔诸瘿等症。

50.解毒丸

【方药】大黄　牵牛子　滑石　黄连　栀子　黄芩

【主治】研末水丸如梧桐子大，温水送下，治诸邪热，痈疽肿毒疮疖，筋脉拘挛，寝汗切牙惊悸及一切热毒。

51.透脓散

【方药】蛾口茧（蛾儿茧）

【主治】将茧儿烧灰，酒调服治诸痈疮及贴骨痈不破者。

52.通门散

【方药】大黄　牡蛎　栀子　地龙　甘草

【主治】研末煎服治一切痈疽疖疮，无头肿痛者。

53.立效散

【方药】皂角刺　甘草　乳香　没药　栝楼

【主治】研末酒服治发背及诸痈疖及瘰疬，或妇人乳痈。

54.黄芪六乙汤

【方药】黄芪　甘草

【主治】研末早晨日午汤水或酒服，可免痈疽之疾。

55.加味八味丸

【方药】熟地黄　山药　山茱萸　泽泻　牡丹皮　白茯苓　五味子

【主治】研末炼蜜候冷和丸如梧桐子大，空心盐汤下，治诸渴疾痈疽，未发前、已瘥后渴证者。

56.神仙太乙膏

【方药】玄参　白芷　当归　赤芍药　肉桂　大黄　生地黄

【主治】研末麻油浸，火熬黑色，滤去渣入黄丹，青柳枝不住手搅，候滴水中成珠不黏手为度，倾入瓷器中，以砖盖口，掘窖子埋阴树下，以土覆三日出火毒。内服外贴治八发痈疽，及一切恶疮软疖，不问年月深浅，已未成脓者，或蛇虎伤、蜈蚣、犬咬伤，烫火，刀斧所伤，或赤带下，咳嗽及喉闭，缠喉风或一切风赤眼或打扑伤损，唾血等证。

57.追疔夺命汤

【方药】羌活　独活　青皮　防风　黄连　赤芍药　细辛　甘草　蝉蜕　僵蚕　黄连　河车　泽兰　金银花　生姜

【主治】煎服治疔疮。

58.飞龙夺命丹

【方药】蟾酥　血竭　乳香　没药　雄黄　轻粉　胆矾　麝香　铜绿　寒水石　朱砂　海羊（蜗牛）　脑子（冰片）　天龙（蜈蚣）

【主治】研末酒打面糊为丸，热酒下，治疔疮发背，脑疽乳痈疽，附骨疽，一切无头肿毒恶疮。

59.拔黄药

【方药】蟾酥　飞罗面

【主治】研末为丸如梧桐子大，放舌下，治疔疮。

60.百二散（别名：护心散）

【方药】甘草　绿豆粉　朱砂

【主治】研末服，治发疔疮烦躁，手足不住发狂者。

61.内托连翘散

【方药】连翘　白芷　生地黄　赤芍药　大黄　栀子　薄荷　朴硝　黄芩　甘
　　　　草　灯心草　竹叶

【主治】研末煎服治诸般疔疮出时，皮色不变及不疼痛，按摇不动，身发寒热者。

62.不二散

【方药】甘草　绿豆粉

【主治】研末酸齑水下，治疗疮。

63.破棺丹

【方药】当归　赤芍药　栀子　牵牛子　连翘　牡蛎　金银花　紫花地丁　三
　　　　棱　甘草　大黄

【主治】研末炼蜜和丸如弹子大，童便化服，治疔黄走胤不止。

64.返魂丹

【方药】朱砂　胆矾　血竭　铜绿　蜗牛　雄黄　白矾　没药　蟾酥　麝香　轻粉

【主治】研末和丸如鸡头实大，药丸裹葱内热酒下，治十三种疔疮。

65.救命仙方

【方药】牡蛎　大黄　栀子　金银花　木通　连翘　牛蒡子　地骨皮　乳香　没
　　　　药　皂角刺

【主治】研末水酒煎服，治疗走了黄，打滚将死者。

66.五圣散

【方药】皂角刺　栝楼　大黄　金银花　生姜　甘草

【主治】研末酒煎温服，治疔疮。

67.走马赴筵丹

【方药】没药　乳香　硼砂　硇砂　雄黄　轻粉　片脑　麝香

【主治】研末蟾酥汁和为丸，如黄米大，温酒下治疔疮。

68.夺命返魂散

【方药】大黄　连翘　栀子　巴豆　杏仁　牵牛子　苦丁香　人言

【主治】细末新汲井华水调下，治一切疔疮，憎寒发热，昏闷不语，肿遍皮肤，
　　　　不思饮食者。

69.是斋立应散

【方药】连翘　赤芍药　川芎　当归　甘草　滑石　黄芩　牵牛子　川乌　土蜂
　　　　房　地胆（地胆草）

【主治】研末浓煎木通汤调下，治瘰疬已破未破者。

70.柴胡连翘汤

【方药】柴胡　连翘　知母　黄芩　黄柏　生地黄　甘草　当归　肉桂　牛蒡
　　　子　瞿麦

【主治】煎服治男子妇人马刀疮。

71.薄荷丹

【方药】薄荷　皂角　连翘　何首乌　蔓荆子　三棱　荆芥　豆豉

【主治】研末用米醋煮沸，和丸桐子大，食后水下，治瘰疬风热之毒。

72.神秘散

【方药】斑蝥　荆芥　僵蚕　牵牛子

【主治】研末酒调下，治瘰疬。

73.雌雄散

【方药】斑蝥　贯众　鹤虱　甘草

【主治】研末饭后浓茶下，治瘰疬。

74.连翘散坚汤

【方药】连翘　黄芩　白芍药　当归　三棱　白术　龙胆草　黄芩　黄连　苍
　　　术　土瓜根　柴胡　甘草

【主治】研末炼蜜和丸如绿豆大，临睡热服，治耳下至缺盆或至肩上生疮，坚硬
　　　如石，动之无根，或生两胁，或已流脓，作疮未破者。

75.遇仙无比丸

【方药】白术　槟榔　防风　牵牛子　密陀僧　郁李仁　斑蝥　甘草

【主治】研末面团为丸，如梧桐子大，治瘰疬。

76.白花蛇散

【方药】白花蛇　生犀角　牵牛子　青皮　腻粉

【主治】研末糯米饮调服，治九漏瘰疬发于项腋之间，或痛或不痛者。

77.四圣散

【方药】海藻　石决明　羌活　瞿麦

【主治】研末米汤调下，治瘰疬服白花蛇散转利后去根。

78.散肿溃坚汤

【方药】知母　黄柏　栝楼根　昆布　桔梗　白术　三棱　连翘　升麻　黄连
　　　白芍药　葛根　当归　柴胡　甘草　龙胆草　黄芩　海藻

【主治】煎服治马刀疮结硬如石，或在耳下至缺盆中，或至肩上，或于胁下，皆
　　　手足少阳经中。及瘰疬遍于颏或至颊车，坚而不溃，在足阳明经中所
　　　出。或二疮已破乃流脓水者或瘿瘤结核。

79.瞿麦饮子

【方药】瞿麦　连翘

【主治】水煎临卧服，治瘰疬马刀。

80.海藻丸

【方药】海藻　白僵蚕

【主治】研末梧桐子大丸，食后临卧米饮下，治蛇盘疬生于头项上交接者。

81.槟榔散

【方药】槟榔　前胡　赤茯苓　牛蒡子　人参　枳壳　沉香　防风　甘草　生姜

【主治】水煎服治气毒瘰疬，心膈壅闷，不下饮食者。

82.射干连翘汤

【方药】射干　连翘　玄参　赤芍药　木香　升麻　前胡　栀子　当归　甘草
　　　　大黄　芒硝

【主治】水煎温服治瘰疬寒热。

83.栝楼子散

【方药】栝楼子　连翘　何首乌　皂荚子　牛蒡子　大黄　白螺壳　栀子　漏
　　　　芦　牵牛子　甘草

【主治】研末温酒调下，治瘰疬初肿，疼痛寒热，四肢不宁者。

84.枳壳丸

【方药】枳壳　牵牛子　木香　青皮　甘草　大黄　皂角

【主治】研末酒煮熬膏稠黏，和药梧桐子大丸，治疮疽热痛肿瘰疬。

85.皂角煎丸

【方药】皂角　何首乌　玄参　薄荷

【主治】研末炼蜜如豌豆大丸，食后温水下，治风毒瘰疬。

86.内消丸

【方药】青皮　陈皮　牵牛子　薄荷　皂角

【主治】研末和匀如豌豆大丸，治疮肿初生及瘰疬结核，热毒郁滞者。

87.柴胡通经汤

【方药】柴胡　当归　生甘草　连翘　黄芩　牛蒡子　三棱　桔梗　黄连　红花

【主治】水煎服治小儿马刀项侧有疮，坚而不溃者。

88.消肿汤

【方药】柴胡　黄芩　黄连　牛蒡子　黄芪　栝楼根　连翘　当归　甘草　红花

【主治】水煎热服治马刀疮。

89.大黄汤

【方药】大黄 牡丹皮 硝石 白芥子 桃仁

【主治】水煎空心温服治肠痈小腹坚硬，肿大如掌而热，按之则痛，其上色或赤或白，小便稠数，汗出憎寒，其脉迟紧者未成脓，如脉数则脓已成。

90.四圣散（别名：神效栝楼散）

【方药】栝楼 甘草 没药 乳香

【主治】红酒煎服治肠痈痈疽，生于脑、髭、背、腋、乳，便毒。

91.牡丹皮散

【方药】牡丹皮 人参 天麻 白茯苓 黄芪 木香 当归 川芎 官桂 桃仁 白芷 薏苡仁 甘草

【主治】研末水煎温服，治肠痈冷证，腹濡而痛，时时利脓。

92.梅仁汤

【方药】梅核仁 大黄 牡丹皮 冬瓜仁 芒硝 犀角

【主治】水煎温服，治肠痈里急隐痛，大便闭涩。

93.神仙蜡矾丸

【方药】黄蜡 白矾

【主治】熔化黄蜡，和矾如梧桐子丸，食远用温白汤下，治老幼大肠痈。

94.薏苡仁汤

【方药】薏苡仁 栝楼仁 牡丹皮 桃仁

【主治】水煎不拘时服，治肠痈腹中疠痛，烦躁不安，或胀满不食，小便涩，妇人产后虚热者。

95.秦艽白术丸

【方药】秦艽 桃仁 皂角仁 枳实 当归 泽泻 白术 地榆

【主治】研末研匀，汤煮面糊和丸如梧桐子大，白汤空心下，治痔疾并瘘有脓血，大便燥硬作疼，痛不可忍者。

96.秦艽防风汤

【方药】秦艽 防风 当归 白术 黄柏 橘皮 柴胡 大黄 泽泻 红花 桃仁 升麻 甘草

【主治】水煎空服，治痔瘘每日大便时发疼痛者。避风寒，忌房事及酒湿面辛热之物。

97.地榆散

【方药】地榆 黄芪 枳壳 槟榔 川芎 黄芩 槐花 赤芍药 羌活 白蔹 露蜂房 甘草

【主治】水煎食前服，治痔疮肿痛。

98.槐角丸

【方药】槐角　防风　地榆　枳壳　当归　黄芩

【主治】研末酒糊如梧桐子大丸，空心米饮下，治诸痔及肠风下血脱肛。

99.钓肠丸

【方药】栝楼　刺猬皮　白矾　绿矾　白附子　天南星　鸡冠花　半夏　桃仁
枳壳　附子　诃子

【主治】研末醋糊如梧桐子大丸，温酒下，治久新诸痔，肛边肿痛或时疮痒有脓
血者。

100.皂角煎丸

【方药】皂角刺　白矾　刺猬皮　薏苡仁　白芷　桃仁　葶苈子　川芎　桔梗
猪后蹄垂甲灰

【主治】研末炼蜜如梧桐子大丸，空心桑白皮煎汤下，治内痔瘘，肠头里面生
核，寒热往来。

101.鸡峰乌金散

【方药】牛角　皂角刺　刺猬皮　穿山甲　皂荚刺　槐子　枳壳　贯众　阿胶
胡桃肉

【主治】研末酒调食前服，治痔瘘。

102.结阴丹

【方药】枳壳　威灵仙　何首乌　椿根皮　陈皮　荆芥　黄芪

【主治】研末炼蜜如梧桐子大丸，食前米饮下，治肠风脏毒，大便下血。

103.猪脏丸

【方药】黄连　嫩猪脏

【主治】黄连塞满猪脏，两头煮烂，研细添糕糊如梧桐子大丸，米饮下，治大人
小儿大便下血日久，多食易饥，腹不痛，里不急者。

104.内托升麻汤

【方药】升麻　葛根　连翘　当归　黄柏　黄芪　肉桂　牛蒡子　甘草

【主治】水酒煎服，治妇人两乳间出黑头，疮顶陷下作黑眼，并乳痈初起者。

105.连翘饮子

【方药】连翘　川芎　栝楼仁　皂角刺　橘叶　青皮　甘草　桃仁

【主治】水煎食远服治乳痈。

106.百齿霜丸

【方药】百齿霜　黄丹

【主治】黄丹为衣如鸡头子大丸，酒或白汤下，治吹乳结核不散肿痛及乳癌。

107.兵部手集方

【方药】鹿角

【主治】研末酒调服，疗疟乳硬，欲结脓者。

108.神效栝楼散

【方药】栝楼仁 当归 甘草 没药 乳香

【主治】用无灰酒银石器中慢火熬，食后服，治妇人乳疽奶痨。

109.究原五物汤

【方药】栝楼仁 皂荚刺 没药 乳香 甘草

【主治】研末酒煎服，治痈疽发背乳痈。

110.乳痈方

【方药】贝母

【主治】研末温酒服，治乳痈初发。

111.复元通气散

【方药】木香 小茴香 青皮 穿山甲 陈皮 白芷 甘草 藜芦 贝母

【主治】研末酒服，治妇人发乳痈疽及一切肿毒。

112.升麻汤

【方药】升麻 桔梗 薏苡仁 地榆 黄芩 赤芍药 牡丹皮 甘草

【主治】研末水煎温服，治肺痈疽，胸乳间皆痛，口吐脓血，气作腥臭。

113.桔梗汤

【方药】桔梗 贝母 当归 栝楼仁 橘壳 薏苡仁 桑白皮 甘草 防己 百
合 黄芪 五味子 葶苈子 地骨皮 知母 杏仁 生姜

【主治】水煎温服，治男子妇人肺痈咳而胸膈隐痛，两脚肿满，咽干口燥，烦闷
多渴，时出浊唾腥臭，小便赤黄，大便多涩者。

114.葶苈子散

【方药】葶苈子 百合 白附子 五味子 甘草 罗参（人参） 款冬花 百药
煎 朱砂 紫菀

【主治】研末灯心草汤调下，治肺痈咳嗽气急，睡卧不安，心胸胀满。

115.补肺散

【方药】钟乳粉 滑石

【主治】研末米调下，治肺痈已吐出脓血者。

116.理肺膏

【方药】诃子 百药煎 五味子 条参 款冬花 杏仁 知母 贝母 葶苈子

紫菀　百合　甘草　白茅根

【主治】研末梧桐子大蜜丸，温水吞下，治肺痈正作，咳唾不利，胸膈迫塞。

117.五香白术散

【方药】沉香　木香　乳香　丁香　藿香　白术　罗参　白茯苓　薏苡仁　山药　扁豆　桔梗　缩砂（砂仁）　白豆蔻　甘草　莲肉

【主治】研末盐汤或枣汤空心服，治肺脾两虚，胸闷气短，饮食乏味，体倦便溏。

118.排脓散

【方药】黄芪　白芷　五味子　人参

【主治】研末食后蜜汤调服，治肺痈吐脓后，或排脓补肺。

119.四顺汤

【方药】贝母　紫菀　桔梗　甘草

【主治】水煎不拘时稍冷服，治肺痈吐脓，五心烦热，壅闷咳嗽。

120.治肺痈方

【方药】薏苡仁

【主治】研末糯米饮调下或入粥内煮吃，治肺痈。

121.应效散（别名：托里散）

【方药】地骨皮

【主治】研末米饮调下或纸捻蘸掺疮口内，治气瘘痔蚀疮，多年不效者。

122.当归散

【方药】当归　甘草　栀子　木鳖子

【主治】研末冷酒调服，治附骨痈及一切恶疮。

123.内托柴胡黄芪汤

【方药】黄芪　柴胡　羌活　连翘　官桂　黄柏　生地黄　土瓜根　当归

【主治】水酒煎温服治附骨痈。

124.内托黄芪酒煎汤

【方药】黄芪　当归　柴胡　升麻　连翘　肉桂　牛蒡子　黄柏　甘草

【主治】水糯米酒煎温空心服治附骨痈。

125.犀角汤

【方药】犀角　木香　连翘　栀子　射干　当归　升麻　赤芍药　玄参　枳壳　甘草　大黄

【主治】锉碎水煎不拘时温服治石痈热毒气盛，肿硬疼痛，口干烦闷。

126.漏芦汤

【方药】漏芦　升麻　连翘　麻黄　防己　木香　白蔹　沉香　大黄　竹叶

芒硝

【主治】锉碎水煎空心温服治附骨疽。

127.应痛丸

【方药】苍术 当归 牵牛子 草乌

【主治】研末醋糊丸如小豆大，空心醋汤下，治走注疼痛，疑是附骨疽者。

128.赤术丸

【方药】赤术 小茴香 破故纸 川楝子 白茯苓 大茴香 白芷 桃仁 附子

【主治】研末炼蜜梧桐子大丸，温酒或盐汤吞下，治附骨疽，脓汁淋漓，久而不瘥，已破未破者。

129.黄芪汤

【方药】黄芪 黄芩 麦门冬 白芍药 甘草 生地黄 半夏 当归 大黄 石膏 川芎 人参 竹叶

【主治】水煎空心温服，治诸疮，退风热。

130.白蒺藜散

【方药】白蒺藜 白鲜皮 防风 大黄 赤芍药 栀子 黄芩 麦门冬 玄参 桔梗 前胡 甘草

【主治】研末食后用薄荷汤调服，治热毒疮瘙痒，心神壅躁。

131.玉女英方

【方药】滑石 绿豆粉

【主治】水煎服治痱疮痒痛。

132.紫花地丁散

【方药】紫花地丁 当归 大黄 赤芍药 金银花 黄芪 甘草

【主治】水酒煎服治诸毒恶疮肿痛。

133.玄参散

【方药】玄参 升麻 独活 麦门冬 黄芩 黄柏 大黄 栀子 前胡 犀角 甘草

【主治】研末水煎不拘时温服，治口舌生疮，连齿断烂痛者。

134.硼砂丸

【方药】硼砂 片脑（冰片） 麝香 马牙硝 寒水石 甘草

【主治】研末如麻子大丸，口含咽津，治口臭口干，口舌疮。

135.甘露饮

【方药】枇杷叶 石斛 黄芩 麦门冬 生地黄 甘草

【主治】研末水煎不拘时温服，治口舌生疮，牙宣心热。

136.升麻饮

【方药】升麻　玄参　黄连　羚羊角　黄芩　葛根　大黄　麦门冬　羌活　防
风　菊花　人参　知母　甘草

【主治】研末水煎不拘时温服，治口内生疮，齿断烂痛者。

137.黄连散

【方药】黄连　朴硝　白矾　薄荷　黄牛胆

【主治】粗末入黄牛胆，风头挂两月取下研末搽患处，治口疮。

138.治喉内生痈方

【方药】五倍子　僵蚕　甘草

【主治】研末白梅肉和丸，含化治喉内生痈。

139.升麻和气饮

【方药】升麻　桔梗　苍术　葛根　甘草　大黄　陈皮　当归　半夏　白茯苓
白芷　干姜　枳壳　白芍药

【主治】煎服治疮肿疥癣痛。

140.当归饮子

【方药】当归　川芎　白芍药　生地黄　防风　白蒺藜　荆芥　何首乌　黄芪　甘草

【主治】煎服治疮疥风癣，湿毒燥痒。

141.乌蛇丸

【方药】乌梢蛇　白附子　附子　天麻　全蝎　羌活　乳香　僵蚕　苦参　槐
花　生姜

【主治】研末和如梧桐子大丸，空心用温酒下，治一切风癣，多年不瘥者。

142.除湿散

【方药】苦参　何首乌　荆芥　蔓荆子　薄荷　白芷　天麻　川芎　防风　乌
梢蛇

【主治】研末茶酒调下，治一切风毒，疥癣癫痒，状如风癞者。

143.苦参丸

【方药】苦参　玄参　黄连　大黄　独活　枳壳　防风　黄芩　栀子　菊花

【主治】研末炼蜜如梧桐子大丸，食后浆水下，治遍身瘙痒，癣疥疮疡。

144.海藻丸

【方药】海藻　川芎　当归　官桂　白芷　细辛　藿香　白蔹　昆布　明矾　松
萝　蛤蚧

【主治】研末炼蜜和丸如弹子大，食后含咽下，治瘿瘤。

145.守瘿丸

【方药】通草　杏仁　牛蒡子　昆布　射干　诃子　海藻

【主治】研末炼蜜和丸如弹子大，噙化治瘿瘤结硬。

146.木通散

【方药】木通　松萝　桂心　蛤蚧　白蔹　琥珀　海藻　昆布

【主治】研末不拘时温酒调下，治项下卒生结囊欲成瘿者。

147.五瘿丸

【方药】菖蒲　蛤蚧　白蔹　续断　海藻　松萝　桂心　倒挂草（鸡骨草）　蜀椒　半夏　神曲　羊靥

【主治】研末以牛羊猪髓为丸如芡实大，食后及临卧噙化服，治瘿瘤。

148.白头翁丸

【方药】白头翁　昆布　通草　海藻　连翘　玄参　桂心　白蔹

【主治】研末炼蜜和丸如梧桐子大酒下，忌蒜，面，生葱，猪，鱼，治气瘿气瘤。

149.昆布散

【方药】昆布　海藻　松萝　半夏　细辛　蛤蚧　白蔹　甘草　龙胆草　土瓜根　槟榔

【主治】研末食后温酒调下，治瘿气结肿，胸膈不利者。

150.双解散

【方药】辣桂（肉桂）　大黄　白芍药　泽泻　牵牛子　桃仁　甘草　生姜

【主治】锉散水煎服，治便毒内蕴热气，外挟寒邪，精血交滞，肿结疼痛。

151.复元通气散

【方药】穿山甲　天花粉　白芷　当归　甘草　小茴香　牵牛子　延胡索　木香　青木香

【主治】研末食前温酒或不饮酒南木香汤调服，治便毒初发者。

152.栝楼散

【方药】栝楼　金银花　牛蒡子　生姜　甘草

【主治】捶碎用酒沸空心温服，治便痈等恶疮。

153.三物汤

【方药】牡蛎　大黄　栀子

【主治】研末酒水煎空心温服，治便痈。

154.连翘汤

【方药】连翘　独活　升麻　射干　木通　桑寄生　赤茯苓　甘草　大黄　木香　浮香　沉香

【主治】锉细慢火煎服，治便毒肿结。

155.四神散

【方药】大黄　木鳖子　僵蚕　贝母

【主治】研末水酒煎服，治便毒初发，起寒热，欲成痈疽者。

外治方

1.麦饭石膏方（别名：鹿角膏）

【方药】白麦饭石　白蔹　鹿角

【主治】研末外用治发背诸般痈疽者。

2.生肌散

【方药】水红花叶

【主治】水红花根煎汤洗患处，研细末撒疮上，治疮疡腐肉不脱。

3.玉红生肌散

【方药】龙骨　寒水石　黄丹

【主治】研细末搽患处，治一切疮烂不收口，及刀斧所伤，出血不止者。

4.猪蹄汤

【方药】白芷　黄芩　赤芍药　露蜂房　当归　羌活　生甘草　猪前蹄

【主治】研末煎汤洗，治一切痈疽肿毒者。

5.四虎散

【方药】天南星　草乌　半夏　野狼毒

【主治】研末醋蜜调敷治发疽肿硬，浓如牛皮，按之痛者。

6.铁井栏

【方药】芙蓉叶　苍耳

【主治】蜜水调敷治无名肿毒或背疽者。

7.追毒散（别名：追毒锭子）

【方药】五灵脂　川乌　干姜　全蝎

【主治】研末少许搽疮口中，或和药令匀，捻作锭子入疮口，治一切恶疮脓水不快者。

8.水澄膏

【方药】大黄　黄柏　郁金　天南星　白及　朴硝　黄蜀葵花

【主治】研末用新水搅调匀候澄底者，去浮水，以纸花上摊于肿处贴患处，治热毒肿痛。

9.拔毒散

【方药】寒水石　石膏　黄柏　甘草

【主治】研末用新水调扫之，或油调涂之，或纸花上摊贴患处，治热毒丹肿，游走不定。

10.碧霞锭子

【方药】铜绿　硇砂　蟾酥

【主治】研末用软米饭一处擦匀，捻作锭子入疮口，治恶疮透，不觉疼痛者。

11.神功散

【方药】川乌　黄柏

【主治】研末用小儿或大人唾津调成膏敷于患处，治发背痈疽，一切疔毒，并瘰疬疮已未成患者。

12.援生膏

【方药】血竭　蟾酥　麝香　雄黄　轻粉　乳香　没药

【主治】研细末入灰汤内，用铁瓢或桑柳枝右搅，又用锻石入药灰汤搅匀，取出候冷过宿，盛于小白瓷罐内，点患处治诸般恶疮及瘰疬鼠疮初起者。

13.追毒乌金散

【方药】巴豆　寒食面　好细墨

【主治】研末用水和面作饼子，将巴豆包定，休教透气，文武火烧成深黑色为细末，量疮贴之，治疮口恶肉，毒溃脓血。

14.乌龙膏（别名：乌金散）

【方药】木鳖子　半夏　小粉（小麦粉）　草乌

【主治】研末水调或用醋调敷疮四围，治一切肿毒痈疽收赤晕。

15.乳香拔毒散

【方药】黄柏　黄芩　地骨皮　乳香　没药

【主治】研末井水调膏贴肿处，治一切疮肿痈疽者。

16.生肌散

【方药】木香　槟榔　黄连

【主治】研末敷疮敛疮口。

17.宣毒散

【方药】露蜂房　胆南星　赤小豆　小米　草乌　白矾

【主治】研末醋调涂，治初发或灸后痛肿，消肿收赤晕围聚。

18.灸法方

【方药】白芷　川椒　桑白皮　葱白

【主治】煎汤入酸醋外洗辨肿毒痈疽头尾。

19.拔毒散

【方药】胆南星　草乌　白芷　木鳖子

【主治】研末法醋入蜜调敷，治痈疽肿结者。

20.蠲毒散

【方药】胆南星　贝母　白芷　赤小豆　僵蚕　雄黄

【主治】研末初用醋调敷，后用蜜水调敷，治痈疽肿毒者。

21.退毒散

【方药】木鳖子　胆南星　半夏　赤小豆　白芷　草乌

【主治】研末硬则法醋调敷，热焮蜜水调敷，治痈肿。

22.神功妙贴散

【方药】胆南星　蓖麻子　五倍子　半夏　白芷　姜黄　贝母　白及　没药　乳
　　　香　花蕊石　硫磺

【主治】研末井水入蜜调敷，涂敷痈疽晕内，使脓血化为水出，收晕敛毒。

23.万病解毒丸

【方药】五倍子　山慈菇　大戟　全蝎　山豆根　续随子　麝香　朱砂　雄黄

【主治】研末糯米糊丸，生姜蜜水磨下，井水浸研，敷患处，治痈疽发背、鱼脐
　　　毒疮、药毒、草毒、桃生毒、蛇毒、虫毒、瘵虫诸恶病。

24.特异万灵散

【方药】熟石膏　天南星　赤小豆　草乌　乳香

【主治】研末蜜水调膏，从外抹收入，留最高处如钱勿敷。如已破，切忌药入疮
　　　口，痈疽发背肿毒者。

25.消毒膏

【方药】黄芪　当归　川芎　杏仁　白芷　白蔹　零陵香　槐白皮　柳枝　木鳖
　　　子　甘松　乳香　没药　麝香　朱红　朱砂　黄丹　黄蜡　芝麻油
　　　轻粉

【主治】研末油浸成膏白光绢摊贴患处，治五发恶疮者。

26.神异膏

【方药】玄参　黄芪　杏仁　蛇蜕　男子乱发　露蜂房　黄丹　麻油

【主治】研末成膏治发背痈疽，诸般恶毒疮疖。

27.万金膏

【方药】龙骨　鳖甲　苦参　乌贼骨　黄柏　草乌　黄连　皂角　黄芩　白及
　　　白蔹　木鳖子　当归　白芷　川芎　厚朴　槐枝　柳枝　没药　乳香

黄丹　麻油

【主治】研末成膏摊纸贴患处，治痈疽发背，诸般疮疖，从高坠堕，打扑伤损，
脚膝生疮，远年臁疮，五般痔瘘，一切恶疮。

28.白龙膏

【方药】轻粉　白薇　白芷　白蔹　黄芪　商陆根　柳白皮　桑白皮　乳香　铅
　　　　粉　黄蜡　芝麻油

【主治】研末成膏摊纸贴患处，治头面五发恶疮及烧汤冻破溃烂者。

29.磨风膏

【方药】白附子　白芍药　白茯苓　零陵香　白及　白蔹　白芷　白檀香　藿
　　　　香　升麻　细辛　黄芪　甘草　杏仁　脑子（冰片）　栝楼根　栝楼
　　　　黄蜡　芝麻油

【主治】研末成膏涂贴患处，治头面五发，疮肿疥癣等疾，及烫火破伤麻风。

30.金丝万应膏

【方药】沥青　威灵仙　蓖麻子　黄蜡　木鳖子　没药　乳香　麻油

【主治】研末成膏涂贴患处，治颠扑伤损，手足肩背并寒湿脚气，疼痛不可忍，
　　　　小儿脾疳泻痢，咳嗽不肯服药者。

31.洗药神硝散

【方药】蛇床子　朴硝

【主治】研末和匀，煎洗疮后圣效散掺之，治痈疽溃烂臭秽。

32.圣效散

【方药】黄柏　穿山甲　槟榔　木香　鸡腿胵（鸡内金）

【主治】研末掺疮上，收敛疮口。

33.善应膏

【方药】黄丹　白胶香　没药　乳香　当归　白芷　杏仁　大黄　草乌　川乌
　　　　赤芍药　槟榔　生地黄　土芎（藁本）　沥青　乱发

【主治】研末成膏涂贴患处，治诸般恶疮肿毒，发背脑疽瘰子牙肿，打扑接骨，
　　　　闪肭刀斧伤，枚疮，蛇虫毒，狗马咬，烫火，漆疮，疥癣及妇人吹乳、
　　　　肺痈、肠痈等证。

34.追毒丹

【方药】蟾酥　蜈蚣　硇砂　白丁香　巴豆　雄黄　轻粉　朱砂

【主治】研末面调水为丸，入疮口内，水沉膏贴之，取黄去疔头，追脓毒。

35.水沉膏

【方药】白及

【主治】研末治疗疮。

36.蟾酥膏

【方药】蟾酥　黄丹

【主治】研末以白面丸如麦颗状，用指甲抓动疮上插入，水沉膏贴之治疗疮。

37.回疮锭子

【方药】草乌　蟾酥　巴豆　麝香

【主治】研末面糊和就，捻作锭子，治疗疮。

38.立马回疗丹

【方药】金脚信（砒霜）　蟾酥　血竭　朱砂　没药　轻粉　龙脑　麝香

【主治】研末生草乌汁和，作锭如麦子大，将疮顶刺破，将药放疮口内，治疗
　　　　疮走胤不止。

39.芫花根膏

【方药】芫花根　黑豆　皂角　白矾

【主治】醋浸后火煎成膏，治鱼脐疗疮，又治不瘥者。

40.回疮蟾酥锭子

【方药】天南星　款冬花　巴豆　黄丹　白信　独活　斑蝥　蟾酥

【主治】研末新蟾酥和药如黍米大，捻作锭子，针刺其疮，出血者下锭子，治疗
　　　　疮毒气攻心欲死者。

41.麝香蟾酥丸

【方药】蟾酥　人言　雄黄　巴豆　轻粉　乳香　麝香　寒水石

【主治】研末滴水为丸作锭子如小麦粒大，捻药在内，膏药贴之，治一切痈疽发
　　　　背，疗疮内毒。

42.铁粉散

【方药】炒生铁　松脂　黄丹　轻粉　麝香

【主治】研末清油调涂疮口，治冷疗疮经久不效者。

43.铁罐膏

【方药】桑柴灰　荞麦柴灰　石灰　炭灰

【主治】将瓦罐底旁钻一个小孔塞住，将药填内，用水注满，厚纸封固一伏时。
　　　　用芦筒插在罐孔内淋之，将淋灰水于锅内慢火熬，稀稠滴在水内不散为
　　　　度，量疮用之，治一切恶疮内毒者。

44.滴滴金

【方药】硇砂　轻粉　人言　雄黄　朱砂　麝香

【主治】研末针刺开疮头贴药，治疗疮。

45.四圣旋疔散

【方药】巴豆仁 僵蚕 轻粉 硇砂

【主治】研细末醋调涂患处,以纸封,治疗疮生于四肢,其势微者。

46.蝙蝠散

【方药】蝙蝠 猫头 黑豆

【主治】烧灰撒上黑豆煅,其灰骨化碎为细末,油调敷患处,治瘰疬多年不瘥。

47.琥珀膏

【方药】琥珀 木通 桂心 当归 白芷 防风 松脂 朱砂 木鳖子 麻油 丁香 木香 黄丹

【主治】研末火熬澄清油成膏,摊贴患处治颈项瘰疬初发如梅子,肿结硬强,渐若连珠,或穿穴脓溃,肌汁不绝,经久难瘥,渐成疾者。

48.蜂房膏

【方药】露蜂房 蛇蜕 玄参 蛇床子 黄芪 杏仁 乱发 铅丹 黄蜡

【主治】研细末酒浸,火熬澄清油成膏,摊贴患处治热毒气毒结成瘰疬者。

49.荔枝膏

【方药】荔枝 轻粉 麝香 白豆蔻 川芎 砂仁 朱砂 龙骨 血竭 乳香 全蝎

【主治】将荔枝肉擂烂软,米饮和为膏摊贴,治瘰疬。

50.十香膏

【方药】沉香 麝香 木香 丁香 乳香 甘香 白芷 安息香 藿香 零陵香 当归 川芎 黄芪 木通 白芍药 细辛 升麻 白蔹 独活 川椒 菖蒲 厚朴 木鳖子 官桂 商陆根 桃仁 杏仁 柏子仁 松子仁 槐枝 桑枝 柳枝 松枝 没药 轻粉 雄黄 朱砂 云母石 生犀角 乱发灰 白矾灰 脂酥 猪脂 羊肾脂 黄丹 麻油

【主治】炭火炼油香熟,熬至紫黑色,出火滤去渣成膏,绯帛摊贴患处,治五发恶疮,结核瘰疬,疳瘘痔痔。梧桐子大丸空心温酒下治肠胃痈疽。

51.神效散

【方药】苦参 川椒 苦葫芦 芫荽子 槐花 枳壳 荆芥 金银花 白芷 连翘 独活 小茴香 麻黄 牡蛎 威灵仙 椿树皮 葱白

【主治】水煎先蒸后洗诸肿疮痔瘘及肠风漏血者。

52.蜗牛膏

【方药】蜗牛 片脑 麝香

【主治】研烂敷盛瓷盒取汁敷疮,治痔疮。

53.拔毒散

【方药】大黄　黄柏　白及　石膏　黄芩　黄连　白蔹　栀子　朴硝

【主治】研末井华水调涂患处，治痔瘘肿毒。

54.枳壳散

【方药】枳壳　贯众　荆芥　大柏皮　黄连　蛇床子　地骨皮　无名异　干姜
　　　　苍耳根　冬青叶　薤头　柏枝　黑豆

【主治】水煎先熏后洗治痔瘘。

55.葛稚川方

【方药】人牙齿灰

【主治】研末酥调涂贴患处，治妇人乳痈。

56.敷乳方

【方药】天南星　半夏　皂荚刺　白芷　草乌　僵蚕　葱白

【主治】研末蜜调涂贴患处，治妇人乳痈。

57.博金散

【方药】白矾　密陀僧　白垩　黄丹　轻粉　乳香　麝香

【主治】研细末洗净搽患处，治下疳蚀，臭烂肿痛。

58.乌金散

【方药】麝香　蟾酥　粉霜　硇砂　轻粉　铜绿　砒霜　干姜　草乌　天南星　硫磺

【主治】研末纸捻拴之，或汤浸蒸饼和为锭子，拴疮口内，上以膏贴之，治痔
　　　　瘘恶疮。

59.截疳散

【方药】密陀僧　白蔹　白及　黄丹　黄连　轻粉　脑子（冰片）　　麝香

【主治】研细末搽患处，治年深疳瘘疮。

60.麝香轻粉散

【方药】麝香　轻粉　乳香　没药　白矾

【主治】研细末量疮干贴患处，治血疳疮，阴蚀疮，耳疳疮，一切恶疮。

61.七宝槟榔散

【方药】槟榔　雄黄　轻粉　密陀僧　黄连　黄柏　朴硝　葱白

【主治】研末和匀搽患处，治阴茎或龟头上有疳疮，渐至蚀透，久不愈者。

62.玉粉散

【方药】滑石　密陀僧　寒水石　腻粉（轻粉）　麝香

【主治】研末油调敷或干贴患处，治下阴疮疼不止。

63.甘石散

【方药】炉甘石　密陀僧　轻粉　龙骨　麝香　橡斗子灰

【主治】研末干贴患处，治下部疳疮。

64.金银花散

【方药】金银花　荆芥　朴硝　蛇床子　甘松　白芷　槟榔　葱白

【主治】水煎先熏后洗，治下疳疮。

65.治下疳疮方

【方药】孩儿茶

【主治】研细末洗净患处，干则小油调敷，湿则干搽之，治下疳疮。

66.如圣膏

【方药】清油　巴豆　当归　轻粉　黄蜡

【主治】油慢火熬黑色成膏，量疮搽之，治风疳癣，或痒或痛，经年不可，一切恶疮者。

67.青金膏

【方药】人言　轻粉　粉霜　青黛　麝香

【主治】研细末油调敷疳蚀处，白纸封之，治走马牙疳、蚀损腐烂者。

68.鸦嗒散

【方药】老鸦头　轻粉　黄丹　枯矾　麝香

【主治】研细末洗净患处后搽药，治疳疮。

69.乳香荜茇散

【方药】天麻　防风　细辛　红豆（赤小豆）　荆芥　乳香　没药　官桂　当归　薄荷　川乌　盆硝（芒硝）　麝香　荜茇

【主治】研细末口含水，鼻嗅之，任左右，治牙痛骨槽风。

70.牢牙散

【方药】升麻　羊胫骨灰　羌活　龙胆草

【主治】研细末贴牙断疼处，噙良久吐涎，治牙断绽肉，牙疳肿疼，牙齿动摇欲落，牙黄口臭。

71.麝胆散

【方药】麝香　胆矾　铜绿　白矾

【主治】研细末擦牙蚀处，治走马牙疳危恶候。

72.三矾散

【方药】青矾　黄矾　白矾　麝香

【主治】研细末敷疮上吐涎，治牙根急疳。

73.青金散

【方药】铜绿　砒霜

【主治】研细末敷患处，治走马牙疳，蚀损唇舌，肉腐牙落臭烂。

74.贯众汤

【方药】贯众　地骨皮　谷精草　枇杷叶　荆芥　川椒

【主治】上药水煮后，和渣淋渫，蘸布帛拓之，治附骨痈生股上伏肉间。

75.黑鲫膏

【方药】鲫鱼

【主治】去肠入白盐令腹满，用线缚定，煮水干焦为末，猪油调敷，治附骨疽，未破已破或脓出不尽者。

76.将军铁箍膏

【方药】天南星　大黄　苍耳根　白梅（乌梅）　白及　白蔹　防风　川乌　草乌　雄黄

【主治】研末捣烂和药调成膏，入醋调涂于疮四围，治诸恶毒疮，红肿突起，用药箍疮四围，不令滋蔓走注毒气。

77.葵花散

【方药】葵花　郁金　黄连　黄柏　栀子

【主治】研末冷水调成膏，贴疮痛处，治一切疮。

78.百合散

【方药】百合　黄柏　白及　蓖麻子　朴硝

【主治】研末作饼贴患处，治颐颏疮。

79.胭脂散

【方药】胭脂　贝母　胡粉（铅粉）　硼砂　没药

【主治】研末敷药，治翻花疮。

80.甘草涂敷方

【方药】甘草　矾石灰　人中白　密陀僧

【主治】研末以童便无灰酒熬成膏涂疮，治翻花疮。

81.香瓣疮方

【方药】殺羊须　荆芥　大枣　轻粉

【主治】烧灰存性研匀清油调搽患处，治面上耳边生浸淫疮，有黄水出，久不愈者。

82.乳香膏

【方药】乳香　食盐　松脂　杏仁　黄蜡　生地黄　白羊肾脏脂

【主治】先熬脂令沸，柳篦搅令匀成膏敷疮，治诸疮痛，久不瘥者。

83.附子散

【方药】附子　川椒　雄黄　白矾　腻粉（轻粉）

【主治】细末研匀，麻油调敷疮上，治冷疮，日夜发歇疼痛。

84.密陀僧散

【方药】密陀僧　雄黄　雌黄　定粉（铅粉）　轻粉

【主治】先用生甘草煎洗患处，拭干敷之，治热毒恶疮臭烂，久不生肌。

85.玉粉散

【方药】定粉（铅粉）　蛤蚧　白石脂　龙骨　石膏　滑石　寒水石　粟米粉

【主治】研末干擦患处，治热汗浸渍成疮，肿痒焮痛。

86.七宝散

【方药】黄芪　当归　防风　荆芥　地骨皮　木通　白矾

【主治】研末水煎淋渫患处，治热汗浸渍成疮，痒痛不止。

87.赤石脂散

【方药】赤石脂　黄柏　腊茶（苦茶）　白面　龙脑（冰片）

【主治】研末搽患处，治痱子磨破成疮者。

88.万宝代针膏

【方药】硼砂　血竭　轻粉　蜈蚣　蟾酥　雄黄　片脑（冰片）　麝香

【主治】研末蜜和为膏，挑破封贴，治诸恶疮，肿核赤晕，已成脓，不肯用针刺脓者。

89.神效方

【方药】水银　黄柏　黄连　松脂（松香）　轻粉　甘草　露蜂房

【主治】生麻油和研涂患处，治一切恶疮，医所不识者。

90.拔毒散

【方药】天花粉　无名异　黄柏　黄芩　木鳖子　大黄　牡蛎

【主治】研末醋调敷贴，治诸恶疮，消肿去毒。

91.治蛇头疮方

【方药】雄黄　蜈蚣　全蝎

【主治】研末油调搽疮上，治蛇头疮痛而流血不止者。

92.水银膏

【方药】水银　胡粉（铅粉）　松脂　黄连　猪脂

【主治】药末搅匀成膏涂患处，治月蚀疮生两耳上及窍旁，随月虚盈者。

93.胡粉散

【方药】胡粉　白矾　黄丹　黄连　轻粉　胭脂　麝香

【主治】研末麻油调敷，治月蚀疮。

94.绿矾散

【方药】绿矾　芦荟　麝香

【主治】研末绢袋盛药，纳所患指于袋中，线扎定，治甲疽疮。

95.麝香散

【方药】青黛　款冬花　麝香

【主治】先以地骨皮、桑白皮煎汤温洗，软帛拭干，再津唾调敷药末，治妒精疮。

96.漆疮方

【方药】螃蟹

【主治】生蟹取黄，量疮大小敷之，治漆疮。

97.乳香蜡油膏

【方药】杏仁　乳香　硫磺　轻粉　黄蜡　麻油

【主治】研末煎搅成膏涂疮，治蜗疮久不瘥者。

98.苦楝散

【方药】苦楝根

【主治】烧灰猪脂调敷，治浸淫疮。

99.乌梅醋法

【方药】乌梅

【主治】研末米醋调稀，入指浸之，治代指及手指甲头肿。

100.豆坯散

【方药】绿豆粉　蛤蟆灰　胭脂

【主治】细末干搽，治阴蚀疮。

101.阴疮膏

【方药】米粉　白芍药　黄芩　牡蛎　附子　白芷　猪脂

【主治】研末微火煎滤渣成膏，敷患处治男女阴疮。

102.沐浴长春散

【方药】牡蛎　蛇床子　破故纸　紫梢花　官桂　荷叶　葱白

【主治】研末水煎去渣，先熏后洗敷药，治男子下元阴湿久冷，阴囊左右夜痒，抓之则喜，住之则痛，成疮流水，或妇人下部阴湿，胎元久冷。

103.津调散

【方药】黄连　款冬花　麝香

【主治】先以地骨皮、蛇床子煎汤洗，软帛拭干，津调敷药末，治妒精疮，脓汁淋漓臭烂者。

104.清凉膏

【方药】栀子　黄连　白芷　生地黄　葱白　黄蜡　清麻油

【主治】研末煎地黄焦黑色，绵滤去渣澄清，候蜡入瓷盒涂疮，治汤泼火烧。

105.黄柏散

【方药】黄柏　大黄　朴硝　鸡子壳　寒水石

【主治】研末水调涂患处，治烫火伤。

106.蛤粉散

【方药】蛤蜊壳（海蛤壳）

【主治】炙焦黄色研末，生油调如膏敷患处，治烫火伤。

107.鸡黄油

【方药】鸡子黄

【主治】煮熟去白用黄炒化作油，入韶粉夜明沙为末，香油调敷，治烫火伤。

108.贝母膏

【方药】贝母　半夏　天南星　五倍子　白芷　黄柏　苦参　黄丹　雄黄

【主治】先以蜂房、白芷、苦参、大腹皮、荆芥煎汤，熏洗拭干，用蜜水调敷药末，治头秃疮。

109.螵蛸散

【方药】海螵蛸　白胶香　轻粉

【主治】先用清油润疮后，掺于药研末，治黏疮生于头上者。

110.雄脑膏

【方药】雄雄脑　黄蜡　清油

【主治】慢火上熬成膏，涂患处治诸冻疮久不瘥，年年发歇，先痒后痛，肿破出黄水，及出血不止者。

111.白矾散

【方药】白矾　胆矾　麝香　麒麟竭（血竭）　朱红（朱砂）

【主治】将白矾胆矾煅，入余药研末搽疮，治男子妇人血风毒，气攻手足，指生甲疽，疮久不瘥者，胬肉裹指甲，疼痛出血不定者。

112.黄蜡膏

【方药】黄蜡　光粉（铅粉）　五倍子

【主治】清油煎沸，入药末熬令稠紫色为度，纸贴患处，治冬月手足拆裂。

113.芦荟散

【方药】芦荟　青蒿　蟾酥　羊蹄花　白矾　麝香　牛黄　蜗牛　瓜蒂　丁香　细辛　丹砂　马牙硝　熊胆

【主治】研末搽疮上，治口舌生疮。

114. 黄柏散

【方药】黄柏　五倍子　密陀僧　甘草

【主治】除黄柏外，余药同为细末，水调匀敷于黄柏上，火炙三五次，将黄柏切成薄片，临睡贴之，治茧唇。

115. 绛雪丹

【方药】片脑（冰片）　硼砂　辰砂　朴硝　寒水石

【主治】研末搽于舌上，津咽之，治咽喉肿痛，咽物困难及口舌生疮。

116. 羌活散

【方药】羌活　独活　明矾　白鲜皮　硫磺　野狼毒　轻粉　白附子　黄丹　蛇床子

【主治】研末油调成膏搽患处，治顽癣疥癞，风疮成片，流黄水，久不瘥者。

117. 疥药神效散

【方药】槟榔　蛇床子　全蝎　硫磺　荆芥　轻粉　三奈子

【主治】研末油滚过候冷，调上药擦疮上，治干湿脓窠，诸种疥癣等症。

118. 一笑散

【方药】槟榔　藁本　硫磺　蛇床子　枯矾　五倍子　白胶香

【主治】研末香油调搽患处，治浑身疥癞，瘙痒生恶疮者。

119. 熏疥方

【方药】明信（砒霜）　雄黄　川椒

【主治】用纸以方尺熟艾摊平，掺匀药末卷成长锭，点火慢慢烟熏被下，紧拥衾被，油涂眼耳口鼻，治疥疮。

120. 胡粉散

【方药】铅粉　雄黄　硫磺　草乌　斑蝥　蝎稍（全蝎）　麝香

【主治】先用羊蹄根蘸醋擦动，次用药末擦患处，治一切癣疮，瘙痒甚者。

121. 银粉散

【方药】轻粉　黄丹　沥青　白胶香

【主治】研末麻油调，拭净或抓破，竹篦挑搽，治一切顽癣。

122. 八宝散

【方药】藿香　破故纸　槟榔　大腹皮　雄黄　轻粉　硫磺　白矾

【主治】研末麻油调，小油调擦，治风癞松皮顽癣，久不瘥者。

123. 治疥神效方

【方药】野狼毒　细辛　水银　轻粉

【主治】研末油蜡和丸，绵裹两手，将周身疥处擦，治疥疮。

124.五倍子散

【方药】五倍子　黄柏　当归　腻粉（轻粉）　漏芦　白矾

【主治】研末先用盐浆洗拭，干敷患处，治癣久不瘥。

125.香疥药

【方药】轻粉　大枫子　水银　樟脑　川椒　柏油烛　杏仁

【主治】研末用绢包裹疮上熨，治风癣疮，黄水疮，疥疮，牛皮癣等疮。

126.治湿癣方

【方药】黄连　明矾　胡粉　黄丹　水银

【主治】研末用猪脂油夹研，令水银星尽散，搽患处，治湿癣。

127.一抹散

【方药】天南星　草乌

【主治】研末羊蹄根捣汁调涂，治干癣不瘥。

128.白附子散

【方药】白附子　密陀僧　白茯苓　白芷　定粉（铅粉）

【主治】研末先用萝卜煎汤洗面净，后用羊乳调，至夜敷患处，治面上热疮似癣，或生赤黑斑点者。

129.一扫散

【方药】藜芦　轻粉　蚌粉（蚌蛤灰）　雄黄　水粉（铅粉）

【主治】研末用大鲫鱼入香油煎，候熟去鱼，摊冷调药搽疮，治一切疮疥。

130.祛风白芷散

【方药】白芷　白茯苓　黄丹　黄连　轻粉　黄柏

【主治】研末用油调搽癣疮，治面上风癣疮。

131.天南星膏

【方药】天南星

【主治】细研稠黏醋调为膏，先将小针刺患处，令气透，却以药膏摊纸上，像瘿大小贴之，治皮肤头面上疮瘤，大者如拳，小者如栗，或软或硬，不痒不痛者。

132.系瘤法

【方药】芫花根

【主治】捣汁浸线系瘤，治瘿瘤及鼠奶痔。

133.治小瘤方

【方药】甘草　大戟　芫花　甘遂

【主治】先用甘草煎膏，笔蘸涂瘤傍四围，干而复涂三次后，将米醋调药末以敷患处中间，治瘿瘤。

134.隔纸膏

【方药】当归　白芷　黄连　五倍子　雄黄　没药　血竭　海螵蛸　白及　白蔹　黄柏　厚朴　黄丹　乳香　轻粉

【主治】研末清油调膏，油纸贴药敷疮上，治内外臁疮。

135.治臁疮久不愈方

【方药】龙骨　轻粉　槟榔　乳香　没药　干猪粪

【主治】先以烧盐汤洗疮，以软绢帛拭干，清油调敷药末，治臁疮久不愈。

136.治臁疮下注方

【方药】白石脂　龙骨　白矾　五倍子　黄丹　雄黄

【主治】先将葱盐汤洗疮见赤肉，后将药末敷疮上，治臁疮下注。

137.治臁疮方

【方药】白及　白蔹　黄柏　黄丹　轻粉

【主治】研末炼蜜和成剂，捏作饼贴疮上，治臁疮。

138.翠玉膏

【方药】沥青　铜绿　黄蜡　乳香　没药

【主治】将铜绿以油调匀，将沥蜡火上熔开，入药末搅匀敷患处，治臁疮。

139.治臁疮方

【方药】冬青叶　猪胆　百草霜

【主治】将冬青叶嚼烂，先以葱椒汤洗净疮口，以胆霜敷患处，治臁疮。

140.奇妙栀子散

【方药】栀子　乳香　轻粉

【主治】先以葱白花椒煎汤洗净疮，稍歇再以温浆水又洗一次，候恶水去尽，再将白术煎百沸，候温再洗，掺药末，治远年日久内外臁疮。

141.粉麝散

【方药】煅乌龟　轻粉　麝香

【主治】先以葱水洗患处，后搽药末，治外臁疮臭烂，数十年不愈者。

142.秘传隔纸膏

【方药】松香　樟脑　黄丹　龙骨　轻粉

【主治】熔化松香加少清油和之，以油纸随疮大小糊袋盛药夹之，治年月深久，疮不愈者。

143.**退毒散**

【方药】穿山甲　猪苓

【主治】研末酒下，治便毒肿结。

144.**敷药方**

【方药】雄黄　乳香　黄柏

【主治】研末新汲水调敷患处，治便毒肿痛。

145.**治外肾痈疮方**

【方药】抱鸡卵壳　黄连　轻粉

【主治】研末用煎过清油调涂，治外肾痈疮。

第七篇 外科发挥方集

内服方

1. 内托复煎散

【方药】地骨皮 黄芩 白茯苓 白芍药 人参 黄芪 白术 桂皮 甘草 防己 当归 防风 苍术

【主治】疮疡肿焮在外，邪气胜，其脉多浮。

2. 托里消毒散

【方药】人参 黄芪 当归 川芎 白芍药 白术 白茯苓 白芷 金银花 甘草

【主治】疮疽已攻发不消者。

3. 内疏黄连汤（别名：黄连内疏汤）

【方药】黄连 栀子 当归 白芍药 木香 槟榔 黄芩 薄荷 桔梗 甘草 连翘 大黄

【主治】疮疡肿硬，发热作呕，大便秘涩，烦躁饮冷，呕心烦，脉沉实。

4. 托里散

【方药】人参 黄芪 当归 川芎 白术 白茯苓 白芍药 厚朴 白芷 甘草

【主治】疮疡饮食少思，或不腐，不收敛。

5. 托里荣卫汤

【方药】黄芪 红花 桂枝 苍术 柴胡 连翘 羌活 防风 当归 甘草 黄芩 人参

【主治】治疮疡外无焮肿，内亦便利调和，乃邪在经络。

6. 五香连翘汤

【方药】沉香 木香 麝香 连翘 射干 升麻 丁香 独活 桑寄生 甘草 大黄 木通 乳香

【主治】诸疮初觉，一二日便厥逆，咽喉塞，寒热。

7. 白芷升麻汤

【方药】白芷 升麻 桔梗 生黄芩 红花 甘草 酒黄芩 黄芪

【主治】治手臂患痈，左右手脉皆短，中按之俱弦，按下洪缓有力。

8. 定痛托里散

【方药】罂粟壳 当归 白芍药 川芎 乳香 没药 肉桂

【主治】疮疡血虚疼痛者。

9. 乳香定痛散

【方药】乳香　没药　寒水石　滑石　冰片

【主治】疮疡疼痛不可忍者。

10. 内补黄芪汤

【方药】黄芪　麦门冬　熟地黄　人参　白茯苓　甘草　生姜　大枣

【主治】溃疡作痛，倦怠少食，无睡自汗，口干或发热，久不愈。

11. 十全大补汤

【方药】人参　肉桂　地黄　川芎　白芍药　白茯苓　白术　黄芪　当归　甘草　生姜　大枣

【主治】治溃疡发热，或恶寒，或作痛，或脓多，或清，或自汗盗汗及流注瘰疬便毒，久不作脓，或脓成不溃，溃而不敛。

12. 人参败毒散

【方药】人参　羌活　独活　前胡　柴胡　桔梗　枳壳　白茯苓　川芎　甘草

【主治】一切疮疡焮痛，发寒热，或拘急头痛，脉数有力者。

13. 当归补血汤

【方药】黄芪　当归

【主治】疮疡溃后，气血俱虚，肌热燥热，目赤面红，烦渴引饮，昼夜不息，脉洪大而虚，重按全无者。

14. 补中益气汤

【方药】黄芪　甘草　人参　当归　白术　升麻　柴胡　陈皮　生姜　大枣

【主治】疮疡之人，元气不足，四肢倦怠，口干发热，饮食无味，或饮食失节，或劳倦身热。脉洪大而无力，或头痛，或恶寒自汗，或气高而喘，身热而烦。

15. 黄芪人参汤

【方药】黄芪　人参　白术　麦门冬　当归　苍术　生姜　大枣

【主治】溃疡虚热，无睡少食，或秽气所触作痛者。

16. 人参养荣汤

【方药】白芍药　人参　陈皮　黄芪　桂心　当归　白术　甘草　生姜　大枣

【主治】溃疡发热，或恶寒，或四肢倦怠，肌肉消瘦，面色痿黄，汲汲短气，饮食无味，不能收敛。或气血原不足，不能收敛。大疮愈后者。

17. 八珍汤

【方药】当归　川芎　白芍药　熟地黄　人参　白术　白茯苓　甘草　生姜　大枣

【主治】调和荣卫，顺理阴阳，滋养血气，进美饮食，退虚热。

18.加味小柴胡汤
【方药】柴胡　黄芩　人参　生地黄　甘草　半夏　生姜
【主治】妇女热入血室，致寒热如疟，昼则安静，夜则发热妄语。

19.仙方活命饮
【方药】穿山甲　甘草　防风　没药　赤芍药　白芷　当归　乳香　天花粉　贝母　金银花　陈皮　皂角刺
【主治】一切疮疡，未作脓者内消，已成脓者即溃；排脓止痛，消毒圣药。

20.破棺丹
【方药】大黄　芒硝　甘草
【主治】疮疡热极，汗多大渴，便秘谵语，或发狂结阳之症。

21.十宣散
【方药】人参　当归　黄芪　甘草　白芷　川芎　桔梗　厚朴　防风　肉桂
【主治】疮疡脉缓涩，身倦怠，恶寒，或脉弦，或紧细者。

22.槐花酒
【方药】槐花
【主治】发背及一切疮毒，不问已成未成，但焮痛者或肠风痔漏，诸疮作痛。

23.神功托里散
【方药】黄芪　金银花　当归　甘草
【主治】痈疽发背，肠痈乳痈，及一切肿毒，或焮痛，憎寒壮热。

24.清凉饮
【方药】大黄　赤芍药　当归　甘草
【主治】积热疮疡，烦躁饮冷，焮痛脉实，大便闭结，小便赤涩。

25.苦参丸
【方药】苦参
【主治】一切痈疽疮毒，焮痛作渴，或烦躁。

26.雄黄解毒散
【方药】雄黄　白矾　寒水石
【主治】一切痈肿溃烂初期，毒势甚者。

27.猪蹄汤
【方药】白芷　黄芩　当归　羌活　赤芍药　露蜂房　生甘草　猪蹄
【主治】一切痈疽，消肿毒，去恶肉，润疮口，止痛。

28.黄连消毒散

【方药】黄连　羌活　黄柏　黄芩　生地黄　知母　独活　防风　当归尾　连翘　黄芪　苏木　藁本　防己　桔梗　陈皮　泽泻　人参　甘草　生姜

【主治】脑疽，或背疽。肿势外散，疼痛发焮，或不痛麻木。

29.托里温经汤

【方药】麻黄　升麻　防风　葛根　白芷　当归　苍术　人参　白芍药　甘草

【主治】寒覆皮毛，郁遏经络，不得伸越，热伏荣中聚结，赤肿作痛，恶寒发热，或痛引肢体。

30.五利大黄汤

【方药】大黄　黄芩　升麻　芒硝　栀子

【主治】时毒焮肿赤痛，烦渴便秘，脉实数。

31.栀子仁汤

【方药】郁金　枳壳　升麻　栀子　牛蒡子　大黄

【主治】时毒肿痛，大便秘结，脉沉数。

32.荆防败毒散

【方药】人参　羌活　独活　前胡　柴胡　桔梗　枳壳　白茯苓　川芎　甘草　防风　荆芥

【主治】时毒肿痛发热，左手脉浮数。

33.葛根牛蒡子汤

【方药】葛根　贯众　甘草　豆豉　牛蒡子

【主治】时毒，肿痛脉数而少力者。

34.普济消毒饮

【方药】黄芩　黄连　人参　橘红　玄参　甘草　柴胡　桔梗　连翘　鼠粘子（牛蒡子）　板蓝根　马勃　白僵蚕　升麻

【主治】时毒疫疠，初觉憎寒体重，次传头面肿痛，或咽喉不利，舌干口燥。

35.通气散

【方药】玄胡索　猪牙皂角　川芎　藜芦　羊踯躅花

【主治】时毒焮肿，咽喉不利，取嚏以泄其毒。

36.夺命丹

【方药】蟾酥　轻粉　白矾　寒水石　铜绿　乳香　没药　麝香

【主治】疔疮发背，及恶证不痛，或麻木，或呕吐，重者昏愦。

37.内托羌活汤

【方药】羌活　黄柏　防风　当归　藁本　肉桂　连翘　甘草　苍术　陈皮　黄芪

【主治】尻臀患痈，坚硬肿痛，两尺脉紧，按之无力。

38.内托黄芪柴胡汤

【方药】黄芪　柴胡　土瓜根　羌活　连翘　肉桂　生地黄　当归　黄柏

【主治】治湿热腿内近膝股患痈，或附骨痈，初起肿痛，脉细而弦，按之洪缓有力者。

39.内托黄芪酒煎汤

【方药】黄芪　柴胡　连翘　肉桂　黄柏　牛蒡子　当归　升麻　甘草

【主治】治寒湿腿外侧少阳经分患痈，或附骨痈，坚硬漫肿作痛，或侵足阳明经。

40.附子饼

【方药】附子

【主治】治溃疡，气血虚不能收敛，或风邪袭之，以致气血不通。

41.四君子汤

【方药】人参　白茯苓　白术　甘草　生姜　大枣

【主治】脾胃不健，饮食少思，肌肉不生，肢体倦怠。

42.五积散

【方药】苍术　桔梗　陈皮　白芷　甘草　当归　川芎　白芍药　半夏　白茯苓　麻黄　干姜　枳壳　桂心　厚朴　生姜　大枣

【主治】风寒湿毒，客于经络，致筋挛骨痛，或腰脚酸疼，或拘急，或身重痛。

43.当归拈痛汤

【方药】羌活　人参　苦参　升麻　葛根　苍术　甘草　黄芩　茵陈　防风　知母　泽泻　猪苓　白术

【主治】湿热下注，腿脚生疮，或脓水不绝，或赤肿，或痒痛，或四肢遍身重痛。

44.大防风汤

【方药】附子　白术　羌活　人参　川芎　防风　甘草　牛膝　当归　黄芪　白芍药　杜仲　熟地黄　生姜

【主治】治鹤膝风，又治痢后脚痛缓弱，不能行步，或腿膝肿痛。

45.火龙膏

【方药】生姜　乳香　没药　麝香　牛皮胶

【主治】风寒湿毒所袭，筋挛骨痛，或肢节疼痛，及湿痰流注，经络作痛，或不能行步。

46.二陈汤

【方药】半夏　陈皮　白茯苓　甘草

【主治】和中理气，健脾胃，消痰进饮食。

47.半夏佐经汤

【方药】半夏　葛根　细辛　白术　麦门冬　白茯苓　桂心　防风　干姜　黄芩　柴胡　甘草　生姜　大枣

【主治】足少阳经为四气所乘，以致发热腰胁疼痛，头目眩晕，呕吐不食，热闷烦心，腿痹纵缓。

48.大黄佐经汤

【方药】细辛　白茯苓　羌活　大黄　甘草　前胡　枳壳　厚朴　黄芩　杏仁　生姜　大枣

【主治】四气流注足阳明经，致腰脚尖肿痛不可行，大小便秘，或不能食，气喘满，自汗。

49.加味败毒散

【方药】羌活　独活　前胡　柴胡　枳壳　桔梗　甘草　人参　白茯苓　川芎　大黄　苍术　生姜

【主治】足三阳经受热毒，流于脚踝，焮赤肿痛，寒热如疟，自汗短气，小便不利，手足或无汗，恶寒。

50.附子六物汤

【方药】附子　防己　甘草　白术　白茯苓　桂枝　生姜

【主治】四气流注于足太阴经，骨节烦痛，四肢拘急，自汗短气，小便不利，手足或时浮肿。

51.八味丸

【方药】熟地黄　山药　山茱萸　白茯苓　牡丹皮　泽泻　桂枝　附子

【主治】治命门火衰，不能上生脾土，致脾胃虚弱，饮食少思，或食不化，日渐消瘦；脚膝无力，肢体倦怠。

52.槟苏散

【方药】槟榔　木瓜　香附子　紫苏　陈皮　甘草　生姜　葱白

【主治】风湿流注，脚胫酸痛，或呕吐不止。

53.麻黄佐经汤

【方药】麻黄　葛根　白茯苓　苍术　防己　桂心　羌活　防风　细辛　甘草　生姜　大枣

【主治】风寒暑湿流注足太阳经，腰足挛痹，关节重痛，憎寒发热，无汗恶寒，或自汗恶风头痛。

54.加味四斤丸

【方药】虎胫骨　没药　乳香　川乌　肉苁蓉

【主治】肝肾二经气血不足，足膝酸痛，步履不随，如受风寒湿毒以致脚气者。

55.局方换腿丸

【方药】薏苡仁　胆南星　石楠叶　石斛　槟榔　萆薢　牛膝　羌活　防风　木瓜　黄芪　当归　天麻　续断

【主治】足三阴经为四气所乘，挛痹缓纵，或上攻胸胁肩背，或下注脚膝作痛，足心发热，行步艰辛。

56.三因胜骏丸

【方药】附子　当归　天麻　牛膝　木香　酸枣仁　熟地黄　防风　木瓜　羌活　乳香　麝香　全蝎　没药　甘草　生地黄

【主治】元气不足为寒湿之气所袭，腰足挛拳，或脚面连指，走痛无定，筋脉不伸，行步不随。

57.独活寄生汤

【方药】独活　白茯苓　杜仲　当归　防风　白芍药　人参　细辛　桂心　川芎　秦艽　牛膝　桑寄生　甘草　生地黄　生姜

【主治】治肝肾虚弱，风湿内攻，两胫缓纵，挛痛痹弱，足膝挛重。

58.神应养真丹

【方药】当归　川芎　熟地黄　白芍药　羌活　天麻　菟丝子　木瓜

【主治】厥阴经为四气所袭，脚膝无力，或左瘫右痪，半身不遂，手足顽麻，语言蹇涩，气血凝滞，遍身疼痛。

59.开结导引丸

【方药】白术　陈皮　泽泻　白茯苓　神曲　麦蘖（麦芽）　半夏　枳实　巴豆霜　青皮　干姜

【主治】饮食不消，心下痞闷，腿脚肿痛。

60.导滞通经汤

【方药】泽泻　白术　赤茯苓　木香　陈皮

【主治】脾经湿热，壅遏不通，面目手足作痛。

61.五苓散

【方药】泽泻　肉桂　白术　猪苓　赤茯苓

【主治】下部湿热疮毒，或浮肿，小便赤少。

62.青龙汤

【方药】半夏　干姜　细辛　麻黄　肉桂　白芍药　甘草　五味子　生姜

【主治】肺经受寒，咳嗽喘急。

63. 葶苈子大枣泻肺汤

【方药】葶苈子 大枣

【主治】肺痈胸膈胀满，上气喘急，或身面浮肿，鼻塞声重。

64. 升麻汤

【方药】升麻 苦梗 薏苡仁 地榆 黄芩 赤芍药 牡丹皮 生甘草

【主治】肺痈，胸乳间皆痛，口吐脓腥臭。

65. 参苏饮

【方药】木香 苏叶 葛根 前胡 半夏 人参 白茯苓 枳壳 桔梗 甘草 陈皮 生姜

【主治】感冒风邪，咳嗽，涕唾稠黏，或发热头痛，或头目不清，胸膈不利。

66. 桔梗汤

【方药】桔梗 贝母 当归 栝楼仁 枳壳 薏苡仁 桑白皮 甘草 防己 黄芪 百合 五味子 葶苈子 地骨皮 知母 杏仁

【主治】咳而胸满隐痛，两胠肿满，咽干口燥，烦闷多渴，时出浊唾腥臭。

67. 排脓散

【方药】黄芪 白芷 五味子 人参

【主治】肺痈吐脓后，宜服此排脓补肺。

68. 四顺散

【方药】贝母 紫菀 桔梗 甘草

【主治】肺痈吐脓，五心烦热，壅闷咳嗽。

69. 如圣柘黄丸

【方药】柘黄 百齿霜（梳垢）

【主治】肺痈咳而腥臭，或唾脓瘀。

70. 葶苈子散

【方药】葶苈子 桔梗 栝楼仁 川升麻 薏苡仁 桑白皮 葛根 甘草 生姜

【主治】过食煎爆，或饮酒过度，致肺壅喘不卧，及肺痈浊唾腥臭。

71. 钟乳粉散

【方药】钟乳粉 桑白皮 紫苏 麦门冬 生姜

【主治】肺气虚久嗽，皮毛枯槁，唾血腥臭，或喘之不已。

72. 紫菀茸汤

【方药】紫菀 犀角 甘草 人参 桑叶 款冬花 生姜

【主治】饮食过度，或煎爆伤肺，咳嗽咽干，吐痰唾血，喘急胁痛，不得安卧。

73.人参五味子汤

【方药】人参　五味子　前胡　桔梗　白术　白茯苓　陈皮　熟地黄　甘草　当归　地骨皮　黄芪　桑白皮　枳壳　柴胡　生姜

【主治】治气血劳伤，咳脓，或咯血，寒热往来，夜出虚汗，赢瘦困乏，一切虚损之症。

74.宁肺散（别名：宁神散）

【方药】乌梅　罂粟壳

【主治】久嗽渐咯脓血，胸膈不利，咳嗽痰盛，坐卧不安，语言不出。

75.宁肺汤

【方药】人参　当归　白术　川芎　熟地黄　白芍药　五味子　麦门冬　桑白皮　白茯苓　阿胶　蛤蚧　甘草　生姜

【主治】荣卫俱虚，发热自汗，或喘急咳嗽唾脓。

76.知母白茯苓汤

【方药】白茯苓　黄芩　甘草　知母　五味子　人参　桔梗　薄荷　半夏　柴胡　白术　麦门冬　款冬花　川芎　阿胶　蛤蚧　生姜

【主治】肺痿喘嗽不已，往来寒热自汗。

77.人参平肺散

【方药】人参　陈皮　甘草　地骨皮　白茯苓　知母　五味子　青皮　天门冬　桑白皮　生姜

【主治】心火克肺，传为肺痿，咳嗽喘呕，痰涎壅盛，胸膈痞满，咽嗌不利。

78.人参养肺汤

【方药】人参　五味子　贝母　柴胡　桔梗　白茯苓　甘草　桑白皮　枳实　杏仁　阿胶　蛤蚧　生姜

【主治】肺痿咳嗽有痰，午后热，并声飒者。

79.栀子仁汤

【方药】栀子仁　赤芍药　大青叶　知母　黄芩　石膏　杏仁　升麻　柴胡　甘草　豆豉

【主治】肺痿发热潮热，或发狂烦躁，面赤咽痛。

80.甘桔汤

【方药】甘草　苦梗

【主治】肺气壅热，胸膈不利，咽喉肿痛，痰涎壅盛。

81.地骨皮散

【方药】人参　地骨皮　柴胡　黄芪　生地黄　白茯苓　知母　石膏

【主治】骨蒸潮热，自汗，咳吐腥秽稠痰。

82.肾气丸

【方药】山药　吴茱萸　泽泻　牡丹皮　白茯苓　熟地黄

【主治】肾气素虚，不交于心，津液不降，败浊为痰，致咳逆。

83.加味理中汤

【方药】甘草　半夏　白茯苓　干姜　白术　橘红　细辛　五味子　人参

【主治】肺胃俱寒，发热不已。

84.大黄汤

【方药】朴硝　大黄　牡丹皮　栝楼仁　桃仁

【主治】肠痈，小腹坚肿如掌而热，按之则痛，肉色如故，或焮赤微肿，小便频数，汗出憎寒，其脉迟紧者，未成脓者。

85.牡丹皮散

【方药】牡丹皮　人参　天麻　白茯苓　黄芪　薏苡仁　桃仁　白芷　当归　川芎　肉桂　甘草　木香

【主治】肠痈腹濡而痛，时时下脓。

86.梅仁汤

【方药】梅核仁　大黄　牡丹皮　芒硝　犀角　冬瓜仁

【主治】肠痈腹痛，大便秘涩。

87.薏苡仁汤

【方药】薏苡仁　栝楼仁　牡丹皮　桃仁

【主治】肠痈腹中酸痛，或胀满不食，小便涩。

88.云母膏

【方药】阳起石　牛皮胶

【主治】一切疮疽及肠痈。

89.失笑散

【方药】五灵脂　蒲黄

【主治】产后心腹绞痛欲死，或血迷心窍，不知人事，及寻常腹内瘀血，或积血作痛，妇人气血痛及疝气疼痛。

90.排脓散

【方药】黄芪　当归　金银花　白芷　穿山甲　防风　连翘　栝楼

【主治】肠痈少腹胀痛，脉滑数，或里急后重，或时时下脓。

91.瓜子仁汤

【方药】薏苡仁　桃仁　牡丹皮　栝楼仁

【主治】产后恶露不尽，或经后瘀血作痛，或肠胃停滞，瘀血作痛，或作痛患者。

92.射干连翘散

【方药】射干　连翘　玄参　赤芍药　木香　升麻　前胡　栀子仁　当归　甘
　　　　草　大黄

【主治】寒热瘰疬。

93.小柴胡汤

【方药】半夏　柴胡　黄芩　人参　甘草　生姜

【主治】瘰疬乳痈，便毒下疳，及肝胆经分，一切疮疡，发热潮热，或饮食少思。

94.薄荷丹

【方药】薄荷　皂角刺　连翘　三棱　何首乌　蔓荆子　淡豆豉　荆芥穗

【主治】风热瘰疬，久服其毒自小便宜出。若未作脓者，自消。

95.益气养荣汤

【方药】人参　白茯苓　陈皮　贝母　香附　当归　川芎　黄芪　熟地黄　白芍
　　　　药　甘草　桔梗　白术　生姜

【主治】抑郁，或劳伤气血，或四肢颈项患肿，或软或硬，或赤不赤，或痛不
　　　　痛，或日晡发热，或溃而不敛。

96.针头散

【方药】赤石脂　乳香　白丁香　砒霜　黄丹　轻粉　麝香　蜈蚣

【主治】一切顽疮瘀肉不尽，及病核不化，疮口不合者。

97.如神散

【方药】松香末　白矾

【主治】瘰疬已溃，瘀肉不去，疮口不合。

98.散肿溃坚汤

【方药】柴胡　升麻　龙胆草　连翘　黄芩　甘草　桔梗　昆布　当归　白芍
　　　　药　黄柏　知母　葛根　黄连　三棱　木香　栝楼根

【主治】马刀疮，坚硬如石，或在耳下，或至缺盆，或在肩上，或至胁下；瘰疬
　　　　发于颔，或在颊车，坚而不溃或已破流脓水。

99.四物汤

【方药】当归　川芎　白芍药　生地黄

【主治】血虚，或发热，及一切血虚之症。

100.当归龙荟丸

【方药】当归　龙胆草　栀子仁　黄连　青皮　黄芩　大黄　生姜

【主治】瘰疬肿痛，或胁下作痛，似有积块，及下疳便痈，小便涩，大便秘，或

瘀血凝滞，小腹作痛。

101.分心气饮

【方药】木通　赤芍药　赤茯苓　官桂　半夏　桑白皮　大腹皮　陈皮　青皮　甘草　羌活　紫苏　生姜

【主治】七情郁结，胸膈不利，或胁肋虚胀，噎塞不通，或噫气吞酸，呕秽恶心，或头目昏眩，四肢倦怠，面色痿黄，口苦舌干，饮食减少，日渐羸瘦；或大肠虚秘；或病后虚痞。

102.生地黄丸

【方药】生地黄　秦艽　黄芩　柴胡　赤芍药

【主治】三部无寒邪脉，但厥阴肝脉弦长而上鱼际者。

103.遇仙无比丸

【方药】白术　槟榔　防风　牵牛子　密陀僧　郁李仁　斑蝥　甘草

【主治】瘰疬未成脓，其人气体如常者。

104.必效散

【方药】硼砂　轻粉　斑蝥　麝香　巴豆　槟榔

【主治】瘰疬未成脓自消，已溃者自敛。

105.益元散

【方药】滑石　甘草

【主治】感受暑湿，身热心烦，口渴喜饮，小便短赤。

106.逍遥散

【方药】当归　白芍药　白茯苓　白术　柴胡　甘草

【主治】妇人血虚，五心烦热，肢体疼痛，头目昏重，心忪颊赤，口燥咽干，发热盗汗，食少嗜卧，及血热相搏，月水不调，脐腹胀痛，寒热如疟，及治室女血弱，荣卫不调，痰嗽潮热，肌体羸瘦，渐成骨蒸。

107.治血分椒仁丸

【方药】椒仁　甘遂　续随子　附子　郁李仁　牵牛子　当归　五灵脂　吴茱萸　延胡索　芫花　石膏　蚖青（地胆）　斑蝥　胆矾　人言

【主治】妇人经血不通，遂化为水，肿满小便不通。

108.治水分葶苈子丸

【方药】葶苈子　续随子　干笋末

【主治】水肿，上气不得卧，头面身体悉肿。

109.人参当归汤（李廷保）

【方药】人参　当归　大黄　桂心　瞿麦　赤芍药　白茯苓　葶苈子

【主治】经脉不利，水流走四肢，悉皆肿满。

110.柏子仁丸

【方药】柏子仁　牛膝　卷柏　泽兰叶　续断　熟地黄

【主治】月经短少，渐至不通，手足骨肉烦疼，日渐羸瘦，渐生潮热，其脉微数者。

111.泽兰汤

【方药】泽兰叶　当归　白芍药　甘草

【主治】产后儿枕疼痛，或恶露不下，瘀血阻滞者。

112.托里养荣汤

【方药】人参　黄芪　当归　川芎　白芍药　白术　五味子　麦门冬　甘草　熟地黄　生姜

【主治】瘰疬流注，及一切不足之证。不作脓，或不溃，或溃后发热，或恶寒，肌肉消瘦，饮食少思，睡眠不宁，盗汗不止。

113.琥珀膏

【方药】琥珀　木通　桂心　当归　白芷　防风　松脂　朱砂　木鳖子　麻油　丁香　木香

【主治】颈项瘰疬，及腋下初如梅子，肿结硬强，渐若连珠，不消不溃，或溃而脓水不绝，经久不瘥，渐成漏症。

114.方脉流气饮

【方药】紫苏　青皮　当归　白芍药　乌药　白茯苓　桔梗　半夏　川芎　黄芪　枳实　防风　陈皮　甘草　木香　大腹皮　槟榔　枳壳　生姜　大枣

【主治】瘰疬流注，及郁结聚结肿块，或走注疼痛，或心胸痞闷，咽塞不利，胁腹膨胀，呕吐不食，上气喘急，咳嗽痰盛，面目或四肢浮肿，大小便秘。

115.疮科流气饮

【方药】桔梗　人参　当归　官桂　甘草　黄芪　厚朴　防风　紫苏　白芍药　乌药　枳壳　槟榔　木香　川芎　白芷

【主治】流注及一切恚怒气结肿作痛，或胸膈痞闷，或风寒湿毒，搏于经络，致气血不和，结成肿块，肉色不变，或漫肿木闷，无头。

116.黑丸子

【方药】百草霜　白芍药　赤小豆　白蔹　白及　当归　骨碎补　川乌　胆南星　牛膝

【主治】风寒袭于经络，肿痛或不痛，或打扑跌坠，筋骨疼痛，瘀血不散，遂成肿毒；及风湿四肢疼痛，或手足缓弱，行步不前；妇人血风劳损。

117.内塞散

【方药】附子　童便　肉桂　赤小豆　甘草　黄芪　当归　白茯苓　白芷　桔
梗　川芎　人参　远志　厚朴　防风

【主治】阴虚阳气膝袭患肿，或溃而不敛，或风寒袭于患处，致气血不能运至，
久不愈，遂成漏证。

118.四七汤

【方药】紫苏　厚朴　白茯苓　半夏　生姜　大枣

【主治】七情郁结，状如破絮，或如梅核，鲠在咽间；或中脘痞满，痰涎壅盛；
或喘，或恶心，少食。

119.加减八味丸

【方药】山药　桂心　山茱萸　泽泻　白茯苓　五味子　牡丹皮　熟地黄

【主治】疮疡痊后及将痊，口干渴，甚则舌或生黄，及未患先渴；及口舌生疮
不绝。

120.凉膈散

【方药】连翘　山栀子　大黄　薄荷　黄芩　甘草　朴硝

【主治】积热疮疡焮痛，发热烦渴，大便秘，及咽肿痛，或生疮毒。

121.竹叶黄芪汤

【方药】淡竹叶　生地黄　麦门冬　黄芪　当归　川芎　甘草　黄芩　白芍药
人参　半夏　石膏

【主治】痈疽、疔毒、诸疮，表里夹热，口大渴者。

122.黄芪六一汤

【方药】绵黄芪　甘草　人参

【主治】治溃后作渴。若人无故作渴发痈疽者。

123.黄连解毒汤

【方药】黄芩　黄柏　黄连　栀子

【主治】积热疮疡，焮肿作痛，烦躁饮冷，脉洪数，或口舌生疮，或疫毒发狂。

124.六君子汤

【方药】人参　白术　白茯苓　半夏　陈皮　甘草　生姜　大枣

【主治】一切脾胃不健，或胸膈不利，饮食少思，或作呕，或食不化，或膨胀，
大便不实，面色痿黄，四肢倦怠。

125.香砂六君子汤

【方药】人参　白术　白茯苓　半夏　陈皮　甘草　藿香　砂仁

【主治】一切脾胃不健，饮食少思，或作呕，或过服凉药，致伤脾胃。

126.托里温中汤

【方药】丁香　沉香　茴香　益智仁　陈皮　木香　羌活　干姜　甘草　附子　生姜

【主治】疮为寒变而内陷者，脓出清解，皮肤凉，心下痞满，肠鸣切痛，大便微溏，食则呕，气短吃逆不绝，不得安卧，时发惛愦。

127.金银花散

【方药】金银花　黄芪　当归　甘草

【主治】消毒托里，止痛排脓。

128.不换金正气散

【方药】厚朴　藿香　半夏　苍术　陈皮　甘草　生姜

【主治】治疮疡发热之人，脾气虚弱，寒邪相搏，痰停胸膈，以致发寒热，服此正脾气，则痰气自消，寒热不作。

129.二神丸

【方药】破故纸　肉豆蔻　生姜　红枣

【主治】一切脾肾俱虚，侵晨作泻，或饮食少思，或食而不化，或作呕，或作泻，或久泻不止者。

130.清咽利膈汤

【方药】金银花　防风　荆芥　薄荷　桔梗　黄芩　黄连　栀子　连翘　玄参　大黄　朴硝　牛蒡子　甘草

【主治】积热咽喉肿痛，痰涎壅盛，或胸膈不利，烦躁饮冷，大便秘结。

131.密钥匙

【方药】焰硝（芒硝）　硼砂　脑子（冰片）　白僵蚕　雄黄

【主治】喉闭、缠喉风痰涎壅塞盛，水浆难下者。

132.理中汤

【方药】人参　干姜　甘草　白术

【主治】脾胃不健，饮食少思，或作呕，或服寒药，致饮食少思，或肚腹作痛。

133.清胃散

【方药】当归　黄连　生地黄　牡丹皮　升麻

【主治】胃经湿热，牙齿或牙龈肿痛，或牵引头脑，或面发热者。

134.承气汤

【方药】大黄　甘草　朴硝

【主治】肠胃积热，口舌生疮，或牙齿龈作痛。

135.清咽消毒散

【方药】人参　羌活　独活　前胡　柴胡　桔梗　枳壳　白茯苓　川芎　甘草

防风 荆芥 黄芩 连翘 硝黄

【主治】咽喉生疮肿痛，痰涎壅盛，或口舌生疮，大便秘结。

136.人参固本丸

【方药】生地黄 熟地黄 天门冬 麦门冬 人参

【主治】肺气燥热作渴，或小便短少赤色，及肺气虚热，小便涩滞如淋者。

137.消毒犀角饮子

【方药】牛蒡子 荆芥 防风 甘草

【主治】斑或瘾疹瘙痒或作痛，及风热疮毒。

138.解毒防风汤

【方药】防风 地骨皮 黄芪 白芍药 荆芥 枳壳

【主治】斑或瘾疹，痒或作痛。

139.防风通圣散

【方药】白芍药 芒硝 滑石 川芎 当归 桔梗 石膏 荆芥 麻黄 薄荷
　　　　大黄 栀子 白术 连翘 甘草 防风 黄芩

【主治】一切风热积毒，疮肿发热，便秘，表里俱实。

140.大连翘饮

【方药】连翘 瞿麦 荆芥 木通 白芍药 当归 蝉蜕 甘草 防风 柴胡
　　　　滑石 栀子 黄芩

【主治】斑疹丹毒瘙痒，或作痛，及大人小儿，风邪热毒焮痛；或作痒，小便涩。

141.萆薢汤

【方药】土茯苓

【主治】杨梅疮，不问新旧溃烂，或筋骨作痛者。

142.双解散

【方药】辣桂（肉桂） 大黄 白芍药 牵牛子 桃仁 泽泻 甘草 干姜

【主治】便痈，内蕴热毒，外挟寒邪，或交感强固精气，致精血交错，肿结疼
　　　　痛，大小便秘者。

143.八正散

【方药】大黄 车前子 瞿麦 萹蓄 栀子仁 木通 甘草 滑石

【主治】积热小便癃闭不通，及一切淋证脉实者。

144.导水丸

【方药】大黄 黄芩 牵牛子 滑石

【主治】便痈初起肿痛，及下疳大小便秘，又治杨梅疮初起，湿盛者。

145.玉烛散

【方药】川芎　当归　白芍药　生地黄　芒硝　大黄　甘草

【主治】便痈初起，肿痛发热，大小便秘者。

146.托里当归汤

【方药】当归　黄芪　人参　熟地黄　川芎　白芍药　柴胡　甘草

【主治】溃疡气血俱虚发热，及瘰流注乳痈，不问肿溃，但疮疡气血虚而发热者。

147.制甘草方

【方药】甘草

【主治】悬痈肿痛，或发寒热，不问肿溃，并有神效。

148.加减龙胆泻肝汤

【方药】龙胆草　泽泻　车前子　木通　生地黄　当归　栀子　黄芩　甘草

【主治】肝经湿热，玉茎患疮，或便毒悬痈肿痛，小便赤涩，或溃烂不愈。又治阴囊肿痛，或溃烂作痛，小便涩滞，或睾丸悬挂。

149.芦荟丸

【方药】胡黄连　黄连　芦荟　木香　芜荑　青皮　白雷丸　鹤虱草　麝香

【主治】下疳溃烂，或作痛。又治小儿肝积发热，口鼻生疮，及牙龈蚀烂者。

150.清心莲子饮

【方药】黄芩　黄芪　石莲肉　赤茯苓　人参　甘草　车前子　麦门冬　地骨皮

【主治】心经蕴热，小便赤涩，或玉茎肿，或茎窍痛，及上盛下虚，心火炎上，口苦咽干，烦躁作渴，又治发热口干，小便白浊，夜则安静，昼则发热。

151.滋肾丸

【方药】黄柏　知母　肉桂

【主治】下焦阴虚，小便涩滞；或脚膝无力，阴汗阴痿；或足热不履地，不渴而小便闭。

152.胃苓散

【方药】猪苓　泽泻　白术　白茯苓　苍术　厚朴　陈皮　甘草　肉桂　生姜

【主治】脾胃气虚而挟湿之症。

153.秦艽苍术汤

【方药】秦艽　苍术　皂角仁　桃仁　黄柏　泽泻　当归　防风　槟榔　大黄

【主治】治肠风痔漏，大小便秘涩。

154.当归郁李仁汤

【方药】当归　郁李仁　泽泻　生地黄　大黄　枳壳　苍术　秦艽　麻子仁　皂角仁

【主治】治痔漏，大便结硬，大肠下坠出血，若痛，不能忍者。

155.秦艽防风汤

【方药】秦艽　防风　当归　白术　黄柏　陈皮　柴胡　大黄　泽泻　红花　桃仁　升麻　甘草

【主治】治痔漏结燥，每次大便作痛。

156.加味四君子汤

【方药】人参　白术　白茯苓　白扁豆　黄芪　甘草

【主治】治痔漏下血，面色痿黄，心怔耳鸣，脚弱气乏；一切脾胃虚，口淡，食不知味；又治中气虚不能摄血，致便血不禁。

157.四君子汤

【方药】人参　白术　白茯苓　甘草

【主治】治脾胃虚弱，便血不止。

158.黄连丸

【方药】黄连　吴茱萸

【主治】治大肠有热下血。

159.除湿和血汤

【方药】生地黄　牡丹皮　生甘草　熟甘草　黄芪　白芍药　升麻　当归　苍术　秦艽　陈皮　肉桂　熟地黄

【主治】治阳明经湿热，便血腹痛。

160.槐花散

【方药】槐花　生地黄　青皮　白术　荆芥　川芎　当归　升麻

【主治】治肠风脏毒下血。

161.参苓白术散

【方药】人参　白茯苓　白扁豆　白术　莲肉　砂仁　薏苡仁　桔梗　山药　甘草

【主治】治脾胃不和，饮食不进，或呕吐泄泻。

162.归脾汤

【方药】白术　茯神　黄芪　龙眼肉　酸枣仁　人参　木香　甘草　生姜

【主治】治思虑伤脾，不能统摄，心血以此妄行，或吐血下血，或健忘怔忡，惊悸少寐，或心脾作痛。

163.小乌沉汤

【方药】乌药　甘草　香附　生姜

【主治】治气不调和，便血不止。

164. 枳壳散

【方药】枳壳　半夏曲　赤芍药　柴胡　黄芩　生姜　大枣

【主治】治便血，或妇人经候不调，手足烦热，夜多盗汗，胸膈不利。

165. 芎归汤

【方药】川芎　当归

【主治】治便血，或失血过多眩晕。

166. 连翘饮子

【方药】连翘　川芎　栝楼仁　皂角刺　橘叶　青皮　甘草　桃仁

【主治】治乳内结核。

167. 复元通气散

【方药】木香　小茴香　青皮　穿山甲　陈皮　白芷　甘草　漏芦　贝母

【主治】治乳痈便毒肿痛，及一切气滞肿毒，如打扑伤损闪肭作痛，及疝气。

168. 神效栝楼散

【方药】栝楼　甘草　当归　没药　乳香

【主治】治乳痈乳劳，已成化脓为水，未成即消；及瘰疬疮毒。

169. 木香饼

【方药】木香　生地黄

【主治】治一切气滞结肿，或痛或闪肭，及风寒所伤作痛者。

170. 玉露散

【方药】人参　白茯苓　甘草　桔梗　川芎　白芷　当归　白芍药

【主治】治产后乳脉不行，身体壮热，头目昏痛，大便涩滞。

171. 蛇床子散

【方药】蛇床子　独活　苦参　防风　荆芥　枯矾　铜绿

【主治】治风癣疥癞瘙痒，脓水淋漓。

172. 当归散

【方药】当归　黄芩　牡蛎　刺猬皮　赤芍药

【主治】治妇人阴挺。

173. 治妇人阴挺方（李廷保）

【方药】当归　穿山甲　蒲黄　辰砂　麝香

【主治】治妇人阴挺。

174. 菖蒲散

【方药】菖蒲　当归　秦艽　吴茱萸

【主治】治妇人阴户肿痛，月水涩滞。

175.塌肿汤

【方药】甘草 干漆 生地黄 黄芩 当归 川芎 鳖甲

【主治】治妇人阴户生疮，或痒痛，或脓水淋漓。

176.消风散

【方药】荆芥 甘草 陈皮 人参 白僵蚕 白茯苓 防风 川芎 藿香 蝉蜕
厚朴 羌活

【主治】治风热瘾疹瘙痒，及妇人血风瘙痒，或头皮肿痒，或诸风上攻，头目昏
眩，项背拘急，鼻出清水，嚏喷声重，耳作蝉鸣。

177.当归饮子

【方药】当归 川芎 白芍药 生地黄 防风 白蒺藜 荆芥 何首乌 黄芪 甘草

【主治】治血燥作痒，及风热疮疥瘙痒或作痛。

178.四生散

【方药】白附子 黄芪 独活 蒺藜

【主治】治臁腿生疮，浸淫不愈，类风癣；疮如上攻，则目昏花，视物不明；并
一切风癣疥癞。

179.四生丸

【方药】地龙 僵蚕 白附子 五灵脂 草乌

【主治】治血风骨节疼痛，不能举动，或行步不前，或浑身瘙痒，或麻痹。

180.人参荆芥散

【方药】荆芥 人参 桂心 酸枣仁 柴胡 鳖甲 枳壳 生地黄 羚羊角 白
术 川芎 当归 防风 甘草

【主治】治妇人血风发热，或疮毒瘙痒，或肢体疼痛，头目昏涩，烦渴盗汗，或
月水不调，脐腹酸痛，痃癖积块。

181.复元活血汤

【方药】柴胡 天花粉 当归 红花 甘草 穿山甲 大黄 桃仁

【主治】治坠堕，或打扑瘀血，流于胁下作痛，或小腹作痛，或痞闷，及便毒，
初起肿痛。

182.桃仁承气汤

【方药】桃仁 桂枝 芒硝 甘草 大黄

【主治】治伤损瘀血停滞，腹作痛，发热，或发狂，或便毒壅肿，疼痛便秘发
热者。

183.玉真散（别名：定风散）

【方药】天南星 防风

【主治】治破伤风重者，牙关紧急，腰背反张，并蛇犬所伤。

184.解毒散

【方药】白矾　甘草

【主治】治一切毒蛇恶虫并兽所伤，重者毒入腹，则眼黑口噤，手足强直者。

185.圣愈汤

【方药】熟地黄　生地黄　川芎　人参　当归　黄芪

【主治】治疮疡，脓水出多，或疮出血，心烦不安，眠睡不宁，或五心烦热。

186.独参汤

【方药】人参

【主治】治溃疡气血虚极，恶寒或发热，或失血之症。

187.当归地黄汤

【方药】当归　地黄　白芍药　川芎　藁本　防风　白芷　细辛

【主治】治破伤风，气血俱虚，发热头痛。

外治方

1.代针膏

【方药】乳香　白丁香　巴豆　碱

【主治】外用疮疡脓熟不溃。

2.箍药

【方药】芙蓉叶　白芷　大黄　白及　山慈菇　寒水石　苍耳草　黄柏

【主治】外用治发背毒甚，胤走不住。

3.乌金膏

【方药】巴豆

【主治】外用解一切疮毒，及腐化瘀肉，推陈致新。

4.援生膏

【方药】轻粉　乳香　没药　血竭　蟾酥　麝香　雄黄

【主治】外治一切恶疮，及瘰病初起，点破虽未全消，以杀其毒。

5.神功散

【方药】黄柏　川乌

【主治】外治疮疡，不问阴阳肿溃。

6.蜡矾丸

【方药】黄蜡　白矾

【主治】外治一切痈疽，托里，止疼痛，护脏腑。

7.豆豉饼

【方药】淡豆豉

【主治】外用治疮疡肿硬不溃，及溃而不敛，并一切顽疮恶疮。

8.神仙太乙膏

【方药】玄参　白芷　当归　肉桂　大黄　赤芍药　生地黄　黄丹　麻油

【主治】外治痈疽，及一切疮毒，不问年月深浅，已未成脓者。

9.三品锭子

【方药】明矾　白砒　乳香　没药　牛黄

【主治】上品去十八种痔；中品去五漏、翻花瘤、气核；下品治瘰疬、气核、疔疮、发背、脑疽诸恶症。

10.香附饼

【方药】香附

【主治】外用治瘰疬，流注肿块或风寒袭于经络，结肿或痛。

11.神异膏

【方药】露蜂房　蛇蜕　玄参　黄芪　男子发　杏仁　黄丹　麻油

【主治】外用治痈疽疮毒者。

12.如神千金方

【方药】信石（砒霜）　明白矾　黄丹　蝎梢（全蝎）　草乌

【主治】外用治痔。

13.水澄膏1

【方药】郁金　白及

【主治】外治痔护肉。

14.水澄膏2

【方药】白矾　信石（砒霜）　朱砂

【主治】外治痔护肉。

15.肘后方

【方药】杏仁　雄黄　白矾　麝香

【主治】外治妇人阴户生疮，作痒或痛。

第八篇 外科理例方集

内服方

1.托里温中汤
【方药】丁香 沉香 小茴香 益智仁 陈皮 木香 羌活 干姜 甘草 附子
生姜
【主治】疮疡发生寒变而内陷者，脓出消解，皮肤凉，心下痞满，肠鸣腹痛，大
便微溏，食即呕，气短呃逆不绝，不得安卧，时发憎愦，不时发作。

2.六君子汤
【方药】人参 白术 白茯苓 半夏 陈皮 甘草
【主治】一切脾胃不健，或胸膈不利，饮食少思，或作呕，或食不化，或膨胀，
大便不实，面色萎黄，四肢倦怠。

3.内疏黄连汤（别名：黄连内疏汤）
【方药】黄连 栀子 当归 白芍药 木香 槟榔 黄芩 薄荷 桔梗 甘草
连翘 大黄
【主治】疮疡肿硬，发热作呕，大便秘涩，烦躁，饮冷，呕哕，心烦，脉沉实者。

4.十宣散
【方药】人参 当归 黄芪 甘草 白芷 川芎 桔梗 厚朴 防风 肉桂 生姜
【主治】疮疡脉缓涩，身倦怠，恶寒，或脉弦或紧细者。

5.小柴胡汤
【方药】半夏 柴胡 黄芩 人参 甘草 生姜
【主治】瘰疬，乳痈，便毒，下疳，及肝经分一切疮疡，发热，潮热，或饮食少思者。

6.防风通圣散
【方药】白芍药 芒硝 滑石 川芎 当归 桔梗 石膏 荆芥 麻黄 薄荷
大黄 栀子 白术 连翘 甘草 防风 黄芩
【主治】一切风热病症，积毒，疮肿，发热，便秘，表里俱实者。

7.荆防败毒散
【方药】荆芥 防风 人参 羌活 独活 前胡 柴胡 桔梗 枳壳 白茯苓
川芎 甘草
【主治】一切疮疡，时毒，肿痛，发热，左手脉浮数。

8.黄连解毒汤

【方药】黄芩　黄柏　黄连　栀子

【主治】积热，疮疡焮肿，作痛烦躁，饮冷，脉洪数，或口舌生疮，或疫毒发狂者。

9.四物汤

【方药】当归　川芎　白芍药　生地黄

【主治】一切血虚，或发热病症。

10.大黄牡丹汤

【方药】大黄　牡丹皮　芒硝　桃仁

【主治】肠痈初起，右少腹疼痛拒按，甚则局部有痞块，发热恶寒，自汗出，或右足屈而不伸，苔黄腻，脉滑数者。

11.清凉饮

【方药】大黄　赤芍药　当归　甘草

【主治】疮积热烦躁，饮冷灼痛，脉实，大小便秘涩者。

12.十全大补汤

【方药】人参　肉桂　生地黄　川芎　白芍药　白茯苓　白术　黄芪　当归　甘草

【主治】疮溃脓清，或不溃不敛，皆由元气虚弱，不能营运，服此生血气，壮脾胃，兼补诸虚溃疡发热，或恶寒，或作痛，或脓多，或自汗盗汗，及流注，瘰疬，便毒，久不作脓，或脓成不溃而不敛者。

13.八珍汤

【方药】当归　川芎　白芍药　熟地黄　人参　白术　白茯苓　甘草

【主治】气血两虚，面色苍白或萎黄，头昏眼花，四肢倦怠，气短懒言，食欲减退，疮疡溃后久不收口，心悸怔忡，妇女月经不调、崩漏不止等证。

14.加味十全大补汤

【方药】人参　肉桂　地黄　川芎　白芍药　白茯苓　白术　黄芪　甘草　当归　乌药　香附　生姜　大枣

【主治】妇人气血俱虚，久患瘰疬不消，经大补溃后，坚核去而疮口不敛者。

15.补中益气汤

【方药】黄芪　甘草　人参　当归　白术　升麻　柴胡　陈皮

【主治】疮疡正气不足，四肢倦怠，口干发热，饮食无味，或饮食失节，或劳倦身热，脉洪大无力，或头痛，或恶寒自汗，或气息声高而气喘，身热而烦躁者。

16.圣愈汤

【方药】熟地黄　生地黄　川芎　人参　当归　黄芪

【主治】疮疡脓水出多，或金疮出血，心烦不安，睡卧不宁，或五心烦热者。

17. 人参养荣汤

【方药】白芍药　人参　陈皮　黄芪　桂心　当归　白术　甘草　熟地黄　五味
　　　子　白茯苓　远志

【主治】溃疡发热，或恶寒，或四肢倦怠，肌肉消瘦，面色痿黄，呼吸短气，饮
　　　食无味，或气血不足，不能收敛。若大疮愈后，服之不会转变他病。

18. 归脾汤

【方药】茯神　白术　人参　黄芪　龙眼肉　酸枣仁　木香　甘草

【主治】思虑伤脾，脾不能统摄心血，以致妄行，或吐血下血，或健忘怔忡，惊
　　　悸少寐，或心脾部位痛者。

19. 远志酒

【方药】远志　白酒

【主治】托散诸毒，治一切痈疽发背，疔毒，恶候浸大及乳痈。

20. 黄芪建中汤

【方药】黄芪　肉桂　甘草　白芍药　生姜　大枣

【主治】虚劳里急、气血阴阳诸不足。

21. 内补黄芪汤

【方药】黄芪　麦门冬　熟地黄　人参　白茯苓　甘草　白芍药　川芎　官桂
　　　生姜　大枣

【主治】痈疽溃后，气血皆虚，溃处作痛，倦怠懒言，间或发热，经久不退，脉
　　　细弱，舌淡苔薄等证。

22. 逍遥散

【方药】当归　白芍药　白茯苓　白术　柴胡　甘草

【主治】妇人血虚，五心烦热，肢体痛，头昏头重，心烦，面颊赤，口燥咽干，
　　　发热盗汗，食少嗜卧，及血弱荣卫不调，咳嗽潮热，肌体羸瘦，渐成骨
　　　蒸者。

23. 柏子丸

【方药】柏子仁　牛膝　卷柏　泽兰　续断　生地黄

【主治】月经短少，渐至不通，手足骨肉烦疼，日渐羸瘦，渐生潮热，其脉微
　　　数者。

24. 泽兰汤

【方药】泽兰　当归　白芍药　甘草

【主治】产后恶露不尽，腹痛不除，小腹急痛，痛引腰背，少气力者。

25.连翘消毒散（别名：凉膈散）

【方药】连翘　栀子　大黄　薄荷　黄芩　甘草　朴硝

【主治】积热，疮疡焮痛，发热，烦渴，大便秘，及咽喉肿痛，或生疮毒者。

26.理中汤

【方药】人参　干姜　甘草　白术

【主治】脾胃不健，饮食少思，或作呕，伤寒及肚腹作痛者。

27.二神丸

【方药】破故纸　肉豆蔻　红枣　生姜

【主治】脾肾俱虚，侵晨作泻，或饮食少思，或食而不化，或作呕，或久泻不止，或脾经有湿，大便不实者。

28.竹叶黄芪汤

【方药】淡竹叶　生地黄　麦门冬　黄芪　当归　川芎　甘草　黄芩　白芍药　人参　半夏　石膏

【主治】有头疽，热甚口渴者。

29.黄芪六一汤

【方药】黄芪　甘草

【主治】溃后作渴，必发痈疽，宜常服此药，避免复发。

30.七味白术散

【方药】白术　白茯苓　人参　甘草　木香　藿香　葛根

【主治】脾胃久虚，津液内耗，呕吐泄泻频作，烦渴多饮者。

31.复元活血汤

【方药】柴胡　天花粉　当归　红花　甘草　穿山甲　大黄　桃仁

【主治】坠堕或打扑，瘀血流于胁下作痛，或小腹作痛，或痞闷及便毒初起肿痛者。

32.桃仁承气汤

【方药】桃仁　桂枝　芒硝　甘草　大黄

【主治】伤损，瘀血停滞，腹痛发热，或发狂，或便毒，壅肿疼痛，便秘发热者。

33.当归地黄汤

【方药】当归　熟地黄　白芍药　川芎　藁本　防风　白芷　细辛

【主治】破伤风，气血俱虚，发热头痛者。

34.补真丸

【方药】肉苁蓉　葫芦巴　附子　阳起石　鹿茸　菟丝子　肉豆蔻　川乌　五味子　羊腰子

【主治】房劳过度，真阳虚惫，或元禀不足，不能上蒸，中州不运，致饮食不进者。

35.玄参升麻汤

【方药】玄参　赤芍药　升麻　犀角　桔梗　贯众　黄芩　甘草

【主治】心脾壅热，舌上生疮，木舌、重舌、舌肿，或连颊两边肿痛。

36.犀角升麻汤

【方药】犀角　升麻　防风　羌活　川芎　黄芩　白附子　甘草

【主治】风毒侵袭阳明，血凝不行，鼻额间痛，或麻痹不仁，或连口唇、颊车、发际皆痛，不可开口，左额与颊上常如绷急，手触之则痛者。

37.清胃散

【方药】当归　黄连　生地黄　牡丹皮　升麻

【主治】胃经湿热，牙齿或牙龈肿痛，或牵引头脑，或面发热者。

38.清咽利膈散

【方药】金银花　防风　荆芥　薄荷　桔梗　黄芩　黄连　栀子　连翘　玄参　大黄　朴硝　牛蒡子　甘草

【主治】内有积热，咽喉肿痛，痰涎壅盛，或胸膈不利，烦躁饮冷，大便秘结者。

39.聪耳益气汤

【方药】黄芪　甘草　人参　当归　橘皮　升麻　柴胡　白术　菖蒲　防风　荆芥

【主治】肾虚耳聋，重听者。

40.防风通气汤

【方药】羌活　独活　防风　甘草　藁本　川芎　蔓荆子

【主治】瘰疬不消，脓清不敛，服八珍汤少愈而肩背忽痛，不能回顾者。

41.流气饮

【方药】桔梗　人参　当归　官桂　甘草　黄芪　厚朴　防风　紫苏　白芍药　乌药　枳壳　槟榔　木香　川芎　白芷

【主治】流注及一切恚怒气结，肿胀作痛，或胸膈痞闷，或风寒湿毒搏于经络，致气血不和，结成肿块，肉色不变，或漫肿木闷无头者。

42.独参汤

【方药】人参

【主治】溃疡，气血虚极，恶寒或发热，或失血之证，或血脱日久者。

43.补肾丸

【方药】巴戟天　山药　补骨脂　小茴香　牡丹皮　青盐　肉苁蓉　枸杞子

【主治】肾水不足，阴虚阳亢，头晕咳嗽，腰膝酸痛，梦遗滑精。

44.地骨皮散

【方药】人参　地骨皮　生地黄　白茯苓　柴胡　黄芪　知母　石膏

【主治】骨蒸，潮热，自汗，咳吐腥秽稠痰者。

45.必效散

【方药】硼砂　轻粉　斑蝥　麝香　巴豆　槟榔

【主治】瘰疬未成脓自消，已溃者自敛。

46.散肿溃坚丸

【方药】知母　黄柏　昆布　桔梗　栝楼根　白术　三棱　连翘　升麻　白芍
　　　　药　黄连　葛根　龙胆草　黄芩

【主治】马刀疮，结硬如石，或在耳下至缺盆中，或肩上，或于胁下，皆手足少
　　　　阳经中；及瘰疬遍于颏，或至颊车，坚而不溃，在足阳明经中所出，或
　　　　二经疮已破流脓水。

47.内塞散

【方药】附子　肉桂　赤小豆　甘草　黄芩　当归　白茯苓　白芷　桔梗　川
　　　　芎　人参　远志　厚朴　防风

【主治】阳虚，阳气凑袭，患肿或溃而不敛，或风寒袭于患处，致气血不能运
　　　　行，至久不愈合，遂成漏症者。

48.神效栝楼散

【方药】甘草　当归　没药　乳香　栝楼

【主治】乳痈乳劳已成者，或瘰疬疮毒者。

49.桃仁汤

【方药】桃仁　苏木　蛮虫（斑蝥）　水蛭　生地黄

【主治】破血下瘀。治产后恶露顿绝，或渐减少，瘀血留于经络，腰部重痛下
　　　　注，两股痛如锥刀刺者。

50.没药丸

【方药】当归　桂心　白芍药　没药　桃仁　蛮虫（斑蝥）　水蛭

【主治】冷热不调，或思虑动作，气乃壅遏，血蓄经络而恶血未尽，脐腹刺痛，
　　　　或流注四肢，或注股内，痛如锥刺，或两股肿痛。

51.当归丸

【方药】当归　大黄　桂心　赤芍药　葶苈子　人参　甘遂

【主治】腰疽，因水湿所触，经水不行而致肿痛者。

52.当归散

【方药】当归　黄芩　牡蛎　刺猬皮　赤芍药

【主治】妇人阴挺，阴中突出一物，长五六寸者。

53.瓜子仁汤

【方药】薏苡仁　桃仁　牡丹皮　栝楼仁

【主治】产后恶露不尽，或经后瘀血作痛，或肠胃停滞，瘀血作痛，或作痈者。

54.泻白散

【方药】桑白皮　桔梗　栝楼　升麻　半夏　杏仁　地骨皮　甘草

【主治】肺脏实热，心胸壅闷，咳嗽烦喘，大便不利。

55.神仙活命饮

【方药】穿山甲　甘草　防风　没药　赤芍药　白芷　当归　乳香　天花粉　贝
　　　　母　金银花　陈皮　皂角刺

【主治】诸疮未作脓者。

56.蜡矾丸

【方药】白矾　黄蜡

【主治】一切痈疽，托里止痛，护脏腑，不问老幼者。

57.四君子汤

【方药】甘草　人参　白术　白茯苓

【主治】脾胃虚弱，便血不止者。

58.人参败毒散

【方药】人参　羌活　独活　前胡　柴胡　桔梗　枳壳　白茯苓　川芎　甘草

【主治】一切疮疡，痛发寒热，或拘急头痛，脉数有力者。

59.清咽消毒散

【方药】荆芥　防风　白茯苓　独活　柴胡　前胡　川芎　枳壳　羌活　桔梗
　　　　薄荷　甘草　黄芩　黄连　芒硝　大黄

【主治】咽喉生疮肿痛，痰涎壅盛，或口舌生疮，大便秘结者。

60.龙胆泻肝汤

【方药】柴胡　泽泻　车前子　木通　生地黄　当归　龙胆草

【主治】肝经湿热，玉茎患疮，或便毒，悬痈肿痛，小便赤涩，或溃烂不愈，或
　　　　治阴囊肿痛，或溃烂作痛，或睾丸悬挂，亦治痔疮肿痛，小便赤涩。

61.神功散（别名：四生散）

【方药】白附子　黄芪　独活　蒺藜　猪腰子

【主治】肾脏风疮，大腿生疮，浸淫不愈，类风癣者，或毒邪上攻则目昏眼花，
　　　　视物不明，及一切风癣疥癞。

62.大连翘饮

【方药】连翘　瞿麦　荆芥　木通　白芍药　蝉蜕　当归　甘草　防风　柴胡

　　滑石　栀子　黄芩

【主治】丹毒，斑疹瘙痒，或作痛，及大人风邪热毒红肿或瘙痒，小便涩者。

63.羌活胜湿汤

【方药】羌活　独活　藁本　防风　川芎　甘草　蔓荆子

【主治】风湿在表，头痛项强，腰背重痛，一身尽痛，难以转侧，恶寒发热，脉浮。

64.附子八物汤

【方药】附子　干姜　白芍药　白茯苓　人参　甘草　肉桂　白术

【主治】风历节，四肢疼痛，如槌打不可忍；疮疡阳气脱陷，呕吐畏寒，泄泻厥逆。

65.加减小续命汤

【方药】麻黄　人参　黄芩　白芍药　杏仁　甘草　防己　肉桂　附子　生姜

【主治】风湿流注，手臂结核如栗，延至颈项，状似瘰疬者。

66.独活寄生汤

【方药】白茯苓　杜仲　当归　防风　牛膝　白芍药　人参　细辛　桂心　秦
　　　　艽　熟地黄　川芎　甘草　独活　桑寄生

【主治】祛风湿，止痹痛，补肝肾，益气血。主肝肾两亏，气血不足，风寒湿邪
　　　　外侵，腰膝冷痛，酸重无力，屈伸不利，或麻木偏枯，冷痹日久不愈。

67.五香连翘汤

【方药】沉香　木香　麝香　连翘　射干　升麻　丁香　独活　甘草　桑寄生
　　　　大黄　木通　乳香

【主治】诸疮初起，一二日便厥逆，咽喉塞，恶寒发热者。

68.八风散

【方药】藿香　白芷　前胡　黄芪　甘草　人参　羌活　防风

【主治】风气上攻，头目昏眩，肢体拘急烦疼，或皮肤风疮痒痛；以及寒壅不
　　　　调，鼻塞声重。

69.人参荆芥散

【方药】人参　桂心　柴胡　鳖甲　荆芥　枳壳　生地黄　酸枣仁　羚羊角　白
　　　　术　川芎　当归　防风　甘草　生姜

【主治】妇人血风发热，或疮毒瘙痒，肢体疼痛，头目昏涩，烦渴盗汗，或月水
　　　　不调，脐腹疼痛，痃癖积块者。

70.消风散

【方药】陈皮　甘草　人参　白茯苓　荆芥　防风　川芎　白僵蚕　蝉蜕　厚
　　　　朴　藿香　羌活

【主治】风热证，瘾疹瘙痒，及妇人血风瘙痒，或头皮肿痒，或诸风上攻，头目昏眩，项背拘急，鼻流清水，嚏喷声重，耳作蝉声者。

71.何首乌散
【方药】何首乌　防风　白蒺藜　枳壳　天麻　胡麻子　僵蚕　苍耳子
【主治】妇人血风，皮肤瘙痒，心神烦闷，并治血游风。

72.乳香定痛丸
【方药】乳香　没药　羌活　五灵脂　独活　川芎　当归　肉桂　白芷　绿豆粉　白胶香
【主治】发背及一切疽疮，溃烂痛不可忍。

73.五积散
【方药】苍术　桔梗　陈皮　白芷　甘草　当归　白芍药　半夏　白茯苓　麻黄　干姜　枳壳　桂心　厚朴　生姜　大枣
【主治】风寒湿毒客于经络，致筋挛骨痛，或脚腰酸疼，或身重痛拘急者。

74.舒筋汤
【方药】姜黄　甘草　羌活　当归　赤芍药　白术　海桐皮
【主治】臂痛。筋挛不能屈伸，遇寒则剧，脉紧细。

75.四生丸
【方药】地龙　僵蚕　白附子　五灵脂　草乌
【主治】血风，骨节疼痛，不能举动，或行步不前，或浑身瘙痒，或麻痹者。

76.大防风汤
【方药】附子　白术　羌活　人参　川芎　防风　甘草　牛膝　当归　黄芪　白芍药　杜仲　生地黄
【主治】鹤膝风三阴之气不足，风邪乘之，两膝作痛，久则膝大腿愈细，又治痢后脚痛缓弱，不能行步，或腿肿痛者。

77.芦荟丸
【方药】胡黄连　黄连　芦荟　木香　芜荑　雷丸　青皮　鹤虱草　麝香
【主治】下疳溃烂或作痛，及小儿肝积发热，口鼻生疮，或牙龈蚀烂者。

78.当归拈痛汤
【方药】防风　当归　知母　泽泻　猪苓　白术　羌活　人参　苦参　升麻　葛根　苍术　甘草　黄芩　茵陈
【主治】湿热下注，脚膝生疮，或脓水不绝，或赤肿，或痒痛，或四肢遍身肿痛者。

79.清震汤

【方药】升麻 柴胡 苍术 黄芩 甘草 藁本 当归 麻黄根 防风 猪苓 红花 泽泻 羌活 黄柏

【主治】小便溺黄,臊臭,淋沥,阴汗浸多。

80.补肝汤

【方药】黄芪 人参 葛根 白茯苓 升麻 猪苓 柴胡 羌活 知母 连翘 泽泻 防风 苍术 当归 黄柏 陈皮 甘草

【主治】主前阴冰冷,阴汗,两脚软弱无力。

81.白芍药汤

【方药】白芍药 当归 黄连 黄芩 官桂 槟榔 甘草 木香 大黄

【主治】湿热痢,腹痛便脓血,赤相兼,里急后重,肛门灼热,小便短赤。妊娠痢疾,腹痛口渴,后重里急者。

82.清燥汤

【方药】白术 黄芪 黄连 苍术 白茯苓 当归 陈皮 生地黄 人参 神曲 猪苓 麦门冬 黄柏 甘草 泽泻 柴胡 升麻

【主治】肺金受湿热之邪,痿躄喘促,胸满少食,色白毛败,头眩体重,身痛肢倦,口渴便秘。

83.黄连丸

【方药】黄连 吴茱萸

【主治】大肠有热下血。

84.黄连消毒散(别名:黄连消毒饮)

【方药】黄连 羌活 黄芩 黄柏 生地黄 知母 独活 防风 当归 连翘 苏木 防己 桔梗 陈皮 泽泻 人参 甘草 黄芪

【主治】痈疽肿势外感灼痛,或不痛麻木者。

85.还少丹

【方药】远志 小茴香 巴戟天 山药 牛膝 杜仲 肉苁蓉 枸杞子 熟地黄 石菖蒲 五味子 白茯苓 褚实子

【主治】阳事痿弱,精气不射,尺脉微细,无子者宜服。虚损劳伤,脾肾虚寒,心血不足,腰膝酸软,失眠健忘;眩晕倦怠,小便混浊,遗精阳痿,未老先衰,疲乏无力。

86.蟠葱散

【方药】肉桂 干姜 苍术 甘草 砂仁 丁皮(海桐皮) 槟榔 莪术 三棱 白茯苓 青皮 元胡

【主治】脾胃虚冷，心腹痛连两胁，胸膈痞闷，背膊连项拘急疼痛，不思饮食，时或呕逆，霍乱转筋，腹冷泄泻，膀胱气刺，小肠及外肾肿痛；及治妇人血气攻刺，症瘕块硬，带下赤，或发寒热，胎前产后，恶血不止，脐腹疼痛。

87.葫芦巴丸

【方药】葫芦巴　小茴香　川楝子　巴戟天　川乌　吴茱萸

【主治】大人、小儿小肠气、蟠肠气、奔豚气、疝气，偏坠阴肿，小腹有形如卵，上下来去，痛不可忍，或绞结绕脐攻刺，呕恶闷乱。

88.菖蒲散

【方药】菖蒲　当归　秦艽　吴茱萸

【主治】妇人阴户肿痛，月水涩滞者。

89.清心连子饮

【方药】黄芩　黄芪　石莲肉　赤茯苓　人参　甘草　车前子　麦门冬　地骨皮

【主治】心经蕴热，小便赤涩，或茎肿窍痛，及上下虚，心火炎上口苦咽干，烦躁作渴，发热，小便白浊，夜则安静，昼则发热者。

90.斑龙丸

【方药】鹿茸　山药　熟地黄　柏子仁　菟丝子

【主治】虚损，理百病，驻颜益寿。

91.滋肾丸

【方药】肉桂　黄柏　知母

【主治】下焦阴虚，小便涩滞，或膝无力，阴汗阴痿，或足热不履地，不渴而小便闭者。

92.茯兔丸

【方药】菟丝子　白茯苓　石莲肉

【主治】心肾俱虚，真阳不固，溺有余沥，小便白浊，梦寐频泄。

93.没药降圣丹

【方药】川乌头　骨碎补　白芍药　没药　当归　乳香　生地黄　川芎　苏木　自然铜

【主治】温经散寒，逐瘀止痛。治打扑闪肭，筋断骨折，挛急疼痛，不能屈伸，营卫虚弱，外受游风，内伤经络，筋骨缓纵，皮肉刺痛，肩背拘急，身体倦怠，四肢无力。

94.乳香定痛散

【方药】乳香　没药　寒水石　滑石　冰片

【主治】疮疡痛不可忍者。

95. 青州白丸子
【方药】白附子　半夏　胆南星　川乌　糯米
【主治】男子妇人手足瘫痪，风痰壅盛，呕吐涎沫，及小儿惊风。

96. 失笑散
【方药】五灵脂　蒲黄
【主治】产后心腹绞痛欲死，或血迷心窍，不知人事及寻常腹内瘀血，或积血作痛，妇人血气痛，或疝气疼痛者。

97. 五福化毒丹
【方药】玄参　桔梗　白茯苓　人参　牙硝　青黛　甘草　麝香　金银箔
【主治】小儿蕴积热毒，口舌生疮，身体多疥。

98. 连翘丸
【方药】连翘　防风　黄柏　肉桂　桑白皮　香豉　独活　秦艽　牡丹皮　海藻
【主治】小儿结风气肿。

99. 当归饮子
【方药】当归　川芎　白芍药　防风　生地黄　白蒺藜　荆芥　黄芪　何首乌　甘草
【主治】血燥作痒，及风热疮疥瘙痒或作痛者。

100. 葛根橘皮汤
【方药】葛根　陈皮　杏仁　麻黄　知母　黄芩　甘草
【主治】冬温，壮热而咳，肌肤发斑，状如锦纹，胸闷作呕，但吐清汁者。

101. 龙胆丸
【方药】龙胆草　赤茯苓　升麻　苦楝根皮　防风　芦荟　油发灰　青黛　黄连
【主治】脑疳，脑热如火，满头饼疮。

102. 地黄清肺饮
【方药】紫苏　前胡　防风　黄芩　赤茯苓　当归　连翘　桔梗　甘草　天门冬　生地黄　桑白皮
【主治】肺热疳，咳嗽气逆，多嚏，壮热恶寒。

103. 化䘌丸
【方药】芜荑　青黛　芦荟　川芎　蛤蟆灰　白芷　胡黄连　猪胆
【主治】肺热疳，鼻䘌蚀穿孔，汗臭，或生息肉。

104. 大芦荟丸
【方药】黄连　芦荟　木香　青皮　胡黄连　雷丸　白芜荑　鹤虱　麝香

【主治】下疳溃烂或作痛，及小儿肝积发热，口鼻生疮或牙龈蚀烂。

105.六味地黄丸（别名：肾气丸）

【方药】山药　泽泻　牡丹皮　白茯苓　山茱萸　熟地黄

【主治】肾气素虚，不交于心，津液不降，败浊为痰，咳逆者。

106.槐花酒

【方药】槐花　黄酒

【主治】一切疮毒，不问已成未成及灼痛者，又治湿热疮疥，肠风，痔漏诸疮作痛者。

107.紫金锭（别名：神仙追毒丸、太乙丹）

【方药】五味子　山慈菇　麝香　红牙大戟　续随子

【主治】一切痈疽。

108.玉真散（别名：定风散）

【方药】天南星　防风

【主治】破伤风，重者牙关紧急，腰背反张，并蛇犬所伤者。

109.夺命丹（别名：蟾蜍丸）

【方药】蟾酥　轻粉　白矾　铜绿　寒水石　乳香　没药　麝香　朱砂　蜗牛

【主治】疔疮发背及恶证不痛，或麻木，或呕吐，重者昏愦者。

110.白茯苓丸

【方药】白茯苓　半夏　枳壳　朴硝

【主治】痰停中脘，两臂疼痛。

111.控涎丹

【方药】甘遂　大戟　白芥子

【主治】痰饮积聚，胸胁胀满隐痛。

112.制甘草法

【方药】甘草

【主治】悬痈肿痛，或发寒热，不问肿溃者。

113.五苓散

【方药】泽泻　肉桂　白术　猪苓　赤茯苓

【主治】膀胱化气不利，水湿内聚引起的小便不利，水肿腹胀，呕逆泄泻，渴不思饮。

114.人参平肺散

【方药】人参　陈皮　甘草　地骨皮　白茯苓　知母　青皮　天门冬　五味子　桑白皮

【主治】心火克肺，传为肺痿，咳嗽喘呕，痰涎壅盛，胸膈痞满，咽嗌不利。

115.如圣柘黄丸

【方药】柘黄 百齿霜

【主治】肺痈，咳而腥臭，或唾脓瘀，不问脓盛否者。

116.万金散

【方药】栝楼 没药 乳香 甘草

【主治】痈疽恶核肿痛，发背等疮，不问已溃未溃者。

117.猬皮丸

【方药】刺猬皮 槐花 艾叶 枳壳 白芍药 地榆 川芎 当归 白矾 黄芪 贯众 头发灰 猪蹄甲 皂角

【主治】痔久而不愈，或作痔漏者。

118.苦参丸

【方药】苦参

【主治】一切疮毒，灼痛作渴，或烦躁者。

119.秦艽苍术汤

【方药】黄柏 泽泻 当归 防风 皂角仁 秦艽 苍术 桃仁 槟榔 大黄

【主治】肠风痔漏，大小便秘，小便涩者。

120.卷柏散

【方药】卷柏 黄芪

【主治】脏毒便血者。

121.寒水石散

【方药】寒水石 朴硝

【主治】痔发热作痛者。

122.内托羌活汤

【方药】防风 藁本 当归 羌活 黄柏 肉桂 连翘 甘草 苍术 陈皮 黄芪

【主治】足太阳经尻臀生痈坚硬，肿痛大作。左右尺脉俱紧，按之无力者。

123.白芷升麻汤

【方药】白芷 升麻 桔梗 黄芩 红花 甘草

【主治】治臀痈肿痛，右手脉大，未成脓者。

124.内托黄柴胡汤

【方药】黄芪 柴胡 连翘 羌活 生苄 当归 官桂 土瓜根 黄柏

【主治】左腿近膝股内出附骨痈，不辨肉色。漫肿，皮泽木硬，疮势甚大，其脉左三部细而弦。按之洪缓微有力者。

125.内托升麻汤

【方药】栝楼仁　升麻　连翘　青皮　甘草

【主治】妇人乳中结核，或红肿痛者。

126.升麻牛蒡子散

【方药】升麻　桔梗　葛根　玄参　牛蒡子　麻黄　甘草　连翘

【主治】时毒疮疹，发于头面或胸膈之际，及一切疮毒者。

127.黄芪人参汤

【方药】人参　白术　当归　麦门冬　苍术　甘草　陈皮　升麻　神曲　黄芪　黄柏　五味子

【主治】溃疡，虚热无睡，少食，或秽气所触作痛者。

128.千两金丸

【方药】蚵蚾草（土牛膝）　铜青　大黄　马牙硝

【主治】喉风喉闭，及一切急症肿塞者。

129.破关丹

【方药】硼砂　霜梅肉

【主治】研末为芡实大丸，噙化咽下，治乳蛾、喉闭、缠喉风者。

130.如圣黑丸子

【方药】白及　当归　白蔹　胆南星　百草霜　白芍药　牛膝　川乌　赤小豆　骨碎补

【主治】风寒袭于经络，肿痛或不痛，或打扑跌坠，筋骨疼痛，瘀血不散，遂成肿毒，及风湿四肢疼痛，或手足缓弱，行步不前，并妇人血风劳损者。

131.如圣丸

【方药】全蝎　连翘　天麻　防风　荆芥　川芎　白芷　当归　黄柏　羌活　桔梗　大黄　滑石　石膏　白术　麻黄　苦参　僵蚕　蝉蜕　白芍药　栀子　枳壳　细辛　皂角刺　大风子　独活　人参　郁金　芒硝　黄连

【主治】癞风（大麻风）。

132.四七汤

【方药】半夏　紫苏　白茯苓　厚朴　生姜　大枣

【主治】若因思虑过度，阴阳不分，清浊相干，小便白浊或妇人恶阻。

133.玉烛散

【方药】川芎　当归　白芍药　芒硝　生地黄　大黄　甘草

【主治】便痈初起，肿痛发热，大小便秘者。

134.神效活络丹

【方药】官桂　羌活　麻黄　贯众　白花蛇　甘草　草豆蔻　天麻　白芷　零陵
香　黄连　熟地黄　黄芩　何首乌　大黄　木香　白芍药　细辛　竹
叶　没药　朱砂　乳香　丁香　僵蚕　虎骨　玄参　龟板　人参　附
子　乌药　青皮　香附子　白茯苓　安息香　白豆蔻　白术　骨碎补
沉香　威灵仙　全蝎　葛根　当归　麝香　乌梢蛇　乌犀屑（地龙）
松香脂　血竭　防风　牛黄　金箔　冰片

【主治】风疾。凡男子妇人卒暴中风，不省人事，倒地不能起坐，或口眼㖞斜，
语言謇涩，身体麻痹，口噤失音不语，痰涎壅盛，筋脉拘挛，手足不能
屈伸，骨节疼痛不能转侧，精神昏愦；或妇人产后暗风，洗头偏头风，
眩晕欲倒，或破伤风，或内外一切伤寒。

135.神效活络丹

【方药】官桂　羌活　麻黄　贯众　甘草　草豆蔻　天麻　白芷　何首乌　木
香　白芍药　细辛　竹叶　没药　朱砂　乳香　丁香　僵蚕　玄参　人
参　附子　香附子　白茯苓　沉香　威灵仙　全蝎　葛根　当归　麝
香　乌梢蛇　乌犀屑（地龙）　藿香　血竭　防风　牛黄　金箔　冰片

【主治】男妇卒暴中风，不省人事，㖞斜口噤，失音，涎盛，拘挛，或产后暗风
及破伤风，内外一切伤寒。

136.内托复煎散

【方药】地骨皮　黄芩　白茯苓　人参　白芍药　黄芪　白术　肉桂　甘草　防
己　当归　防风　苍术

【主治】疮疡红肿在外，其脉多浮，邪气胜，必侵内者。

137.托里消毒散

【方药】人参　黄芪　当归　川芎　白芍药　白术　白茯苓　白芷　金银花　甘草
【主治】疽已攻发不消者，又治时毒，表里俱解，肿肉不退，欲其作脓者。

138.托里散

【方药】人参　黄芪　当归　川芎　白术　白茯苓　白芍药　厚朴　白芷　甘草
【主治】疮疡饮食少思，或不腐，或不收敛者。

139.托里荣卫汤

【方药】黄芪　红花　桂枝　苍术　柴胡　连翘　羌活　防风　当归　甘草　黄
芩　人参

【主治】治疮外无焮肿、内亦便利者。

140.定痛托里散

【方药】当归 白芍药 川芎 乳香 没药 肉桂 罂粟壳

【主治】疮疡血虚疼痛者。

141.内托黄芪汤

【方药】黄芪 麦门冬 熟地黄 人参 白茯苓 白术 川芎 官桂 远志 当归 甘草

【主治】溃疡作痛，倦怠少食，无睡，自汗，口干或发热者。

142.当归补血汤

【方药】黄芪 当归

【主治】疮溃后气血俱虚，肌热，燥热，目赤面红，烦渴引饮，昼夜不息，脉洪大而虚，重按全无者。

143.玉露散

【方药】人参 白茯苓 甘草 桔梗 川芎 白芷 当归 白芍药

【主治】产后乳脉不通，身体壮热，头目昏痛，大便涩滞者。

144.加味小柴胡汤

【方药】柴胡 黄芩 人参 生地黄 甘草 半夏

【主治】妇人热入血室，致寒热如疟，昼则安静，夜则发热妄语者。

145.清心汤

【方药】防风 荆芥 连翘 麻黄 薄荷 川芎 当归 白芍药 白术 栀子 大黄 芒硝 石膏 黄芩 桔梗 甘草 滑石 黄连

【主治】疮疡肿痛，发热，饮冷，脉沉实，睡语不宁者。

146.破棺丹

【方药】芒硝 甘草 大黄

【主治】疮热极，汗多，大渴，便秘，谵语，或发狂者。

147.神效托里散（别名：金银花散）

【方药】黄芪 当归 甘草 忍冬藤

【主治】一切肿毒焮痛，憎寒壮热者。

148.托里温经汤

【方药】麻黄 防风 升麻 葛根 白芷 当归 苍术 人参 甘草 白芍药

【主治】寒覆皮毛，郁遏经络，不得伸越，热伏荣中，聚结赤肿作痛，恶寒发热，或痛引肢体，若头肿痛甚者。

149.五利大黄汤

【方药】大黄 黄芩 升麻 芒硝 栀子

【主治】时毒燉肿赤痛，烦渴便秘，脉数者。

150.栀子仁汤

【方药】郁金　枳壳　升麻　大黄　栀子仁　牛蒡子

【主治】时毒肿痛，便秘，脉沉数者。

151.葛根牛蒡子汤

【方药】葛根　贯众　甘草　淡豆豉　牛蒡子

【主治】时毒肿痛，脉数而少力者。

152.普济消毒饮

【方药】黄芩　黄连　人参　橘红　玄参　甘草　柴胡　桔梗　连翘　牛蒡子
　　　　板蓝根　马勃　升麻　白僵蚕

【主治】时毒，疫疠初觉，憎寒体重，次传头面肿痛，或咽喉不利，口干舌燥。

153.内托羌活汤

【方药】防风　藁本　当归　羌活　黄柏　肉桂　连翘　甘草　苍术　陈皮　黄芪

【主治】水酒煎服，治足太阳经尻臀生痈坚硬，肿痛大作，左右尺脉俱紧，按之
　　　　无力。

154.内托黄酒煎汤

【方药】柴胡　连翘　肉桂　黄柏　黄芪　当归　升麻　甘草　牛蒡子

【主治】水酒煎服，寒湿，腿外侧少阳经分患痈，或附骨痈，坚硬漫肿作痛，或
　　　　侵足阳明经。

155.二陈汤

【方药】半夏　陈皮　白茯苓　甘草　生姜

【主治】水酒煎服，痰湿中阻、脾胃不和之类疾病。

156.半夏佐经汤

【方药】半夏　葛根　细辛　白术　白茯苓　桂心　防风　干姜　黄芩　麦门
　　　　冬　柴胡　甘草

【主治】足少阳经为四气所乘，以致发热，腰胁疼痛，头目眩晕，呕吐不食，热
　　　　闷烦心，腿痹者。

157.大黄佐经汤

【方药】细辛　白茯苓　羌活　大黄　甘草　前胡　枳壳　厚朴　黄芩　杏仁
　　　　生姜　大枣

【主治】四气流注足阳明经，致腰脚肿痛不能行，大小便闭，或恶闻食气，喘满
　　　　自汗者。

158.加味败毒散

【方药】羌活　独活　前胡　柴胡　枳壳　桔梗　甘草　人参　白茯苓　川芎
　　　　大黄　苍术　生姜

【主治】足三阳经受热，毒流于脚踝，焮赤肿痛，寒热如疟，自汗，短气，小便
　　　　不利，手足或无汗，恶寒者。

159.导滞通经汤

【方药】白茯苓　泽泻　白术　木香　陈皮

【主治】脾经湿热，壅遏不通，面目手足作痛者。

160.附子六物汤

【方药】附子　防己　甘草　白术　白茯苓　桂枝

【主治】四气流注于足太阴经，骨节烦痛，四肢拘急，自汗短气，小便不利，手
　　　　足或时浮肿者。

161.八味丸

【方药】山药　泽泻　牡丹皮　白茯苓　山茱萸　熟地黄　肉桂　附子

【主治】命门火衰，不能上生脾土，致脾胃虚弱，饮食少思，或食不化，日渐消
　　　　瘦，及虚劳，饮水，腰肿痛疼，小腹不利，及肾气虚寒，脐腹作痛，夜
　　　　多漩溺，脚膝无力，肢体倦怠者。

162.交加散

【方药】白芷　川芎　甘草　白茯苓　当归　肉桂　白芍药　半夏　陈皮　枳
　　　　壳　麻黄　苍术　干姜　桔梗　厚朴　柴胡　前胡　川芎　羌活　独
　　　　活　人参　甘草　生姜　薄荷

【主治】风寒湿毒所伤，腿脚痛，或筋挛骨痛，腰背掣痛，或头痛恶寒拘急，遍
　　　　身疼痛，一切寒毒者。

163.槟榔散

【方药】槟榔　木瓜　香附　紫苏　陈皮　甘草

【主治】风湿流注，脚胫酸痛，或呕吐不食者。

164.麻黄佐经汤

【方药】麻黄　葛根　白茯苓　苍术　防己　桂心　羌活　防风　细辛　甘草
　　　　生姜　大枣

【主治】四气流注足太阳经，腰足挛痹，关节重痛，憎寒发热，无汗恶寒，或自
　　　　汗恶风头痛者。

165.加味四斤丸

【方药】虎胫骨　没药　乳香　川乌　肉苁蓉　牛膝　木瓜　天麻

【主治】肝肾气血不足，足胫酸痛，步履不随，腿受风寒湿毒以致香港脚者。

166.《局方》换腿丸

【方药】薏苡仁 石楠叶 胆南星 石斛 槟榔 萆薢 牛膝 羌活 防风 木瓜 黄芪 当归 天麻 续断

【主治】足三阴经为四气所乘，挛痹缓纵，上攻胸胁肩背，或下注脚膝作痛，足心发热，行步艰难者。

167.三因胜骏丸

【方药】当归 天麻 牛膝 木香 熟地黄 酸枣仁 防风 木瓜 羌活 乳香 麝香 全蝎 没药 甘草 附子

【主治】元气不足，为寒湿所袭，腰足挛拳，或脚面连指，走痛无定，筋脉不伸，行步不随者。

168.神应养真丸

【方药】当归 川芎 白芍药 地黄 羌活 天麻 木瓜 菟丝子

【主治】厥阴经为四气所袭，脚膝无力，或左瘫右痪，半身不遂，手足顽麻，语言謇涩，气血凝滞，通身疼痛者。

169.开结导引丸

【方药】白术 陈皮 泽泻 白茯苓 神曲 麦芽 半夏 青皮 干姜 巴豆霜 枳实

【主治】饮食不消，心下痞闷，腿脚肿痛者。

170.青龙汤

【方药】干姜 细辛 麻黄 肉桂 半夏 白芍药 甘草 五味子

【主治】肺受寒，咳嗽喘者。

171.葶苈子大枣泻肺汤

【方药】葶苈子 大枣

【主治】肺痈，胸膈胀满，上气咳嗽，或身面浮肿，鼻塞声重者。

172.升麻汤

【方药】升麻 桔梗 薏苡仁 地榆 黄芩 赤芍药 生甘草 牡丹皮

【主治】肺痈，胸乳间皆痛，吐痰腥臭者。

173.参苏饮

【方药】木香 苏叶 葛根 前胡 半夏 人参 白茯苓 枳壳 桔梗 甘草 陈皮

【主治】感风咳嗽，涕唾稠黏，或发热头痛，或头目不清，胸膈不利者。

174.桔梗汤

【方药】桔梗　贝母　当归　栝楼仁　枳壳　薏苡仁　桑白皮　甘草　防己　黄
　　　　芪　百合　五味子　葶苈子　地骨皮　知母　杏仁

【主治】咳而胸膈隐痛，两脚肿满，咽干口燥，烦闷多渴，时出浊涕腥臭者。

175.排脓散

【方药】嫩黄　白芷　五味子　人参

【主治】肺痈吐脓者。

176.四顺散

【方药】贝母　紫菀　桔梗　甘草

【主治】肺痈吐脓，五心烦热，壅闷咳嗽者。

177.葶苈子散

【方药】葶苈子　桔梗　栝楼仁　升麻　薏苡仁　桑白皮　葛根　甘草　生姜

【主治】过食煎爆，或饮酒过度，致肺壅喘不卧，及肺痈浊唾腥臭者。

178.钟乳粉散

【方药】钟乳粉　桑白皮　麦门冬　紫苏　生姜　大枣

【主治】肺气虚，久嗽，皮毛枯槁，唾血腥臭，或喘不已者。

179.紫菀茸汤

【方药】紫菀茸　犀角　甘草　人参　款冬花　桑叶　百合　杏仁　阿胶　贝
　　　　母　半夏　蒲黄　生姜

【主治】饮食过度，或煎爆伤肺，咳嗽咽干，吐痰唾血，喘急胸痛，不得卧者。

180.人参五味子汤

【方药】人参　五味子　前胡　桔梗　白术　白茯苓　陈皮　甘草　地黄　当
　　　　归　地骨皮　黄芪　桑白皮　枳壳　柴胡　生姜

【主治】劳复咳脓或咯血，寒热往来，盗汗，羸瘦困乏，一切虚损者。

181.宁肺汤

【方药】人参　当归　白术　川芎　白芍药　熟地黄　五味子　麦门冬　桑白
　　　　皮　甘草　白茯苓　阿胶　生姜

【主治】荣卫俱虚，发热自汗，或喘急咳嗽唾脓者。

182.知母白茯苓汤

【方药】白茯苓　黄芩　甘草　知母　人参　五味子　桔梗　薄荷　半夏　柴
　　　　胡　白术　麦门冬　款冬花　川芎　阿胶　生姜

【主治】肺痿，喘嗽不已，往来寒热，自汗者。

183.人参养肺汤

【方药】人参 五味子 贝母 柴胡 桔梗 白茯苓 甘草 桑白皮 枳实 杏仁 阿胶 生姜 大枣

【主治】肺痿，咳嗽有痰，午后热，并声飒者。

184.栀子仁汤

【方药】栀子仁 赤芍药 大青叶 知母 黄芩 石膏 杏仁 升麻 柴胡 甘草 豆豉

【主治】肺痿，发热，潮热，或发狂烦躁，面赤咽痛者。

185.甘桔汤

【方药】甘草 桔梗

【主治】肺气壅热胸膈不利，咽喉肿痛，痰涎壅盛者。

186.加味理中汤

【方药】甘草 半夏 白茯苓 干姜 白术 橘红 细辛 人参 五味子

【主治】肺胃俱寒，发热不已者。

187.大黄汤

【方药】朴硝 大黄 牡丹皮 栝楼仁 桃仁

【主治】肠痈，小腹坚肿如掌而热，按之则痛，肉色如故，或燄赤微肿，小便频数，汗出增寒，其脉迟紧，未成脓者。

188.牡丹皮散

【方药】牡丹皮 白茯苓 薏苡仁 人参 天麻 黄芪 桃仁 白芷 当归 川芎 官桂 甘草 木香

【主治】肠痈腹濡而痛，时时下脓者。

189.梅仁汤

【方药】核桃仁 牡丹皮 大黄 芒硝 犀角 冬瓜仁

【主治】肠痈隐痛，大便秘涩者。

190.薏苡仁汤

【方药】薏苡仁 栝楼仁 牡丹皮 桃仁

【主治】肠痈，腹中酸痛，或胀满不食，小便涩，及妇人产后肠痈者。

191.排脓散

【方药】黄芪 当归 金银花 白芷 穿山甲 防风 连翘 栝楼仁

【主治】肠痈少腹痛，脉滑数，或里急后重，或时时下脓者。

192.射干连翘散

【方药】射干 连翘 玄参 木香 赤芍药 升麻 前胡 当归 栀子仁 甘

草　大黄

【主治】塞热瘰疬。

193.薄荷丹

【方药】薄荷　皂角　三棱　连翘　何首乌　蔓荆子　荆芥　淡豆豉

【主治】风热瘰疬，久服毒自小便宣出，未作脓者。

194.益气养荣汤

【方药】人参　白茯苓　陈皮　贝母　香附　当归　川芎　黄芪　熟地黄　白芍
　　　药　甘草　桔梗　白术

【主治】抑郁或劳伤气血，或四肢颈项患肿，或软，或赤不赤，或痛不痛，或日
　　　晡发热，或溃破不敛者。

195.当归龙荟丸

【方药】当归　栀子仁　黄连　青皮　龙胆草　黄芩　大黄　芦荟　青黛　柴
　　　胡　木香　麝香

【主治】瘰疬肿痛，或胁痛以有积块，及下疳便痈，小便涩，大便秘，或瘀血凝
　　　滞，小腹作痛者。

196.分心气饮

【方药】木通　赤芍药　官桂　半夏　赤茯苓　桑白皮　大腹皮　陈皮　青皮
　　　甘草　羌活　紫苏　灯心草　生姜　大枣

【主治】七情郁结，胸膈不利，或胁肋虚张，噎塞不通，或噫气吞酸，呕哕恶
　　　心，或头目昏眩，四肢倦怠，面色萎黄，口苦舌干，饮食减小，日渐羸
　　　瘦，或大肠虚秘，或病后虚痞者。

197.生地黄丸

【方药】秦艽　黄芩　柴胡　赤芍药　生地黄
【主治】恶风，体倦，乍寒乍热，面赤心烦，或时自汗，时疫气大行者。

198.遇仙无化丸

【方药】白术　槟榔　防风　密陀僧　郁李仁　甘草　斑蝥
【主治】疬病未成脓，其人气体如常者。

199.益元散

【方药】滑石　甘草
【主治】感受暑湿，身热心烦，口渴喜饮，小便短赤。

200.治血分椒仁丸

【方药】续随子　郁李仁　牵牛子　五灵脂　吴茱萸　延胡索　椒仁　甘遂　当
　　　归　芫花　石膏　胆矾　人言（砒石）　蟛青

【主治】妇人肿满，小便不通。由经血不通，遂化为水。

201.治水分葶苈子丸

【方药】葶苈子　续随子　干笋

【主治】肺痈，喘满不得卧者。

202.人参当归汤（李廷保）

【方药】人参　当归　桂心　赤芍药　瞿麦　白茯苓　大黄　葶苈子

【主治】经脉不利，水流四肢肿满者。

203.托里养荣汤

【方药】人参　黄芪　当归　川芎　白芍药　白术　五味子　麦门冬　甘草　生地黄　生姜　大枣

【主治】瘰疬流注，及一切不足之证，不作脓或不溃，或溃后发热恶寒，肌肉消瘦，饮食少思，睡卧不宁，盗汗不止者。

204.方脉流气饮

【方药】紫苏　青皮　当归　白芍药　乌药　白茯苓　枳实　桔梗　半夏　川芎　黄芪　防风　陈皮　甘草　木香　大腹皮　槟榔　枳壳　生姜　大枣

【主治】瘰疬流注，及郁结肿块，或走注疼痛，或心胸痞闷，咽塞不通，胁腹膨胀，呕吐不食，上气喘急咳嗽痰盛，面目四肢浮肿，大小便秘者。

205.加减八味丸

【方药】山茱萸　五味子　牡丹皮　白茯苓　山药　桂心　泽泻　生地黄

【主治】疮痊后口干渴，甚则舌或黄，及未患先渴，不能上润，以致心火上炎，不能既济，故心烦躁作渴，小便频数，或白浊阴痿，饮食不多，肌肤渐削，或腿肿膝先瘦，及治口舌生疮不绝者。

206.香砂六君子汤

【方药】人参　白术　白茯苓　甘草　陈皮　半夏　砂仁　木香

【主治】脾胃不健，饮食少思，或作呕，或过服凉药，致伤脾胃者。

207.金不换正气散

【方药】厚朴　藿香　半夏　苍术　陈皮　甘草　生姜　大枣

【主治】疮病脾气虚弱，寒邪相搏，痰停胸膈，以致发寒热者。

208.清咽利膈汤

【方药】金银花　防风　荆芥　薄荷　桔梗　黄芩　黄连　栀子　连翘　玄参　大黄　朴硝　牛蒡子　甘草

【主治】积热，咽喉肿痛，痰涎壅盛，或胸膈不利，烦躁饮冷，大便秘结者。

209.承气汤

【方药】大黄　甘草　朴硝

【主治】肠胃积热，口舌生疮，或牙龈作痛者。

210.人参固本丸

【方药】生地黄　熟地黄　天门冬　麦门冬　人参

【主治】肺气燥热作渴，或小便短赤如淋者。

211.消毒犀角饮子

【方药】荆芥　防风　甘草　牛蒡子

【主治】斑或瘾疹瘙痒，或作痛，及风热疮毒者。

212.解毒防风汤

【方药】防风　地骨皮　黄芪　白芍药　荆芥　枳壳

【主治】斑或瘾疹痒或痛者。

213.萆薢汤

【方药】川萆薢（土茯苓）

【主治】杨梅疮，不问新旧溃烂，筋骨作痛者。

214.双解散

【方药】辣桂（肉桂）　大黄　白芍药　泽泻　牵牛子　杏仁　甘草　干姜

【主治】便痈，内蕴热毒，外挟寒邪，或交感强固精气，致精血交错，肿结疼痛，大小便秘者。

215.八正散

【方药】大黄　车前子　瞿麦　萹蓄　栀子仁　木通　甘草　石韦

【主治】积热，小便不通，及淋症脉实者。

216.导水丸

【方药】大黄　黄芩　牵牛子　滑石

【主治】便痈初起肿痛，及下疳大小便秘，又治杨梅疮初起，湿盛之际。

217.托里当归汤

【方药】当归　黄芪　人参　熟地黄　川芎　白芍药　柴胡　甘草

【主治】溃疡气血俱虚，发热，及瘰疬诸痈，不问肿溃者。

218.加减龙胆泻肝汤

【方药】龙胆草　泽泻　车前子　木通　黄芩　生地黄　当归　栀子　甘草

【主治】肝经湿热，玉茎患疮，或便毒，悬痈肿痛，小便赤涩，或溃烂不愈，又治阴囊肿痛，或溃烂作痛，或睾丸悬挂，亦治痔疮肿痛，小便赤涩者。

219. 胃苓散

【方药】猪苓　泽泻　白术　白茯苓　苍术　厚朴　陈皮　甘草　肉桂　生姜　大枣

【主治】痈疽，四肢沉重。

220. 当归郁李仁汤

【方药】当归　郁李仁　泽泻　生地黄　大黄　枳实　苍术　秦艽　麻黄　皂角

【主治】痔漏，大便结硬，大肠下坠出血，苦痛难忍者。

221. 秦艽防风汤

【方药】秦艽　防风　当归　白术　黄柏　陈皮　柴胡　大黄　泽泻　红花　桃仁　升麻　甘草

【主治】痔漏结燥，大便作痛者。

222. 加味四君子汤

【方药】人参　白术　白茯苓　黄芪　白扁豆　甘草

【主治】痔漏下血，面色痿黄，心忪耳鸣，脚弱气乏，及脾胃虚，口淡，食不知味，又治中气虚，不能摄血，致便血不禁者。

223. 除湿和血汤

【方药】生地黄　牡丹皮　生甘草　熟甘草　黄芪　白芍药　升麻　当归　苍术　秦艽　陈皮　肉桂

【主治】阳明经湿热，便血腹痛者。

224. 槐花散

【方药】槐花　生地黄　青皮　白术　荆芥　川芎　当归　升麻

【主治】肠风藏毒下血者。

225. 参苓白术散

【方药】人参　白茯苓　白术　莲子　白扁豆　砂仁　桔梗　山药　甘草　薏苡仁

【主治】脾胃不和，饮食不进，或呕吐泄泻，或大病后。

226. 小乌沉汤

【方药】乌药　甘草　香附

【主治】气不调和，便血不止者。

227. 枳壳散

【方药】枳壳　半夏曲　赤芍药　茈葫（柴胡）　黄芩　生姜　大枣

【主治】便血，或妇人经候不调，手足烦热，夜多盗汗，胸膈不利者。

228.芎归汤

【方药】川芎　当归

【主治】便血，或失血过多，眩晕者。

229.如神千金方

【方药】信石　白矾　黄丹　全蝎　草乌

【主治】痔疮。

230.连翘饮子

【方药】连翘　川芎　栝楼仁　皂角刺　甘草　橘叶　青皮　桃仁

【主治】乳内结核。

231.复元通气散

【方药】木香　小茴香　青皮　陈皮　穿山甲　白芷　甘草　漏芦　贝母

【主治】乳痈便毒肿痛，及一切气滞肿毒，如打扑伤损，闪肭作痛，及疝气者。

外治方

1.猪蹄汤

【方药】白芷　黄芩　当归　羌活　赤芍药　露蜂房　生甘草　猪蹄

【主治】消肿毒，去恶肉，润疮口，止痛。

2.豆豉饼

【方药】豆豉

【主治】疮疡肿硬不溃，及溃而不敛，并一切顽疮恶疮者。

3.金钥匙（别名：金锁匙）

【方药】焰硝（芒硝）　硼砂　脑子（冰片）　雄黄　白僵蚕

【主治】治喉闭，缠喉风，痰涎壅塞，甚者水浆难下者。

4.香附饼

【方药】香附

【主治】瘰疬流注肿块，或风寒袭于经络，结肿或痛者。

5.黄连胡粉散

【方药】黄连　胡粉　水银

【主治】热毒恶疖，及诸疮肿。

6.金黄散

【方药】滑石　甘草

【主治】诸肿毒。

7.神异膏

【方药】露蜂房　蛇蜕　玄参　黄芪　男子头发　杏仁　黄丹　麻油

【主治】痈疽疮毒者。

8.冲和膏

【方药】紫荆皮　赤芍药　独活　白芷　菖蒲

【主治】一切疮肿不甚热，积日不消者。

9.通气散

【方药】元胡　牙皂　川芎　藜芦　踯躅花

【主治】时毒红肿，咽喉不利者。

10.神效当归膏

【方药】当归　黄蜡　麻油

【主治】汤火伤初起瘭浆，热毒侵展，赤疼痛，毒气壅盛，腐化成脓。

11.塌肿汤

【方药】甘草　干漆　黄芩　当归　生地黄　川芎　龟甲

【主治】妇人阴户生疮，或肿，或痛，或脓水淋漓者。

12.木香饼

【方药】木香　生地黄

【主治】一切气滞结肿，或痛或闪朒，及风寒所伤作痛者。

13.解毒散

【方药】白矾　甘草

【主治】一切毒蛇恶虫并兽所伤，毒气入腹，眼黑口噤，手足强直者。

14.忍冬酒（别名：金银花酒、鹭鸶藤酒）

【方药】忍冬藤　甘草

【主治】痈疽肿毒。

15.回阳玉龙膏

【方药】草乌　胆南星　军姜（干姜）　白芷　肉桂　赤芍药

【主治】痈肿，坚硬不痛，肉色不变，久而不溃，或溃而不敛，或筋挛骨痛，及一切冷证者。

16.蛇床子散

【方药】蛇床子　独活　苦参　防风　荆芥　枯矾　铜绿

【主治】风癣疥癞瘙痒，脓水淋漓者。

17.雄黄解毒散

【方药】雄黄　白矾　寒水石

【主治】一切痈肿毒烂，毒势甚者。

18.玉粉散

【方药】轻粉　银朱　滑石　寒水石　孩儿茶　片脑（冰片）

【主治】一切痈疮者。

19.代针膏

【方药】乳香　巴豆　白丁香

【主治】脓熟不溃者。

20.箍药

【方药】白芷　大黄　白及　黄柏　芙蓉叶　山慈菇　寒水石　苍耳草

【主治】发背毒甚，痈疮走不住者。

21.乌金膏

【方药】巴豆　乳香　香油

【主治】一切疮毒，及腐化瘀肉者。

22.援生膏

【方药】轻粉　乳香　没药　血竭　蟾酥　麝香　雄黄

【主治】一切恶疮，及瘰疬初起者。

23.附子饼

【方药】附子

【主治】溃疡气血虚不能收敛，或风邪袭之，以致气血不能运于疮面，致难收敛者。

24.火龙膏

【方药】生姜　乳香　没药　麝香　牛皮胶

【主治】风寒湿毒所袭，筋挛骨痛，或肢节疼痛，及湿痰流注，经络作痛，不能行步，鹤膝风，疬节风疼痛者。

25.云母膏

【方药】蜀椒　白芷　没药　赤芍药　肉桂　当归　盐花　血竭　菖蒲　黄芪　白及　黄芩　夜合皮　乳香　附子　良姜　白茯苓　硝石　甘草　云母　柏叶　桑白皮　槐枝　柳枝　陈皮　清油　黄丹

【主治】一切疮疽，及肠痈折伤。

26.神仙太乙膏

【方药】玄参　白芷　当归　肉桂　生地黄　大黄　赤芍药　麻油

【主治】一切疮毒，不问年月深浅，已未成脓者。

27.针头散

【方药】赤石脂　白丁香　乳香　黄丹　砒霜　轻粉　麝香　蜈蚣

【主治】一切顽疮瘀肉不尽，及病核不化，疮口不合者。

28.如神散

【方药】松香　白矾　香油

【主治】瘰疬已溃，瘀肉不去，疮口不合者。

29.三品锭子

上品锭子

【方药】白矾　乳香　没药　牛黄　砒霜

【主治】去十八种痔。

中品锭子

【方药】白矾　砒霜　乳香　没药

【主治】去五漏及番花瘤，气核。

下品锭子

【方药】白矾　砒霜　乳香　没药　牛黄

【主治】瘰疬、气核、疔疮、发背、脑疽诸恶证。

30.琥珀膏

【方药】琥珀　木通　桂心　当归　白芷　防风　松脂　朱砂　木鳖子　麻油
　　　　丁香　木香　黄丹

【主治】颈项及腋下初如梅核，肿结硬强，渐如连珠，不消不溃，或溃而脓水不绝，经久不瘥者。

31.水澄膏

【方药】郁金　白及

【主治】痔疮护肉。

32.枯药方

【方药】白矾　砒霜　朱砂

【主治】枯痔化腐。

第九篇　外科枢要方集

内服方

1.托里消毒散

【方药】人参　黄芪　当归　川芎　白芍药　白术　白茯苓　金银花　白芷　甘草　连翘

【主治】疮疡因克伐，不能溃散，胃气虚弱者。

2.托里散

【方药】人参　黄芪　白术　陈皮　当归　熟地黄　白茯苓　白芍药

【主治】疮疡因气血虚，不能起发腐溃收敛，及恶寒发热者。

3.清热消毒散

【方药】黄连　栀子　连翘　当归　川芎　白芍药　生地黄　金银花　甘草

【主治】一切痈疽。阳证肿痛，发热作渴者。

4.黄连消毒散

【方药】黄连　羌活　黄芩　黄柏　生地黄　知母　独活　防风　当归　甘草

【主治】脑疽、背疽，肿焮疼痛或麻木者。

5.清凉饮

【方药】大黄　赤芍药　当归　甘草

【主治】疮疡。烦躁饮冷，焮痛脉实，大便秘结，小便赤涩者。

6.破棺丹

【方药】大黄　芒硝　甘草

【主治】疮疡。热极汗多，大渴便秘，谵语发狂者。

7.黄连解毒汤

【方药】黄芩　黄柏　黄连　栀子

【主治】疮疡焮痛，烦躁饮冷，脉洪数，或发狂言者。

8.内疏黄连汤

【方药】黄连　白芍药　当归　槟榔　木香　黄芩　栀子　薄荷　桔梗　甘草　连翘　大黄　生姜

【主治】疮疡发热而呕，大便秘结，脉洪而实者。

9.托里荣卫汤

【方药】黄芪　红花　桂枝　苍术　柴胡　连翘　羌活　防风　当归　甘草　黄芩　人参

【主治】疮疡。外无焮肿，内便调和，乃邪在经络者。

10.内托复煎散

【方药】地骨皮　黄芩　白茯苓　白芍药　人参　黄芪　白术　肉桂　甘草　防己　当归　苍术

【主治】疮疡焮肿在外，其脉多浮，邪气胜必侵于内者。

11.人参败毒散

【方药】人参　羌活　独活　前胡　柴胡　桔梗　枳壳　白茯苓　川芎　甘草

【主治】疮疡。焮痛寒热，或拘急头痛，脉细有力者。

12.仙方活命饮

【方药】穿山甲　白芷　防风　没药　甘草　赤芍药　当归尾　乳香　天花粉　贝母　金银花　陈皮　皂角刺

【主治】一切疮疡。未成脓者内消，已成脓者即溃。誉为止痛消毒之圣药。

13.清心汤

【方药】白芍药　芒硝　滑石　川芎　当归　桔梗　石膏　荆芥　麻黄　薄荷　大黄　栀子　白术　连翘　甘草　防风　黄芩　黄连

【主治】疮疡肿痛，发热饮冷，脉沉实，睡语不宁者。

14.夺命丹

【方药】蟾酥　轻粉　白矾　寒水石　铜绿　乳香　没药　麝香　朱砂　蜗牛

【主治】疔疮发背等证。或麻木，或呕吐，重者昏愦，或疔毒牙关紧急者。

15.东垣圣愈汤

【方药】熟地黄　生地黄　川芎　人参　当归　黄芪

【主治】脾胃亏损，脓水不止；或金疮出血，心烦不安，眠睡不宁，五心烦热，饮食少思者。

16.济阴汤

【方药】连翘　栀子　黄芩　黄连　白芍药　金银花　甘草　牡丹皮

【主治】疮属纯阳，肿痛发热者。

17.冲和汤

【方药】人参　黄芪　白术　当归　白芷　白茯苓　川芎　皂角刺　乳香　没药　金银花　陈皮　甘草

【主治】疮属半阴半阳，似溃非溃，似肿非肿，因元气虚弱，失于补托所致者。

18.回阳汤

【方药】干姜　附子　人参　白术　黄芪　当归　陈皮　甘草　柴胡　升麻

【主治】脾肾虚寒，疮属纯阴。或药损元气，不肿痛，不腐溃；或腹痛泄泻，呕吐厥逆，或阳脱陷等证。

19.托里温中汤

【方药】羌活　附子　干姜　益智仁　丁香　沉香　木香　小茴香　陈皮　甘草　生姜

【主治】疮疡脓溃，元气虚寒，或因克伐胃气脱陷，肠鸣腹痛，大便溏泄，神思昏愦者。

20.附子理中汤

【方药】附子　人参　白茯苓　白芍药　白术

【主治】疮疡脾胃虚寒，或误行攻伐，手足厥冷，饮食不入，肠鸣腹痛，呕逆吐泻者。

21.姜附汤

【方药】人参　附子　干姜　白术

【主治】疮疡真气亏损，或误行汗下，或脓血出多，失于补托，以致上气喘急，自汗盗汗，气短头晕者。

22.参附汤

【方药】人参　附子　生姜

【主治】失血过多；或脓瘀大泄，或寒凉汗下，真阳脱陷，上气喘急，自汗盗汗，气短头晕等证。

23.独参汤

【方药】人参　生姜　大枣

【主治】一切失血，或脓水出多，血气俱虚，恶寒发热作渴烦躁。盖血生于气，故血脱补气，阳生阴长之理也。

24.人参理中汤

【方药】白术　人参　干姜　甘草　生姜　大枣

【主治】疮疡脾胃虚寒，呕吐泄泻，饮食少思，肚腹作胀，或胸膈虚痞者。

25.竹叶黄芪汤

【方药】淡竹叶　黄芪　麦门冬　当归　川芎　甘草　黄芩　白芍药　人参　半夏　石膏　生地黄

【主治】痈疽气血虚，胃火盛而作渴者。

26.竹叶石膏汤

【方药】淡竹叶 石膏 桔梗 木通 薄荷 甘草 生姜

【主治】痈疽胃火盛，肿痛作渴者。

27.当归川芎散

【方药】当归 川芎 柴胡 白术 白芍药 栀子 牡丹皮 白茯苓 蔓荆子
甘草

【主治】手足少阳经血虚疮症，或风热。耳内痒痛，生疮出水，或头目不清，寒
热少食，或妇女经水不调，胸膈不利，胁腹痞痛者。

28.栀子清肝散（别名：柴胡栀子散）

【方药】柴胡 栀子 牡丹皮 白茯苓 川芎 白芍药 当归 牛蒡子 甘草

【主治】三焦及足少阳经风热。耳内作痒生疮，或出水疼痛，或胸乳间作痛，或
寒热往来者。

29.柴胡清肝散

【方药】柴胡 黄芩 人参 栀子 川芎 连翘 桔梗 甘草

【主治】鬓疽及肝胆三焦风热怒火之症，或项胸作痛，或疮毒发热者。

30.小柴胡汤

【方药】柴胡 黄芩 人参 半夏 甘草

【主治】肝胆经症。风热瘰疬结核，或肿痛色赤，或寒热往来，或日晡发热，或
潮湿身热，默默不欲饮食，或怒火口苦，耳聋咳嗽，或吐酸食苦水者。

31.补阴八珍汤

【方药】当归 川芎 熟地黄 白芍药 人参 白术 白茯苓 甘草 黄柏 知
母 生姜

【主治】瘰疬等疮，属足三阴虚者。

32.泻青丸

【方药】当归 龙胆草 川芎 栀子 大黄 羌活 防风

【主治】研末蜜丸，白汤送下，治肝经实热。瘰疬肿痛，寒热，或胁乳作痛，大
便秘结者。

33.散肿溃坚汤

【方药】柴胡 升麻 龙胆草 连翘 黄芩 甘草 桔梗 昆布 当归尾 白芍
药 黄柏 知母 葛根 三棱 木香 栝楼根

【主治】瘰疬坚硬，气血无亏者。

34.益气养荣汤

【方药】人参 白茯苓 陈皮 贝母 香附 当归 川芎 黄芪 熟地黄 白芍

药　甘草　桔梗　白术　柴胡

【主治】怀抱抑郁，或气血损伤，四肢颈项等处患肿，不问软硬赤肿痛，或溃而不敛者。

35.必效散

【方药】硼砂　轻粉　麝香　巴豆　槟榔　斑蝥

【主治】研末调服，治瘰疬。气血虽无亏损，内有疬核未去，而不能愈者。

36.青龙汤

【方药】半夏　干姜　细辛　麻黄　肉桂　白芍药　甘草　五味子　生姜

【主治】肺受风寒，咳嗽喘急者。

37.葶苈子大枣泻肺汤

【方药】葶苈子　大枣

【主治】肺症。胸膈胀满，上气喘急，或身面浮肿，鼻塞声重者。

38.桔梗汤

【方药】桔梗　贝母　当归　栝楼仁　枳壳　薏苡仁　桑白皮　甘草　防己　黄芪　五味子　百合　葶苈子　地骨皮　知母　杏仁　生姜

【主治】肺症。咳嗽胸膈两胁作痛，咽干口燥，烦闷作渴，时出臭浊者。

39.人参补肺汤

【方药】人参　黄芪　白术　白茯苓　陈皮　当归　山茱萸　山药　五味子　麦门冬　甘草　熟地黄　牡丹皮　生姜　大枣

【主治】肺症。咳喘短气，或肾水不足，虚火上炎，痰涎涌盛，或吐脓血，发热作渴，小便短涩者。

40.人参平肺散

【方药】人参　陈皮　甘草　地骨皮　白茯苓　知母　五味子　青皮　天门冬　桑白皮

【主治】心火克肺，传为疽瘘。咳嗽喘呕，痰涎壅盛，胸膈痞满，咽嗌不利者。

41.参芪补脾汤

【方药】人参　白术　黄芪　白茯苓　陈皮　当归　升麻　麦门冬　五味子　桔梗　甘草　生姜　大枣

【主治】肺疽。脾气亏损，久咳吐脓涎，或中满不食者。

42.射干汤

【方药】射干　栀子　赤茯苓　升麻　赤芍药　白术

【主治】胃痈吐脓血者。

43.薏苡仁汤

【方药】薏苡仁　防己　赤小豆　甘草

【主治】风热。唇口眴动，或结核，或浮肿。

44.栝子仁汤

【方药】薏苡仁　桃仁　牡丹皮　栝楼仁

【主治】产后恶露，或经行瘀血作痛者。

45.梅仁汤

【方药】梅仁　大黄　牡丹皮　芒硝　冬瓜仁　犀角

【主治】肠痈壅痛，大便秘涩者。

46.大黄汤

【方药】大黄　朴硝　牡丹皮　栝楼仁　桃仁　人参　天麻　白茯苓　黄芪　薏
　　　　苡仁　白芷　当归　川芎　官桂　甘草　木香

【主治】肠痈。小腹坚肿，按之则痛，肉色如故，或焮赤微肿，小便频数，汗出
　　　　憎寒，脉迟紧，脓未成者。

47.失笑散

【方药】五灵脂　蒲黄

【主治】跌扑、产后心腹绞痛，或不知人事，或经行瘀血，作痛成痈者。

48.防风汤

【方药】防风　羌活　独活　川芎

【主治】破伤风表证，未传入里者。

49.蜈蚣散

【方药】蜈蚣　鱼鳔胶

【主治】破伤风。

50.羌活汤

【方药】羌活　菊花　麻黄　川芎　石膏　防风　前胡　黄芩　细辛　甘草　枳
　　　　壳　白茯苓　蔓荆子　薄荷　白芷　生姜

【主治】破伤风在半表半里者。

51.大芎黄汤

【方药】川芎　羌活　黄芩　大黄

【主治】破伤风邪传于里，舌强口噤，项背反张，筋惕搐搦，痰涎壅盛者。

52.白术防风汤

【方药】白术　黄芪　防风

【主治】破伤风，服表药过多而自汗者。

53.六味丸（别名：六味地黄丸）
【方药】熟地黄　山茱萸　山药　牡丹皮　白茯苓　泽泻
【主治】若肾虚发热作渴，小便淋秘，痰气壅盛，咳嗽吐血，头目眩晕，小便短小，眼花耳聋，咽喉燥痛，口舌疮裂，齿不坚固，腰腿痿软，自汗盗汗，便血，诸血失暗，水泛为痰，五脏齐损，肝经不足之证。

54.八味丸
【方药】熟地黄　山茱萸　山药　牡丹皮　白茯苓　泽泻　肉桂　附子
【主治】命门火衰，不能生土，以致脾土虚寒，而患流注、鹤膝等症，不能消溃收敛，或饮食少思，或食而不化，脐腹疼痛，夜多漩溺者。

55.加减八味丸
【方药】熟地黄　山茱萸　山药　牡丹皮　白茯苓　泽泻　肉桂　五味子
【主治】痈疽疮疡痊后及将痊，肾水枯竭，不能上润，以致心火上炎，水火不能既济，心中烦躁，口干渴甚，小便频数；或白浊阳痿，饮食不多，肌肤渐削；或腿肿脚先瘦，口舌生疮不绝。

56.八珍汤
【方药】当归　熟地黄　白芍药　川芎　人参　白术　白茯苓　甘草
【主治】脾胃伤损，恶寒发热，烦躁作渴。或疮疡溃后，气血亏损，脓水清稀，久不能愈者。

57.十全大补汤
【方药】当归　熟地黄　白芍药　川芎　人参　白术　白茯苓　甘草　黄芪　肉桂
【主治】疮疡。气血虚弱，肿痛不愈，或溃疡脓清，寒热自汗盗汗，食少体倦，发热作渴，头痛眩晕，似中风状者。

58.补中益气汤
【方药】黄芪　人参　白术　甘草　当归　陈皮　升麻　柴胡
【主治】元气虚损。或因克伐恶寒发热，肢体倦怠，饮食少思；或不能起发，消散生肌收敛；或兼饮食劳倦，头痛身热，烦躁作渴；脉洪大弦虚，或微细软弱者。

59.生脉散
【方药】人参　麦门冬　五味子
【主治】胃气亏损，阴火上冲，口干喘促，或肢体倦怠，肌肉消瘦，面色痿黄，汲汲短气，汗出不止，食少作渴；或脓水出多，气血俱虚，烦躁不安，睡卧不宁；或湿热大行，火土合病，脾胃虚弱，身重气短；或金为火制，绝寒水生化之源，肢体痿软，脚欹眼黑等证。

60.人参养荣汤

【方药】白芍药　人参　陈皮　黄芪　桂心　当归　白术　甘草　熟地黄　五味子　白茯苓　远志

【主治】脾胃亏损，气血俱虚，发热恶寒，四肢倦怠，肌肉消瘦，面色痿黄，汲汲短气，食少作渴者。

61.四君子汤

【方药】人参　白术　白茯苓　甘草　生姜　大枣

【主治】脾胃虚弱，或因克伐肿痛不散，溃敛不能，宜用此以补脾胃，诸症自愈。若误用攻毒，七恶随至，脾胃虚弱，饮食少思，或食而难化，或欲作呕，或大便不实；若脾胃气虚，疮口出血，吐血便血者。

62.六君子汤

【方药】人参　白术　白茯苓　甘草　陈皮　半夏

【主治】脾胃虚弱，或寒凉克伐，肿痛不消，或不溃敛者。

63.异功散

【方药】人参　白术　白茯苓　甘草　陈皮

【主治】脾胃虚弱，饮食少思者。

64.四物汤

【方药】当归　熟地黄　白芍药　川芎

【主治】血虚发热，或因失血，或因克伐，或因溃后，致晡热内热，烦躁不安者。

65.归脾汤

【方药】白术　白茯苓　黄芪　当归　龙眼肉　远志　酸枣仁　木香　甘草　人参　生姜　大枣

【主治】忧思伤脾，血虚发热，食少体倦；或脾不能摄血，以致妄行吐下；或健忘怔忡，或唇疮流注等证，不能消散溃敛者。

66.当归补血汤

【方药】当归　黄芪

【主治】脾胃损伤，或服峻剂，致血气俱虚，肌热大渴引饮，目赤面红，昼夜不息。其脉洪大而虚，重按全无者。

67.六一汤

【方药】黄芪　甘草

【主治】发脑，发鬓，发眉，发颐，发背及发痘疮之脓。

68.加味逍遥散

【方药】甘草　当归　白芍药　白茯苓　白术　柴胡　牡丹皮　栀子

【主治】肝脾血虚，内热发热；或遍身瘙痒寒热；或肢体作痛，头目昏重；或怔忡颊赤，口燥咽干；或发热盗汗，食少不寐；或口舌生疮，耳内作痛；或胸乳腹胀，小便欠利者。

69.黄芩清肺汤

【方药】黄芩　栀子

【主治】肺经阴虚火燥，而小便不通者。

70.滋肾丸

【方药】知母　黄柏　肉桂

【主治】研末，桐子大水丸，空心白滚汤下，治肾经阴虚，发热作渴，便赤，足热腿软等证。

71.五苓散

【方药】泽泻　猪苓　肉桂　白术　赤茯苓

【主治】研末，热汤下，治下部湿热疮毒，小便赤少者。

72.犀角地黄丸

【方药】犀角　生地黄　赤芍药　牡丹皮　升麻　黄芩

【主治】胃火血热，妄行吐衄，或大便下血者。

73.清胃散

【方药】升麻　生地黄　牡丹皮　黄连　当归

【主治】膏粱积热，唇口肿痛，齿龈溃烂，焮痛连头面，或恶寒发热者。

74.润肠丸

【方药】麻子仁　桃仁　羌活　当归　大黄　皂角刺　秦艽

【主治】研末蜜丸服，治脾胃伏火，大肠干燥，或风热血结者。

75.四神丸

【方药】肉豆蔻　五味子　补骨脂　吴茱萸　生姜　大枣

【主治】研末为丸，空心服，治脾肾虚弱，大便不实，饮食少思；或小腹作痛，或产后泄泻，肚腹作痛。

76.二神丸

【方药】破故纸　肉豆蔻　生姜　大枣

【主治】研末为丸，空心盐汤下，治脾肾虚寒，不思饮食，或清晨五更泄泻，或饮食少思，大便不实者。

77.越鞠丸

【方药】苍术　神曲　香附　山楂　栀子　川芎　麦芽

【主治】研末水调糊丸，白汤下，治六郁。牙齿作痛，口舌生疮，或胸膈痞满，
　　　　呕吐吞酸，或腹胀腿酸等证。

78.二陈汤

【方药】陈皮　半夏　白茯苓　甘草　生姜

【主治】脾虚，中脘停痰，呕吐恶心，或头目不清，饮食少思等证。

79.钱氏白术散

【方药】藿香　白术　木香　白茯苓　甘草　人参　葛根

【主治】胃气虚或因克伐，或因吐泻，口干作渴，饮食少思者。

80.生地黄丸

【方药】生地黄　秦艽　黄芩　柴胡　赤芍药

【主治】师尼寡妇室女，乍寒乍热，而患疮疡等症，肝脉弦长而出鱼际者。

81.加味地黄丸

【方药】山药　山茱萸　牡丹皮　泽泻　白茯苓　熟地黄　柴胡　五味子

【主治】炼蜜丸，空心白汤下，治肝肾阴虚疮症，或耳内痒痛出水，或眼昏痰气
　　　　喘嗽，或作渴发热，小便赤涩等证。

82.琥珀膏

【方药】琥珀　木通　桂心　当归　白芷　防风　松脂　朱砂　木鳖子　麻油
　　　　丁香　木香　黄丹

【主治】成膏后治颈项瘰疬，及胁下，初如梅子，肿结硬强，渐如连珠，不消不
　　　　溃，或溃而脓水不绝，经久不瘥，渐成漏症。

83.人参黄芪汤

【方药】人参　麦门冬　陈皮　白术　苍术　黄芪　黄柏　升麻　当归

【主治】溃疡，饮食少思，无睡发热。

84.托里当归汤

【方药】当归　黄芪　人参　熟地黄　川芎　白芍药　柴胡　甘草

【主治】溃疡气血俱虚，疮口不敛；或晡热内热，寒热往来；或妇人诸疮，经候
　　　　不调，小便频数，大便不实等证。

85.人参内托散

【方药】人参　黄芪　当归　川芎　厚朴　防风　白芷　桔梗　官桂　紫草　木
　　　　香　甘草

【主治】疮疡溃脓而作痛者。

86.藿香正气散

【方药】桔梗　大腹皮　紫苏　白茯苓　白芷　半夏　陈皮　白术　厚朴　炙甘草　藿香

【主治】外感风寒，内停饮食，头疼寒热；或霍乱泄泻，或作疟疾等症。

87.升阳除湿汤

【方药】甘草　麦芽　陈皮　猪苓　泽泻　益智仁　半夏　防风　神曲　升麻　柴胡　羌活　苍术　白术　白茯苓　生姜　大枣

【主治】脾胃虚弱，不思饮食，肠鸣腹痛，泄泻无度，小便赤黄，四肢困倦。

88.十宣散

【方药】人参　当归　黄芪　桔梗　炙甘草　白芷　川芎　厚朴　防风　肉桂

【主治】疮疡脉缓涩，体倦恶寒，或脉浮紧细者。

89.参术膏

【方药】人参　白术

【主治】水煎稠汤化服，治中气虚弱，诸药不应，或因用药失宜，耗伤元气，虚症蜂起者。

90.清燥汤

【方药】黄芪　五味子　黄连　苍术　白术　麦门冬　生地黄　陈皮　泽泻　白茯苓　人参　当归　升麻　神曲　猪苓　柴胡　炙甘草　黄柏

【主治】元气虚弱，湿热乘之，肢体酸软；或头目眩晕，饮食少思，口干作渴；或自汗盗汗，胸满气促，小便赤少，大便不调等证。

91.补真丸

【方药】肉苁蓉　葫芦巴　附子　阳起石　五味子　菟丝子　肉豆蔻　川乌　沉香　鹿茸　巴戟天　钟乳粉　羊腰子

【主治】研末酒糊丸，空心米饮下，治真阴亏损诸证。

92.托里健中汤

【方药】人参　白术　白茯苓　半夏　炮姜　炙甘草　黄芪　肉桂　生姜　大枣

【主治】疮疡元气素虚，或因凉药伤胃，饮食少思，或作呕泻等症。

93.托里益中汤

【方药】人参　白术　陈皮　半夏　白茯苓　炮姜　木香　炙甘草　生姜　大枣

【主治】中气虚弱，饮食少思，或疮不消散，或溃而不敛者。

94.托里益青汤

【方药】人参　白术　白茯苓　半夏　白芍药　柴胡　陈皮　甘草　生姜　大枣

【主治】脾土虚弱，肝木所侮，以致饮食少思，或胸膈不利等症。

95.托里清中汤

【方药】人参 白术 陈皮 白茯苓 半夏 桔梗 甘草 生姜 大枣

【主治】脾胃虚弱，痰气不清，饮食少思等症。

96.托里益黄汤

【方药】人参 白术 陈皮 白茯苓 半夏 炮姜 丁香 炙甘草 生姜 大枣

【主治】脾土虚寒，水反侮土，以致饮食少思，或呕吐泄泻等症。

97.托里越鞠汤

【方药】人参 白术 陈皮 半夏 栀子 川芎 香附 苍术 炙甘草 生姜 大枣

【主治】六郁所伤，脾胃虚弱，饮食少思等症。

98.乳香止痛散

【方药】罂粟壳 白芷 炙甘草 陈皮 乳香 没药 丁香

【主治】疮肿不止者。

99.济生犀角地黄汤

【方药】犀角 生地黄 白芍药 牡丹皮

【主治】郁热不解，衄血便血等症。

100.神效栝楼散

【方药】栝楼 当归 生甘草 乳香 没药

【主治】乳痈初起者自消，脓成者自溃及一切痈疽，或溃后余毒。

101.清肝解郁汤

【方药】人参 柴胡 白术 牡丹皮 白茯苓 陈皮 甘草 当归 贝母 川芎 栀子 白芍药 熟地黄

【主治】肝经血虚风热，或肝经郁火伤血，乳内结核，或为肿溃不愈，或凡肝胆经血气不和之症者。

102.清肝益荣汤

【方药】柴胡 栀子 当归 木瓜 白茯苓 川芎 白芍药 龙胆草 白术 熟地黄 炙甘草 生姜

【主治】肝胆、小肠经风热血燥，筋挛结核，或耳项胸乳胁肋作痛，或作瘰子，并一切肝火之症。

103.益元散（别名：太白散、天水散、六一散、神白散、双解散）

【方药】滑石 甘草

【主治】身热，吐利泄泻，肠澼，下痢赤，癃闭淋痛，石淋，肠胃中积聚寒热，心躁，腹胀痛闷；内伤阴痿，五劳七伤，一切虚损，痈疼，惊悸，健忘, 烦满短气, 脏伤咳嗽, 饮食不下, 肌肉疼痛; 并口疮牙齿疳蚀, 百药酒食邪毒, 中外诸邪所伤, 中暑、伤寒、疫疠、饥饱劳损, 忧愁思虑, 恚怒惊恐传染, 并汗后遗热劳复诸疾; 产后血衰, 阴虚热甚, 一切热证, 兼吹奶乳痈。

104.神效开结散
【方药】沉香 木香 橘红 猪靥肉 珍珠
【主治】瘿疾, 不问年岁者。

105.海藻散坚丸
【方药】海藻 昆布 浮小麦 龙胆草
【主治】研末炼蜜丸, 白汤下, 治肝经瘿瘤者。

106.普济消毒散
【方药】黄芩 连翘 人参 陈皮 玄参 甘草 柴胡 桔梗 牛蒡子 马勃 板蓝根 白僵蚕 升麻
【主治】天行时毒, 头面肿痛, 或咽喉不利, 若饥馑之后患之, 最宜用。

107.防风通圣散
【方药】防风 当归 川芎 白芍药 大黄 芒硝 连翘 薄荷 麻黄 桔梗 石膏 黄芩 白术 栀子 荆芥 甘草 滑石
【主治】时毒热毒, 便秘热燥。

108.葛根牛蒡汤
【方药】葛根 管仲 甘草 淡豆豉 牛蒡子
【主治】时毒肿痛, 而便利调和者。

109.犀角升麻汤
【方药】犀角 升麻 防风 羌活 白芷 黄芩 白附子 国老（甘草）
【主治】时毒, 或风热, 头面肿痛, 或咽喉不利, 或风热鬓疽疿腮等症。

110.白芷胃风汤
【方药】白芷 升麻 葛根 苍术 炙甘草 当归 草豆蔻 柴胡 黄柏 藁本 羌活 蔓荆子 白僵蚕 麻黄
【主治】手足阳明经气虚风热, 面目麻木, 或牙关紧急, 眼目眴动。

111.升麻黄连汤
【方药】升麻 川芎 当归 连翘 黄连 牛蒡子 白芷
【主治】胃经热毒, 腮肿作痛, 或发寒热。

112.栀子仁汤
【方药】郁金 枳壳 升麻 栀子

【主治】时毒肿痛，大便秘结。

113.双解散

【方药】辣桂　大黄　白芍药　泽泻　牵牛子　桃仁　干姜

【主治】便痈。内蕴热毒，外挟风邪；或交感失宜，精血交错，以致肿痛，大小便秘结。

114.制甘草法

【方药】甘草

【主治】悬痈，不拘肿溃。

115.大芦荟丸（别名：九味芦荟丸）

【方药】胡黄连　芦荟　黄连　木香　芜荑　青皮　雷丸　鹤虱草　麝香

【主治】肝火下疳溃烂，或作痛掀肿，或治小儿疳膨食积，口鼻生疮，牙龈蚀烂等疮，并虫蚀肛门痒痛者。

116.八正散

【方药】大黄　车前子　瞿麦　萹蓄　栀子　木通　滑石　甘草

【主治】下疳便毒，小便淋沥，脉症俱实者。

117.内托羌活汤

【方药】羌活　黄柏　防风　藁本　肉桂　连翘　炙甘草　苍术　陈皮　黄芪

【主治】臀痈肿痛，两尺脉紧按之无力者。

118.大防风汤

【方药】附子　牛膝　白术　羌活　人参　防风　川芎　辣桂　黄芪　白芍药　杜仲　熟地黄　甘草

【主治】足三阴经亏损，外邪乘虚，患鹤膝风或附骨疽肿痛；或肿而不痛，不问已溃未溃者。

119.加味龙胆汤

【方药】龙胆草　泽泻　车前子　生地黄　木通　当归　栀子　黄芩　炙甘草

【主治】肝经湿热，或囊痈便毒，下疳悬痈，肿掀作痛，小便涩滞；或妇人阴疮痒痛；或男子阴挺肿胀，或出脓水者。

120.清心莲心丸

【方药】黄芩　麦门冬　地骨皮　车前子　炙甘草　石莲肉　白茯苓　黄芪　柴胡　人参

【主治】膀胱气虚湿热，玉茎肿痛，或茎窍涩滞，口苦咽干，小便色赤或白浊，夜安静而昼发热。

121.五淋散

【方药】赤茯苓　赤芍药　栀子　当归　甘草　灯心草

【主治】膀胱有热，水道不通，或尿如豆汁，或如砂石，或如膏汁，或热沸便血。

122.清肺饮

【方药】白茯苓　猪苓　泽泻　琥珀　灯心草　木通　通草　车前子　瞿麦　萹蓄

【主治】肺经有热，渴而小便不利者。

123.肾气丸

【方药】生地黄　山药　山茱萸　白茯苓　泽泻　牡丹皮　桂枝　附子

【主治】肾经阳虚阴无所化，以致膀胱淋漓，或脾肺气虚，不能通调，水无所化，而膀胱癃闭，或肾气虚热于厥阴之络，阴挺痿痹，而溺频数；或肾水虚弱，阴亏难除，使津液败浊，而为痰水。又治肾虚便血，及诸见血发热，自汗盗汗等症。

124.还少丹

【方药】肉苁蓉　远志　小茴香　巴戟天　枸杞子　山药　牛膝　熟地黄　石菖蒲　杜仲　五味子　白茯苓　楮实子　山茱萸　大枣

【主治】研末蜜丸，白汤下，治足三阴经，虚损患膝风等症。

125.不换金正气散

【方药】厚朴　藿香　半夏　苍术　陈皮　甘草　生姜　大枣

【主治】脾气虚弱，寒邪相搏，痰停胸膈，寒热少食。

126.槐花散

【方药】槐花　青皮　当归　荆芥　熟地黄　白术　川芎　升麻

【主治】肠风湿热下血。

127.四生散

【方药】白附子　黄芪　独活　刺蒺藜　猪肾

【主治】研末，盐汤下，治臁腿，疮淫不愈，或目昏花，名肾脏风。并治风癣疥癞血风疮症。

128.消风散（别名：人参消风散）

【方药】荆芥　炙甘草　人参　白僵蚕　白茯苓　防风　川芎　藿香　蝉蜕　陈皮　厚朴　羌活

【主治】研末，茶调下，治风热瘾疹，瘙痒发热，或头皮肿痒，头目昏眩，鼻流清水，嚏喷声重，耳作蝉鸣。

129.升麻和气汤

【方药】当归　陈皮　白芍药　枳壳　半夏　苍术　桔梗　白芷　白茯苓　炙草　干姜　大黄　升麻

【主治】风癣疮疥热结，大便不通。

130.换肌消毒散

【方药】土茯苓　当归　白芷　皂角刺　薏苡仁　白鲜皮　木瓜　木通　金银花　炙甘草

【主治】时疮不拘初起溃烂。

131.九味羌活汤

【方药】羌活　防风　苍术　川芎　白芷　生地黄　黄芩　细辛　甘草

【主治】风热郁遏，疮焮作痛，或遍身作痛，或拘急不利；又治头痛，恶寒者。

132.加味羌活散

【方药】羌活　防风　苍术　川芎　白芷　生地黄　黄芩　细辛　甘草　金银花　连翘

【主治】疏风散湿，主瘾疹，斑疹初出，憎寒壮热，头疼体痛，胸满不利者。

133.当归饮子

【方药】当归　黄芪　白芍药　荆芥　防风　刺蒺藜　何首乌　生地黄　川芎　甘草

【主治】风湿所伤，以致疮疥等证。

134.黑丸子（别名：和血定痛散）

【方药】百草霜　白芍药　赤小豆　川乌　白蔹　白及　当归　胆南星　牛膝　补骨脂

【主治】研末，酒糊丸，盐汤下，治跌扑坠堕，筋骨疼痛，或瘀血壅肿，或外感风寒，肢体作痛；若流注膝风者。

135.黄矾丸

【方药】白矾　黄蜡

【主治】研末，桐子大丸，汤下，治金石发疽，及一切疮疽，解毒止痛。

136.牡丹皮散

【方药】牡丹皮　人参　天麻　白茯苓　黄花　薏苡仁　桃仁　白芷　当归　川芎　官桂　甘草　木香

【主治】肠痈，腹濡而痛，时下脓。

137.蠲痹消毒散

【方药】姜黄　土茯苓　独活　白术　当归　赤芍药　白芷

【主治】时疮，肢节筋挛者。

外治方

1.抑扬散

【方药】天花粉　姜黄　白芷　赤芍药

【主治】研末，茶汤调搽患处，治疮属纯阳，肿痛发热者。

2.阴阳散

【方药】紫荆皮　独活　赤芍药　白芷　石菖蒲

【主治】研末，葱酒调搽患处，治疮属半阴半阳者。

3.抑阴散

【方药】草乌　赤芍药　肉桂　胆南星　白芷

【主治】研末，葱酒调搽患处，治疮疡元气虚寒，焮肿不消，或不溃敛，或筋挛骨痛，一切冷症。

4.针头散

【方药】赤石脂　乳香　白丁香　白砒　黄丹　轻粉　麝香　蜈蚣

【主治】研末，搽瘀肉上，治一切顽疮内有瘀肉，疬核不化，疮口不合者。

5.乌金膏

【方药】巴豆

【主治】炒黑研如膏，点涂患处，治恶疮顽疮及一切疮毒。

6.豆豉饼

【方药】豆豉

【主治】研末成饼置患处，艾灸治疮疡肿痛，硬而不溃，及溃而不敛，并一切顽疮恶疮。

7.乳香定痛散

【方药】乳香　没药　滑石　寒水石　冰片

【主治】研末搽患处，治一切疮疡，溃烂疼痛者。

8.痔疮方

【方药】雄黄　五灵脂　五倍子　没药　白矾

【主治】研末，贴患处，治痔疮。

9.猪蹄汤

【方药】白芷　黄芩　赤芍药　生甘草　当归　羌活　露蜂房　猪蹄

【主治】先煮猪蹄取汁煎药淋洗患处，治一切痈疽肿坏，有死肉恶血者。

10.通气散

【方药】玄参　皂角　川芎　藜芦　羊踯躅花

【主治】研末，用纸捻蘸少许，入鼻内，取嚏，治时毒肿甚者。

11.太乙膏

【方药】玄参　白芷　当归　肉桂　大黄　赤芍药　生地黄　麻油　黄丹

【主治】成膏贴之，治一切疮疡者。

12.藜芦膏

【方药】藜芦　生猪脂

【主治】研如膏，涂患处，治一切疮疽，胬肉突出，不问大小长短者。

13.当归膏

【方药】当归　麻油　生地黄　黄蜡

【主治】成膏涂患处，治发背、痈疽汤头等症。

第十篇 外科启玄方集

内服方

1.仙方活命饮

【方药】穿山甲 天花粉 甘草 乳香 赤芍药 贝母 皂角刺 没药 当归 陈皮 防风 金银花 白芷

【主治】痈疽发背脑痈等疮。

2.托里荣卫汤

【方药】黄芪 红花 苍术 柴胡 连翘 羌活 防风 当归 甘草 人参 桂枝 黄芩

【主治】诸疮疡邪毒在于经络中。

3.补中益气汤

【方药】黄芪 甘草 人参 当归 白术 升麻 柴胡 陈皮 白芍药

【主治】疮疡病人，元气不足，四肢倦怠，口干发热，饮食无味，或不食劳倦，脉洪大无力，或头身痛，恶寒自汗，气高而喘，虚烦者。

4.十全大补汤

【方药】人参 桂枝 生地黄 川芎 白茯苓 白术 白芍药 黄芪 当归 甘草

【主治】溃疡发热恶寒或作痛，或脓多，或清稀，自汗盗汗及流注，瘰疬便毒，久不作脓，或脓成不溃，或溃而不敛，血气不足者。

5.人参败毒散

【方药】人参 羌活 前胡 独活 柴胡 桔梗 枳壳 白茯苓 川芎 甘草

【主治】诸疮疡焮肿痛，发寒热，拘急头痛，脉数而有力者。

6.极验溶胶汤

【方药】穿山甲 牛皮胶

【主治】诸痈疽恶毒大患者。

7.神效解毒散

【方药】老人齿 紫河车 穿山甲 蜈蚣 玄明粉

【主治】诸毒恶疮者。

8.八珍汤

【方药】人参 白术 白茯苓 甘草 当归 川芎 白芍药 熟地黄 生姜 大枣

【主治】气血两虚证。面色苍白或萎黄，头晕目眩，四肢倦怠，气短懒言，心悸
怔忡，饮食减少，舌淡苔薄白，脉细弱或虚大无力。

9. 人参养荣汤

【方药】人参　白术　白芍药　黄芪　桂心　当归　甘草　熟地黄　白茯苓　五
味子　远志　生姜　大枣

【主治】溃疡发热恶寒，身倦肌瘦，面黄短气，饮食无味及疮不收口者。

10. 十宣散

【方药】人参　当归　黄芪　甘草　白芷　川芎　桔梗　厚朴　防风　肉桂

【主治】疮疡因外感风寒，内因气血虚损者。

11. 神效托里散

【方药】黄芪　左缠藤（金银花）　当归　甘草

【主治】诸痈疽，肿毒发背，肠痈乳痈，时毒憎寒壮热，不拘老幼虚实者。

12. 内托复煎散

【方药】当归　人参　白术　白芍药　黄芩　肉桂　甘草　地骨皮　黄芪　白茯
苓　防己　防风

【主治】疮疡肿焮于外，根盘不深，形证在表，其脉多浮，痛在皮肉。阴疽痈
毒，蕴结于中。

13. 黄连消毒散

【方药】黄连　羌活　黄芩　黄柏　知母　生地黄　独活　防风　当归　连翘
藁本　防己　桔梗　黄芪　苏木　陈皮　泽泻　人参　生甘草

【主治】太阳经痈疽发于头顶脊背，焮赤肿痛及麻木不痛者。

14. 内托羌活汤

【方药】羌活　黄柏　防风　藁本　当归　肉桂　连翘　甘草　苍术　陈皮　黄芪

【主治】足太阳经左右尺脉俱紧，按之无力，尻臀生痈疽，坚硬肿痛大作者。

15. 白芷升麻汤

【方药】白芷　升麻　桔梗　甘草　黄芪　黄芩　红花

【主治】手阳明经，分臂上生痈，左右寸脉皆短，重按之俱弦，至重按之洪缓有
力者。

16. 治魂丹

【方药】乳香　没药　铜绿　枯矾　黄丹　穿山甲　轻粉　蟾酥　麝香　蜗牛

【主治】研末为丸，热酒下，治痈疽恶疮疔毒等类疾病。

17. 内托黄芪酒煎汤

【方药】柴胡　连翘　大力子（牛蒡子）　肉桂　黄芪　当归　黄柏　甘草

【主治】疮生腿外侧，或因寒湿得附骨痛于足少阳经分微浸足阳明经坚硬漫肿。行步作痛，或不能行者。

18.蜡矾丸

【方药】黄蜡　明矾

【主治】研末为丸，温酒下，治一切痈疽者。

19.飞龙夺命丹

【方药】朱砂　硼砂　黄丹　斑蝥　蟾酥　血竭　乳香　没药　麝香　人言（砒霜）　巴豆　半夏　硇砂　蜗牛

【主治】研末为丸，服下治痈疽疔毒，无名恶疮，浑身憎寒恶心，已成未成，或黑陷毒气内窜。及中一切毒禽恶兽肉毒所致成疮，及脉沉紧细数，蕴毒在里，并湿毒，及中寒中风，肚痛喉闭等证者。

20.托里温中汤

【方药】附子　干姜　羌活　益智仁　丁香　沉香　木香　陈皮　甘草　小茴香　生姜

【主治】痈疽或为寒变而内陷者，脓出清稀，肤冷心下痞满，肠鸣腹痛，大便溏，呕逆短气，吃逆不绝，时昏愦者。

21.内疏黄连汤

【方药】黄连　当归　白芍药　槟榔　木香　黄芩　栀子　薄荷　桔梗　甘草　连翘　大黄　生姜

【主治】诸疮肿硬，发热而呕，大便秘，脉洪实大者。

22.破棺急救丹

【方药】大黄　芒硝　甘草

【主治】诸热疮肿，自汗多渴，谵语，便秘结阳等症者。

23.五香连翘汤

【方药】乳香　木通　大黄　连翘　沉香　木香　丁香　麝香　独活　射干　升麻　甘草　桑寄生　生姜

【主治】诸疮一二日，发寒热厥逆，咽喉闭者。

24.托里护心散

【方药】乳香　绿豆粉

【主治】诸疔疽发背，曾经汗下，毒气攻心，迷闷呕而痛者。

25.定痛托里散

【方药】川芎　当归　白芍药　乳香　没药　官桂　罂粟壳

【主治】诸疮痛不可忍者。

26.乳香止痛散

【方药】乳香　没药　丁香　罂粟壳　白芷　陈皮　甘草

【主治】一切疮肿疼痛不止者。

27.仙方救命汤

【方药】大黄　栀子　牡蛎　金银花　木通　连翘　乳香　牛蒡子　没药　栝楼　皂角刺　地骨皮

【主治】疔疮走了黄打滚将死，或眼见火光危症。

28.千金托里散

【方药】黄芪　厚朴　防风　桔梗　连翘　木香　没药　乳香　当归　川芎　白芷　白芍药　官桂　人参　甘草　金银花

【主治】诸疮发背疔疮者。

29.至验金针散

【方药】皂角刺

【主治】研末酒调服，治背痈疽疮肿已破未破者。

30.黄芪六乙汤

【方药】黄芪　甘草

【主治】痈疽溃后作渴，及人无故作渴，若肺脉洪数，必发痈疽者。

31.独参汤

【方药】人参

【主治】溃疡气血虚极，令人发热恶寒，失血之证及伤寒怔忡百合等症者。

32.加减八味丸

【方药】山药　桂心　山茱萸　泽泻　白茯苓　五味子　牡丹皮　熟地黄

【主治】蜜丸服，治疮疡痊将痊作渴，甚则舌生黄，心烦躁渴，小便频数，白浊阴痿，饮食少肌，肤损腿肿脚弱者。

33.圣愈汤

【方药】熟地黄　生地黄　川芎　人参　当归　黄芪

【主治】疮疡脓水出多，或金刀疮血出多，心烦不安，不得眠，五心烦热者。

34.回疮金银花散

【方药】金银花　黄芪　甘草

【主治】疮疡紫黑痛甚及不知痛者。

35.托里散

【方药】大黄　当归　栝楼根　牡蛎　皂角刺　朴硝　连翘　黄芩　金银花　赤芍药

【主治】诸发背疔疽乳痈便毒始发，脉洪弦实数，肿甚似欲作脓者。

36.黄连解毒汤

【方药】黄芩　黄柏　黄连　栀子

【主治】积热疮疡，焮肿作痛，烦躁饮冷，脉洪数实大，口舌生疮，疫毒发狂者。

37.六君子汤

【方药】人参　白术　白茯苓　半夏　陈皮　甘草　生姜　大枣

【主治】治疮疡作呕，不思饮食，膨胀面黄，四肢倦怠，大便溏利者。

38.香砂六君子汤

【方药】人参　白术　白茯苓　半夏　陈皮　甘草　藿香　砂仁

【主治】脾胃气虚，痰阻气滞证。呕吐痞闷，不思饮食，脘腹胀痛，消瘦倦怠，或气虚肿满。

39.防风通圣散

【方药】白芍药　芒硝　滑石　川芎　当归　桔梗　石膏　荆芥　麻黄　薄荷　大黄　栀子　白术　连翘　甘草　防风　黄芩

【主治】一切风热积毒诸疮肿，发热，大便秘，表里俱实者。

40.清心汤

【方药】白芍药　芒硝　滑石　川芎　当归　桔梗　石膏　荆芥　麻黄　薄荷　大黄　栀子　白术　连翘　甘草　防风　黄芩　黄连

【主治】疮疡发热饮冷，脉沉实，睡语不宁者。

41.十味托里散

【方药】人参　当归　官桂　川芎　防风　白芷　桔梗　黄芪　甘草　厚朴

【主治】研末服下，治诸发背痈疽疔毒乳痈脚痛者。

42.十六味流气饮

【方药】人参　当归　官桂　川芎　防风　白芷　桔梗　黄芪　甘草　厚朴　木香　白芍药　槟榔　乌药　枳壳　紫苏

【主治】研末酒调下，治痈疽。

43.乳香丸

【方药】乳香　没药　羌活　五灵脂　独活　川芎　当归　绿豆粉　白芷　肉桂　白胶香

【主治】研末蜜丸，薄荷汤下，治发背及一切痈疽溃烂，痛不可忍者。

44.治对口痈单方

【方药】茄蒂

【主治】研末酒服，治对口痈者。

45.代针散（别名：透脓散、射脓散）

【方药】蚕茧子灰

【主治】热酒下，治不拘痈疽石毒不破者，及畏针不开，恐迟则毒气侵蚀好肉内罨者。

46.通气散（别名：何首乌散）

【方药】何首乌　当归　赤芍药　白芷　小茴香　乌药　甘草　枳壳　木通

【主治】研末，酒煎服，治一切痈疽发背流注折伤者。

47.海上仙方

【方药】白芷　白芍药　白矾　赤葵根　黄蜡

【主治】研末蜜丸，米饮送下，治内痈有脓及败血腥腐臭秽殊甚，遂至脐腹酸痛者。

48.内痈奇方

【方药】大鲫鱼

【主治】用猪油煎熟食，治肠痈痢疾。

49.追风丸

【方药】牛膝　当归　薏苡仁　白芷　川芎　羌活　防风　川乌　赤芍药　天麻　草乌　肉桂　干姜　丁香　乳香　没药　木香　沉香　木瓜

【主治】研末蜜丸酒调下，治男妇血风冷痹，手足麻及流注鼓椎风者。

50.搜风寻痛丸

【方药】乳香　没药　小茴香　当归　军姜　肉桂　川芎　丁皮（海桐皮）　薏苡仁　独活　草乌　骨碎补　赤芍药　白芷　石粘藤　生姜

【主治】研末蜜丸，温酒吞下，治遍身痛久损骨痛及金刀伤者。

51.神效复元通气散

【方药】当归　甘草　熟地黄　黄芪　白芍药　天花粉　金银花　生地黄

【主治】一切恶疮初觉时。

52.神效桔梗汤

【方药】桔梗　贝母　知母　桑白皮　栝楼仁　当归　百合　杏仁　地骨皮　薏苡仁　枳壳　玄参　青黛　紫菀　麦门冬　甘草

【主治】肺痈主方。咳而胸膈隐痛，两胘肿满，咽干口燥，烦闷多渴，时出浊唾腥臭者。

53.千金煮肺汤

【方药】猪肺　青黛　蜂蜜　红枣

【主治】肺痿主方。肺痿咳吐脓血，或自汗呕吐消渴，大小便不利等证。

54.犀角大黄汤

【方药】犀角　大黄　牡丹皮　梅仁　冬瓜仁　薏苡仁　芒硝　金银花

【主治】肠痈主方。肠痈腹濡内隐隐酸痛，大小便秘涩。

55.神效栝楼散

【方药】栝楼仁　甘草　当归　没药　乳香　大力子（牛蒡子）

【主治】乳痈主方。乳痈乳疽已成者化脓为水，未成者即消，或瘰疬更效。

56.立效散（别名：六一散、天水散、益原散）

【方药】滑石　甘草

【主治】研末，米汤调下，治去赤脉，消暑祛瘰之毒。

57.立应散

【方药】斑蝥　僵蚕　黑丑（牵牛子）

【主治】研末服，治瘰疬。

58.神秘汤

【方药】橘皮　紫苏　人参　桔梗　桑白皮　生姜　五味子

【主治】瘰疬。

59.木通汤

【方药】木通　车前　猪苓　泽泻　连翘　天花粉　金银花　栝楼仁

【主治】瘰疬。

60.败毒散

【方药】人参　当归　厚朴　桔梗　白芷　肉桂　防风　黄芪　甘草

【主治】四种瘰疬。

61.大龟丸

【方药】乌龟　雄黄　胡椒　穿山甲

【主治】研末蜜丸，酒下治瘰疬毒久者。

62.治瘰疬奇方

【方药】蛇丹　草果　川椒

【主治】研末，无灰酒下，治瘰疬已破未破者。

63.单方全蝎丸

【方药】全蝎

【主治】研末核桃肉为丸，酒下治多年瘰疬。

64.参芪散

【方药】人参　黄芪　当归　厚朴　桔梗　白芷

【主治】瘰疬疮破久不收口者。

65.柴胡连翘汤

【方药】当归　黍粘子（牛蒡子）　中桂　甘草　黄柏　生地黄　柴胡　黄芩　知母　连翘　瞿麦

【主治】男子妇人马刀疮。

66.柴胡消肿汤

【方药】黍粘子（牛蒡子）　黄连　当归　甘草　天花粉　黄芪　黄芩　柴胡　连翘　红花　玄参

【主治】马刀疮肿盛。

67.柴胡通经汤

【方药】连翘　柴胡　当归　甘草　黄芩　三棱　桔梗　鼠粘子（牛蒡子）　黄连　红花

【主治】小儿马刀疮，经久不溃者。

68.救苦化坚汤

【方药】黄芪　人参　甘草　漏芦　连翘　牡丹皮　当归　生地黄　熟地黄　白芍药　肉桂　柴胡　羌活　独活　鼠粘子（牛蒡子）　防风　昆布　三棱　白术　益智仁　麦糵（麦芽）　神曲　黄连　黄柏　厚朴　升麻　葛根

【主治】马刀疮瘰疬挟瘿，从耳下及身后下颈至肩上，或缺盆穴边，皆手足少阳之经分；其疮在颏下及颊车，乃足阳明之经分，是受心脾之邪而所生，治此二症。

69.棒疮煎药方

【方药】红花　苏木　栀子　黄柏　黄芩　桂皮　白芍药　川芎　白芷　桃仁　甘草　当归　乳香　没药

【主治】棒疮。

70.鬼代丹

【方药】无名异　乳香　没药　地龙　自然铜　草乌　番木鳖

【主治】杖疮。

71.止痛如神汤（别名：秦艽苍术汤）

【方药】秦艽　桃仁　皂角子　苍术　防风　黄柏　当归　泽泻　槟榔　熟大黄

【主治】痔核肿胀痛痒者。

72.秦艽白术丸

【方药】秦艽　桃仁　皂角子　当归　泽泻　枳实　白术　地榆　槐花

【主治】痔痛瘘下脓血便秘难禁。

73.脏连丸

【方药】胡黄连　荆芥穗　地榆　槐花　槐耳　活鲫鱼

【主治】多年痔漏。

74.宣肠散

【方药】巴豆　大黄　朴硝　枳壳　陈皮

【主治】内外大便结涩令痔痛甚。

75.导水散

【方药】滑石　木通　泽泻　车前子　朴硝　大黄　通草　灯心草

【主治】痔疮，大小便不通。

76.秦艽补瘘汤

【方药】当归　川芎　白芍药　生地黄　黄连　黄芩　山楂　连翘　秦艽　地榆　雷丸　枳壳　槐角　白芷　棕榈根　升麻

【主治】痔漏。

77.槐角丸

【方药】槐耳　当归　防风　枳壳　黄芩　地榆

【主治】痔漏下血。

78.槐耳散

【方药】槐耳

【主治】痔漏下血。

79.独羊饭

【方药】鲜羊蹄根叶

【主治】痔漏下血。

80.槐蕚散

【方药】槐花　生地黄　青皮　白术　荆芥　川芎　升麻　当归

【主治】痔漏下血。

81.疥疮方

【方药】硫磺

【主治】米膏成丸，蓟芥汤下，治疥疮。

82.治大麻风神方

【方药】大风子油　天麻　防风　防己　何首乌　苦参　当归　赤芍药　菊花　白芷　川芎　独活　栀子仁　连翘　白苏　薄荷　蜈蚣　全蝎　僵蚕　蝉蜕　穿山甲　蕲蛇　狗脊

【主治】大风眉毛脱落，手足拳挛，皮肉溃烂，唇翻眼绽，口歪身麻，肉不痛痒，面生红紫癍。

83.秘传漆黄蟾酥丹

【方药】螃蟹　生漆　蟾酥　雄黄

【主治】大风疮。

84.治阳湿痰破疮方

【方药】半夏　黄芩　苍术　黄柏　牛膝　羌活　独活　木瓜　木通　枳实　杜
仲　防己　白茯苓　秦艽　大力子（牛蒡子）

【主治】流注成块，及日久破烂，红肿处热痛脉滑数者。

85.治阴湿痰方

【方药】人参　海风藤　皂角针　刺蒺藜　川芎　天花粉　半夏　白术　槟榔
附子　土茯苓

【主治】骨痛肉不痛，痛处水冷夜甚不红者。

86.二连汤

【方药】土茯苓　胡黄连　黄连　当归　川芎

【主治】杨梅疮。

87.治杨梅结毒轻粉包瘤神方

【方药】防风　荆芥　天花粉　苦参　何首乌　绿豆粉　糯米粉　皂子肉　土茯
苓　雄猪油

【主治】杨梅结毒轻粉包瘤。

88.风藤散

【方药】人参　当归　赤芍药　皂角刺　木瓜　木通　甘草　白芷　生地黄　皂
子　天花粉　金银花　白鲜皮　薏苡仁　青风藤　芭蕉根　土茯苓

【主治】杨梅结毒。

89.杨梅癣梅毒梅疹神方

【方药】防风　荆芥　当归　羌活　皂角刺　白及　白蔹　白芷　生地黄　熟地
黄　川芎　土茯苓

【主治】杨梅癣梅毒梅疹。

90.消风散

【方药】人参　僵蚕　甘草　荆芥　陈皮　厚朴　白茯苓　蝉蜕　防风　川芎
羌活　藿香　土茯苓

【主治】杨梅癣疹及翻花疮。

91.治阴杨梅疮方

【方药】当归　赤芍药　川芎　生地黄　熟地黄　防风　荆芥　金银花　羌活

角针 黄芩 僵蚕 土茯苓

【主治】阴杨梅疮。

92.治风热疮方

【方药】连翘 天花粉 防风 荆芥 生地黄 黄连 黄芩 黄柏 前胡 栀子 蝉蜕 僵蚕 苦参 蔓荆子 白芷 薄荷 甘草

【主治】风热疮。

93.鳖甲丸

【方药】鳖甲 黄连 枳壳 夜明砂 诃子 全蝎 麝香

【主治】无辜疳伤疮毒起，四肢瘦弱，脑后项边有核如弹丸，按之转动，软而不疼，其间有虫如粉，不速破则虫随热气流散，淫食脏腑，以致肢体痛疮，便利脓血，壮热羸瘦，头露骨高者。

94.紫金镯痛散

【方药】紫荆皮 降香 骨碎补 琥珀 当归 桃仁 蒲黄 无名异 大黄 牛膝 朴硝 苏木

【主治】整骨续筋生肌止痛活血，及内伤肝肺，令人呕血，心腹胀痛，或左右身痛，四肢无力，难以动作者。

95.麦斗金

【方药】土鳖虫 生半夏 巴豆 朱砂 乳香 没药

【主治】跌打损伤接骨。

96.玉真散

【方药】胆南星 防风 童便

【主治】破伤风强直。

97.治疯犬咬伤方

【方药】斑蝥 雄黄

【主治】疯犬咬伤。

98.骨鲠喉方

【方药】象牙

【主治】磨水服，咳咯不出，渐渐成疮，饮食不下者。

99.天蛇疮毒方

【方药】秦皮

【主治】草间黄花蜘蛛螫伤。

100.四君子汤

【方药】人参 白术 白茯苓 甘草 大枣

【主治】痘已齐气虚无他症。

101.四物汤

【方药】当归 川芎 白芍药 熟地黄

【主治】痘已齐,有血虚症者。

102.八珍汤

【方药】人参 砂仁 白茯苓 甘草 当归 川芎 白芷 熟地黄

【主治】痘已齐,兼气血俱虚症者。

103.生脉散

【方药】人参 麦门冬 五味子

【主治】起壮时发渴咳嗽脉虚。

104.犀角地黄汤

【方药】犀牛屑 生地黄 白芍药 牡丹皮

【主治】痘发时大便秘蓄血者。

105.橘皮汤

【方药】人参 陈皮

【主治】吐泻并作者。

106.甘桔汤

【方药】桔梗 甘草 射干 牛蒡子 防风 玄参

【主治】咽痛者。

107.紫草木通汤

【方药】紫草 木通 白茯苓 白术 甘草 糯米

【主治】痘已成血泡不食乃发不愈。

108.预治痘疹神方

【方药】川芎 当归 升麻 甘草

【主治】痘疹初觉发热,服此则不出,见标者即稀,稀者即无,陷者服之即起。

109.引经散

【方药】元米(糯米) 朱砂

【主治】小儿痘疹。

110.紫草膏

【方药】麻黄 紫草 全蝎 僵蚕 甘草 红花 白附子

【主治】能退癍起痘。

111.灵砂丹

【方药】辰砂 天灵盖 老丝瓜

【主治】黑靥及蛇皮灰白淡色豆。

112. 托毒汤

【方药】白芷　薄荷　防风　赤芍药　蒺藜　荆芥　皂角刺　金银花　连翘　生
地黄　甘草

【主治】痘后毒未尽，复作肿毒疼者。

113. 猪尾膏

【方药】辰砂　猪尾尖血

【主治】痘疮血不活透，心经闷乱者。

114. 南金散

【方药】紫背荷叶　白僵蚕

【主治】毒盛血滞不活痒瘤者。

115. 二神散

【方药】丁香　干姜

【主治】痘正发时遇大寒，变为阴证者。

116. 活血散

【方药】白芍药　茜根

【主治】痘根窠红散而不附者。

117. 安胎如圣散

【方药】白术　当归　黄芩　砂仁　枳壳　陈皮　甘草　大腹皮　黑豆

【主治】孕妇忽出痘疮，恐热伤胎者。

118. 谷精散

【方药】谷精草　海蛤粉

【主治】痘入目，恐伤睛者。

119. 前胡枳壳汤

【方药】前胡　枳壳　赤茯苓　大黄　甘草

【主治】痘疹痰实壮热，胸中烦闷，大便秘，卧则喘急者。

120. 参黄散

【方药】人参　甘草　滑石　知母　麻黄　地骨皮　大黄　羌活　葶苈子　小麦

【主治】水痘。

121. 快痘丹

【方药】鲜蛤蟆　麻黄

【主治】痘出不快。

122.一匕金

【方药】郁金　甘草

【主治】豆疮黑陷，或变紫暗色，证在急危者。

123.**豆蔻散**

【方药】肉果　龙骨　木香　砂仁　山楂　五倍子　赤石脂　藿香　白术　人参

【主治】脾虚呕吐不止及泄不止者。

外治方

1.**清凉膏**

【方药】大黄

【主治】研末醋调敷，治初患痈肿疮疖热燉大痛者。

2.**五灰膏**

【方药】桑柴　秋秸　茄根　荞麦秸　锻石灰

【主治】烧灰淋水熬膏，治洗诸疮痔。

3.**乌龙扫毒膏**

【方药】文蛤　多年浮粉　蚰蜒虫

【主治】研末成膏，治一切痈疽发背，肿毒未溃已溃者。

4.**至效独乌膏**

【方药】独活　草乌　胆南星　肉桂

【主治】研末米醋调敷患处治背痈疽发毒肿硬痛者。

5.**抵金散**

【方药】屎蜣螂

【主治】研末搽患处，治发背痈疽溃后开烂作痛者。

6.**金蟾膏**

【方药】活蛤蟆

【主治】捣好膏，敷患处，治发背疔毒。

7.**蓼草膏**

【方药】鲜蓼草　风化窑脑（锻石）

【主治】外点患处，治阴发背黑凹而不知痛者。

8.**火龙膏**

【方药】新火姜

【主治】研末，猪胆汁调糊敷患处，治阴发背黑凹而不知痛者。

9.膏药方

【方药】麻油　清桐油　猪毛　黄丹

【主治】制膏摊贴治发背诸疮。

10.赛针散

【方药】巴豆　轻粉　硇砂　白丁香

【主治】研末，醋调治痈疽有头不破，及疔肿时毒生于四肢上，其势微缓者。

11.蟾酥锭子

【方药】天南星　款冬花　巴豆　黄丹　白砒　独活　斑蝥　蟾酥

【主治】研末成膏贴，治疗毒攻心欲死者。

12.试疔方

【方药】生豆子

【主治】口嚼下凡初生肿痛时不知可是疔否，即与生豆子嚼之，如不知生豆味者即是。

13.铁罐点毒膏

【方药】巩子石灰　糯米　砂牯牛（旱螺）　斑蝥　硇砂　桑柴灰　芝麻秸灰　皂角灰　荞麦秸灰　窖脑

【主治】研末能点治诸痈疽疔毒疔肿便毒等疮者。

14.收毒散

【方药】盐霜梅　山皂角

【主治】发背一两头开发不住，势在危急者。

15.冲和膏

【方药】红内消（紫荆皮）　独活　白芷　木腊（望见消、阳春雪、石菖蒲）　赤芍药

【主治】诸痈疽发背流注，折伤损痛，流注痰块，瘰疬软疖，及冷热不明等疮者。

16.回阳玉龙膏

【方药】草乌　胆南星　军姜　白芷　赤芍药　肉桂

【主治】诸阴发背，流注，鼓椎风，久损痛，冷痹，风湿，诸脚气冷肿，无红赤色，痛不可忍，及足顽麻，妇人冷血风等证者。

17.洪宝膏

【方药】天花粉　姜黄　白芷　赤芍药

【主治】诸热痈疽等毒者。

18.膏药方

【方药】沉香　麝香　轻粉　银朱　荔枝肉　鱼胶

【主治】成膏贴之，治瘰疬硬核不消不破者。

19.万金丹

【方药】赤矾　牛黄　金脚信（砒霜）　乳香　没药　朱砂　黄丹

【主治】研末成锭，外用治多年瘰疬。

20.抬头草膏

【方药】抬头草

【主治】煎成膏外用治瘰疬已破者。

21.单方天葵草膏

【方药】千年老鼠尿（天葵草或紫霞杯）

【主治】酒水煎服成渣再捣醋调患处，治瘰疬。

22.臁疮膏药方（李廷保）

【方药】当归　白芷　黄连　白及　白蔹　黄柏　厚朴　五倍子　雄黄　没药　血竭　海螵蛸　黄丹　乳香　轻粉

【主治】研末，香油成膏贴治内外臁疮。

23.治湿毒臁疮方

【方药】红萝卜　轻粉　潮脑

【主治】捣烂填疮内，治湿毒臁疮。

24.治有虫痒臁疮方

【方药】活蛤蟆皮

【主治】贴患处治虫痒臁疮者。

25.隔纸膏

【方药】龙骨　血竭　轻粉　冰片　阿魏　乳香　没药　麝香　黄丹　生芝麻香油

【主治】煎熬成膏贴治久远臁疮顽疮结毒者。

26.治臭臁疮方

【方药】牛悬蹄甲灰　轻粉

【主治】酒调搽患处治臭臁疮。

27.血风疮单方

【方药】青菜　萝卜英

【主治】煎药洗治多年血风疮，久治不痊者。

28.潮脑膏

【方药】黄连　白芷　轻粉　潮脑　川椒

【主治】研末熟菜籽油调摊患处，治血风疮。

29. 单方油垢膏

【方药】男子头垢　绵巾灰　香油

【主治】成膏贴患处，治血风疮。

30. 贝母散

【方药】贝母

【主治】研末醋调后塞疮内，治活人面疮方。

31. 雄黄散

【方药】雄黄　水银　轻粉　烟胶　枯矾　猪脂油

【主治】研末猪油调搽患处，治秃疮有虫作痒痛者。

32. 戌油膏

【方药】番木鳖　轻粉　枯矾

【主治】油煎成膏治多年不愈秃疮。

33. 杖疮膏药方

【方药】葱汁　姜汁　密陀僧　香油　乳香　没药　儿茶　血竭　麝香

【主治】煎制成膏摊贴治杖疮顽疮。

34. 棒疮膏

【方药】文蛤

【主治】研末桐油调膏治棒疮。

35. 杖疮白蜡膏药方

【方药】白蜡　猪骨髓　潮脑（冰片）

【主治】用甘草煮油摊贴治杖疮。

36. 散青膏

【方药】三七鲜梗叶

【主治】捣烂敷，治腿伤青肿者。

37. 胶粉散

【方药】烟胶　燕窝土　轻粉　枯矾

【主治】研末油调搽患处，治燕窝疮。

38. 胶胡散

【方药】烟胶　羊胡子灰　轻粉

【主治】研末调搽患处，治羊胡子疮。

39. 胶香散

【方药】轻粉　白胶香　大风子肉　烟胶　枯矾

【主治】研末蛋黄调搽患处，治胎毒疮。

40.胶髓膏

【方药】轻粉 川椒 烟胶 猪骨髓

【主治】研末调搽患处，治恋眉疮。

41.腊脂膏

【方药】大风子 木鳖子 轻粉 枯矾 水银 猪脂

【主治】研末成膏，调搽面上治肺风疮。

42.二黄散

【方药】大黄 朴硝 硫磺 轻粉 乌头尖

【主治】研末萝卜汁调搽患处，治酒渣鼻。

43.二粉散

【方药】定粉（铅粉） 轻粉 枯矾 菜籽油

【主治】研末油调搽面，治妇女面生粉花疮。

44.大风膏

【方药】大风子 枯矾 川椒 轻粉

【主治】研末油调搽患处治裙边疮或名裤口风疮。

45.二根汤

【方药】韭菜根 山楂根

【主治】煎汤洗痔漏。

46.洗痔方

【方药】无花果叶

【主治】煎汤熏洗治痔漏。

47.治痔漏方（李廷保）

【方药】野葡萄 桃叶 甘草

【主治】煎汤洗，治痔漏。

48.贴痔乳香膏药方

【方药】朱萸 白及 白蔹 黄连 黄柏 当归 黄丹 乳香 轻粉 冰片 香
油 柳枝

【主治】专贴痔漏。

49.枯痔药方

【方药】明矾 砒霜 朱砂

【主治】去痔根。

50.护痔药方

【方药】白及 大黄 黄柏 苦参 寒水石 绿豆粉

【主治】护痔外好肉。

51. 黄蜡拈

【方药】轻粉　硇砂　松香　黄蜡　铜绿　苦参

【主治】痔漏内去肉管子。

52. 补漏药方

【方药】川乌　活鲫鱼　白及　青黛末　官粉

【主治】痔漏生肌收口。

53. 唤肠散

【方药】磁石　枯矾　干姜　草乌尖

【主治】内痔在肛门里肠头上，外面全然不见，痛苦不禁者。

54. 贴顶升肠散

【方药】蓖麻　麝香

【主治】内痔疮已愈后，将肠子收入。

55. 洗肠药方

【方药】五倍子　白矾末

【主治】脱肛或收肠。

56. 文蛤散

【方药】文蛤　玄胡索　明矾

【主治】痔疮口内水多。

57. 醋灰膏

【方药】甘草

【主治】雄雌狐剌疮。

58. 肥粘疮方

【方药】黄花烧灰　轻粉

【主治】肥粘疮。

59. 千日疮方

【方药】蜘蛛丝

【主治】缠于患根部，治千日疮。

60. 水沉膏

【方药】白及

【主治】研末水调搽患处，治时毒暑疖。

61. 药线方

【方药】药线

【主治】药线系根治痔疮齿踞。

62.顽癣方

【方药】羊蹄根　枯白矾　米醋。

【主治】白壳疮或顽癣。

63.汗瘢方

【方药】蜜陀僧　白砒　硫磺　羊蹄跟

【主治】汗瘢。

64.丁香散

【方药】苦丁香　枯矾　轻粉

【主治】鼻息肉。

65.鼻息鼻痔方

【方药】雄黄　枯矾　苦丁香　轻粉　细辛　犬胆

【主治】鼻息鼻痔。

66.生肌散

【方药】轻粉　乳香　没药　黄丹　赤石脂　寒水石

【主治】杖疮溃烂久不愈，敛疮长肉。

67.鹅掌风方

【方药】朴硝　桐油

【主治】鹅掌风。

68.坐板疮拈子

【方药】旧青布　雄黄

【主治】坐板疮。

69.坐板疮方

【方药】砖块　硫磺

【主治】坐板疮。

70.大风疮洗方

【方药】苦参　玄参　紫参　荆芥　沙参　陈皮　厚朴　黄荆子　麻黄　防风　白芷　蔓荆　威灵仙　桃柳　槐枝

【主治】大风疮。

71.大风疮洗药单方

【方药】苍耳草　朴硝

【主治】大风疮。

72. 搽大风癞药方

【方药】大风子肉　轻粉　麻油

【主治】大风癞疮。

73. 生眉毛药方

【方药】皂角刺　鹿角　姜汁

【主治】生眉毛。

74. 治喉闭乳蛾方

【方药】冰片　雄黄　山豆根　儿茶　青硼　枯矾

【主治】喉闭乳蛾。

75. 治蛇窠疮方

【方药】蜈蚣　香油

【主治】蛇窠疮或诸恶疮。

76. 治蜘蛛疮方

【方药】苎麻丝　雄黄　枯矾

【主治】蜘蛛疮。

77. 杨梅痘子疮方

【方药】大黄　蝉蜕　川芎　当归　穿山甲

【主治】杨梅痘子疮。

78. 梅疮洗浴方

【方药】防风　荆芥　五加皮　槐条　朴硝　蛇床子

【主治】杨梅疮。

79. 点杨梅疮方

【方药】白砒　猪精肉　红枣　鹅胆汁

【主治】杨梅疮。

80. 杨梅疮不疼点药方

【方药】轻粉　杏仁皮　松花　冰片　鹅胆汁

【主治】杨梅疮。

81. 治杨梅疳疮方

【方药】轻粉　冰片　儿茶

【主治】杨梅疳疮。

82. 五根汤

【方药】葱根　韭根　槐根　地骨皮　土茯苓

【主治】杨梅疳疮。

83.治杨梅圈子疮方

【方药】活鳖　川椒

【主治】杨梅圈子疮。

84.粉霜方

【方药】皂矾　明矾　水银　青盐　火硝

【主治】杨梅疮。

85.齿𧏾疮方

【方药】生肌散　旧棉花灰

【主治】齿𧏾疮。

86.玉粉散

【方药】滑石　甘草　冰片

【主治】胎溻皮疮。

87.黄水疮方

【方药】蕲艾灰

【主治】黄水疮。

88.黄花散

【方药】黄花朵灰

【主治】黄水疮。

89.伤手疮方

【方药】蜂蜜　黄蜡　猪脂

【主治】伤手疮臁疮顽疮。

90.制柏散

【方药】黄柏

【主治】湿毒。

91.阴户疳方

【方药】猪肝　雄黄　枯矾　轻粉

【主治】阴户疳疮。

92.金刀伤疮方

【方药】小猪肠　陈锻石　苧叶　龙骨

【主治】金刀伤疮。

93.火烧疮方

【方药】黄蜀葵花　香油

【主治】火烧疮。

94.冻疮方

【方药】麻雀脑

【主治】手足面上冻肿痒痛成疮。

95.箭旋疮方

【方药】巴豆　活蜣螂

【主治】毒箭及箭旋入骨，不能得出，不可拔动，恐伤其骨者。

96.定痛散

【方药】麻黄　头发灰　乳香

【主治】跌打损伤骨折疼痛等症。

97.止血散

【方药】血竭　没药　龙骨　灯心草　苏木　桔梗　降香　当归　鸡肉末　红花

【主治】疮口破裂血出不止。

98.治破伤风方

【方药】蛴螬虫口水

【主治】破伤风。

99.治鼠咬疮方

【方药】猫尿

【主治】鼠咬疮。

100.毒蛇咬伤疮方

【方药】马兰头

【主治】毒蛇咬伤疮，亦解酒疽鼻衄金疮血痢。

101.蜈蚣蜂蝎等虫咬伤方

【方药】麝香　雄黄　乳香　硇砂　土蜂窝　露蜂窝

【主治】二十七般毒虫咬疮肿痛不已者。

102.四圣丹

【方药】牛黄　朱砂　珍珠　儿茶

【主治】能点疔毒，即刻回生。

103.珍珠膏

【方药】珍珠　豌豆　头发灰

【主治】痘不发，必有痘疔黑而大臭者，点之。

104.痘疳方

【方药】枯矾　麝香　白毡灰　人中白

【主治】牙龈蚀断或落齿骨。

105. 雄黄散

【方药】雄黄　铜绿

【主治】小儿痘牙疳。

106. 灭痕膏

【方药】白蜜

【主治】痘已愈，毒未全散，其痂已落尽，只有瘢痕尚在，或黑或凸凹，或抓成疮者。

107. 羊骨髓轻粉方（李廷保）

【方药】羊骨髓　轻粉

【主治】痘痂不落，痘疮痂不落者。

108. 治痘疮瘢痕方（李廷保）

【方药】韶粉　轻粉　猪脂

【主治】痘疮瘢痕，或凸或凹者。

109. 绵茧散

【方药】蚕茧　生矾末

【主治】痘后疮水不干。

110. 搔坏痘方

【方药】多年屋上腐草末

【主治】小儿水痘。

111. 治痘风眼方

【方药】黄丹　雄黄　轻粉　麝香

【主治】痘疮余毒未尽，复受风邪，而致眼中作痒，眼睑红赤溃烂。

112. 口疳方

【方药】橄榄核　儿茶　冰片

【主治】口疳。

113. 鼻疳方

【方药】儿茶　冰片　雄黄　轻粉

【主治】鼻疳。

114. 喉疳方

【方药】儿茶　冰片　百草霜

【主治】喉疳。

115. 走马牙疳方

【方药】人中白　铜绿　麝香

【主治】走马牙疳。

116.月蚀疳方

【方药】黄丹　煅赤枯矾　轻粉　冰片

【主治】月蚀疳。

117.旋指疳方

【方药】儿茶　冰片　雄黄

【主治】旋指疳。

118.二金散方

【方药】鸡内金　郁金

【主治】小儿痄腮。

119.皲裂疮方

【方药】地骨皮　白矾　羊油　轻粉

【主治】皲裂疮。

120.马汗蜇疮方

【方药】冬瓜皮

【主治】马汗蜇疮。

121.炙火疮方

【方药】壁蟢窠

【主治】炙火疮。

122.汗淅疮方

【方药】蛤粉　滑石

【主治】汗淅疮。

123.独骨疮方

【方药】百合　黄柏　白及　蓖麻籽　轻粉

【主治】独骨疮。

124.伤水疮方

【方药】黄丹　蛤蚧

【主治】伤水疮。

125.蛇咬疮方

【方药】雄黄

【主治】蛇咬疮。

126.人咬疮方

【方药】龟板灰　香油

【主治】人咬疮。

127.水渍脚丫烂疮方

【方药】密陀僧

【主治】水渍脚丫烂疮。

128.担肩瘤方

【方药】千金粉

【主治】长期肩重担摩擦使肩井穴处肌肤变厚或成肿块者。

第十一篇　外科正宗方集

内服方

1. 神授卫生汤

【方药】羌活　防风　白芷　穿山甲　沉香　红花　连翘　石决明　金银花　皂角刺　当归　甘草　天花粉　乳香　大黄

【主治】痈疽、发背、脑疽、对口、丹瘤、瘰疬、恶毒疔疮、湿痰流注及外科一切疮疡症。

2. 内消沃雪汤

【方药】青皮　陈皮　乳香　没药　连翘　黄芪　当归　甘草　白芷　射干　天花粉　穿山甲　贝母　白芍药　金银花　皂角刺　木香　大黄

【主治】发背并五脏内痈，尻臀诸肿，大小肠痈，肛门脏毒，初起但未出脓，坚硬疼痛不可忍者。

3. 内疏黄连汤

【方药】木香　黄连　栀子　当归　黄芩　白芍药　薄荷　槟榔　桔梗　连翘　甘草　大黄

【主治】痈疽肿硬，发热作呕，大便秘涩，烦躁饮冷，哕呃心烦，舌干口苦，六脉沉实有力，邪毒在脏者。

4. 保安万灵丹

【方药】茅术　全蝎　石斛　天麻　当归　甘草　川芎　羌活　荆芥　防风　麻黄　细辛　川乌　草乌　何首乌　雄黄

【主治】痈疽、疔毒、对口、发颐、风湿、风温、湿痰流注、附骨阴疽、鹤膝风症，左瘫右痪，口眼㖞斜，半身不遂，气血凝滞，偏身走痛，步履艰辛，偏坠疝气，偏正头痛，破伤风牙关紧闭，截解风寒者。

5. 双解复生散

【方药】荆芥　防风　川芎　白芍药　黄芪　麻黄　甘草　薄荷　栀子　当归　连翘　滑石　金银花　羌活　人参　白术　大黄　芒硝　生姜　葱头

【主治】痈疽、发背，诸般肿毒，初起憎寒发热，四肢拘急，内热口干，大小便秘者。

6.内消散

【方药】金银花　知母　贝母　天花粉　白及　半夏　穿山甲　皂角刺　乳香

【主治】痈疽、发背、对口、疔疮、乳花百种，无名肿毒，一切歹疮者。

7.清热消风散

【方药】防风　川芎　当归　黄芩　白芍药　天花粉　金银花　甘草　连翘　红花　柴胡　苍术　陈皮　黄芪　皂角刺

【主治】痈疽、诸毒，疮肿已成未成之间，外不恶寒，内无便秘，红赤高肿，有头焮痛者。

8.内固清心散

【方药】白茯苓　辰砂　人参　玄明粉　白豆蔻　甘草　乳香　雄黄　冰片　绿豆粉

【主治】痈疽、发背、对口、疔疮，热甚焮痛，烦躁饮冷者。

9.护心散

【方药】绿豆粉　乳香　朱砂　甘草

【主治】疮毒内攻，口干烦躁，恶心呕吐者。

10.琥珀蜡矾丸

【方药】白矾　黄蜡　雄黄　琥珀　朱砂　蜂蜜

【主治】痈疽、发背已成未脓之际，恐毒气不得外出，必致内攻者。

11.托里消毒散

【方药】人参　川芎　白芍药　黄芪　当归　白术　白茯苓　金银花　白芷　甘草　皂角刺　桔梗

【主治】痈疽已成不得内消者。

12.排脓内托散

【方药】当归　白术　人参　川芎　白芍药　黄芪　陈皮　白茯苓　香附　肉桂　甘草　白芷　桔梗　牛膝

【主治】痈疽、脑项诸发等疮已溃流脓者。

13.乳香黄芪散

【方药】乳香　没药　黄芪　罂粟壳　人参　甘草　川芎　当归　白芍药　陈皮　熟地黄

【主治】痈疽、发背、诸毒、疔疮疼痛不可忍者。

14.神功内托散

【方药】当归　白术　黄芪　人参　白芍药　白茯苓　陈皮　附子　木香　甘草　川芎　穿山甲　煨姜　大枣

【主治】痈疽、脑项诸发等疮，至十四日后，当腐溃流脓时不作腐溃，更兼疮不高肿，脉细身凉者。

15. 透脓散

【方药】黄芪　穿山甲　当归　皂角刺

【主治】痈疽、诸毒，内脓已成不穿破者宜。

16. 竹叶黄芪汤

【方药】黄芪　甘草　黄芩　川芎　当归　白芍药　人参　半夏　石膏　淡竹叶　麦门冬　生地黄　生姜　灯心草

【主治】痈疽、发背，诸般疔肿，表里热甚，口干大渴者。

17. 回阳三建汤

【方药】附子　人参　黄芪　当归　川芎　白茯苓　枸杞子　陈皮　山茱萸　木香　甘草　紫草　厚朴　苍术　红花　独活　煨姜　皂角刺

【主治】阴疽发背，初起不疼不肿，不热不红，硬若牛皮，坚如顽石，十日外脉细身凉，肢体倦怠，皮如鳖甲，色似土朱，粟顶多生，孔孔流血，根脚平散，软陷无脓，又皮不作腐，手热身凉者。

18. 黍米寸金丹（别名：返魂丹、再生丸、追命丹、延寿丹、来苏丸、知命丸、得道丸）

【方药】麝香　乳香　没药　雄黄　狗宝　轻粉　乌金石　蟾酥　粉霜　黄蜡　硇砂　鲤鱼胆　狗胆　白丁香　蜈蚣　母乳

【主治】暴中急症，忽然卒倒者；又治发背、脑疽，遍身壅肿，附骨痈疽者，初起憎寒壮热，四肢倦怠沉重者，毋分表里、老幼、轻重者。

19. 十全大补汤

【方药】人参　黄芪　白芍药　肉桂　川芎　熟地黄　当归　白术　白茯苓　甘草　生姜　大枣

【主治】治溃疡发热，或恶寒，或作痛，或脓多，或清，或自汗、盗汗及遍身流注、瘰疬、便毒诸疮。

20. 八珍汤

【方药】川芎　白芍药　当归　熟地黄　人参　白术　白茯苓　甘草　生姜　大枣

【主治】溃疡诸症。

21. 补中益气汤

【方药】黄芪　甘草　人参　当归　白术　升麻　柴胡　陈皮　麦门冬　五味子　生姜　大枣

【主治】疡疮元气不足，四肢倦怠，口干发热，饮食无味，或饮食失节，或劳倦身热，脉洪大而无力；或头痛而恶寒，或声高而喘，身热而烦者。

22.人参养荣汤

【方药】白芍药　人参　陈皮　黄芪　桂心　当归　白术　甘草　熟地黄　五味子　白茯苓　远志　生姜　大枣

【主治】溃疡发热恶寒，或四肢倦怠，肌肉消瘦，面色痿黄，歆歆短气，饮食无味，不能收敛；或气血原不足，不能收敛者。

23.人参黄芪汤

【方药】黄芪　人参　白术　麦门冬　当归　苍术　甘草　陈皮　升麻　神曲　黄柏　五味子　生姜　大枣

【主治】溃疡虚热，不睡，少食，或秽气所触作痛者。

24.内补黄芪汤

【方药】黄芪　人参　白茯苓　川芎　当归　白芍药　熟地黄　肉桂　麦门冬　远志　甘草　生姜　大枣

【主治】痈疽、发背、诸疮已破后虚弱无力，体倦懒言，精神短少，饮食无味，自汗口干，脉涩不睡者。

25.托里清中汤

【方药】人参　白术　桔梗　陈皮　半夏　白茯苓　麦门冬　五味子　甘草　生姜　大枣

【主治】痈疽脾胃虚弱，咳嗽痰气不清，饮食少思者。

26.托里和中汤

【方药】半夏　白术　人参　白茯苓　陈皮　煨姜　木香　甘草　生姜　大枣

【主治】痈疽中气虚弱，饮食少思，肿不消，溃不敛者。

27.托里建中汤

【方药】人参　白术　白茯苓　半夏　炮姜　甘草　熟附子　生姜　大枣

【主治】痈疽元气素虚，或因寒凉伤脾损胃，饮食少思，凡食无味或作呕、泄泻者。

28.托里温中汤

【方药】白术　白茯苓　木香　丁香　半夏　陈皮　羌活　益智仁　干姜　人参　白豆蔻　甘草　附子　生姜　大枣

【主治】痈疽阳弱阴寒，脉虚身冷，或疮为寒变，反致不疼；或脓水清稀；心下痞满，肠鸣腹痛，大便微溏，食则气短、呕逆，不得安卧，时发昏愦者。

29.圣愈汤

【方药】熟地黄　生地黄　川芎　人参　当归　黄芪

【主治】溃疡脓水出多，气血虚极，脉细、空而无力，以致心烦不安，眠睡不宁，或五心烦躁者。

30.保元大成汤

【方药】人参　白术　黄芪　白茯苓　白芍药　陈皮　当归　甘草　附子　山萸肉　五味子　木香　砂仁　煨姜　大枣

【主治】溃疡元气素虚，精神怯弱，或脓水出多，神无所主，以致睡卧昏倦，六脉虚细，足冷身凉，便溏或秘，胸膈或宽不宽，舌虽润而少津，口虽食而无味，脉弦不紧，肉色微红者。

31.独参汤

【方药】人参

【主治】溃疡脓水出多，气血虚极。或恶寒，或发热，或自汗、冷汗，或手足指甲青冷，或身凉脉细者；或跌扑损伤，或金疮出血过多，昏沉不醒者。

32.香砂六君子汤

【方药】人参　白术　白茯苓　陈皮　半夏　甘草　藿香　砂仁　生姜　大枣

【主治】溃疡脾胃虚弱，恶心呕吐，或饮食不思者。

33.清震汤

【方药】益智仁　陈皮　半夏　白茯苓　人参　甘草　香附　柿蒂　泽泻　熟附子　生姜　大枣　灯心草

【主治】溃疡脾胃虚弱，或误伤生冷，或气恼劳役，或入房梦遗致火邪乘入中脘，乃生呃逆者。

34.醒脾益胃汤

【方药】人参　陈皮　白茯苓　半夏　山药　白术　苍术　厚朴　泽泻　麦芽　木香　山楂　苏子　猪苓　老黄米　生姜　灯心草

【主治】溃疡脾胃虚弱，过分饮食生冷，以致胸膈不宽，四肢面目浮肿及小水不利者。

35.托里定痛散

【方药】当归　熟地黄　乳香　没药　川芎　白芍药　肉桂　罂粟壳

【主治】痈疽溃后，血虚疼痛不可忍者。

36.神应异功散

【方药】木香　官桂　当归　人参　白茯苓　陈皮　白术　半夏　丁香　肉豆蔻　附子　厚朴　生姜　大枣

【主治】溃疡阴盛阳虚，发热作渴，手足并冷，脉虚无力，大便自利，至饮沸汤而不知其热者。

37.参术膏

【方药】人参　白术　熟地黄

【主治】痈疽、发背者，大脓后气血大虚者。

38.八仙糕

【方药】人参　山药　白茯苓　芡实　莲肉　糯米　粳米　白糖　白蜜

【主治】痈疽脾胃虚弱，精神短少，饮食无味，食不作饥，及平常无病、久病但脾虚食少、呕泄者。

39.胃爱丸

【方药】白术　山药　白茯苓　砂仁　人参　白豆蔻　陈皮　紫苏　莲肉　甘草

【主治】溃疡脾胃虚弱，饮食诸味不喜，用过开胃进食之药不效者。

40.二神丸

【方药】破故纸　肉果（肉豆蔻）　大枣　生姜

【主治】痈疽脾胃虚弱，饮食不消，大便溏泄者。

41.加减八味丸

【方药】白茯苓　山药　牡丹皮　山茱萸　泽泻　五味子　肉桂　熟地黄

【主治】痈疽已发未发，口干作渴，舌干黄硬者。

42.红铅造化丹

【方药】红铅　人参　白茯苓　山药　甘草　枯矾　辰砂　寒食面　麝香　冰片　人乳粉（头生男乳）

【主治】痈疽元气不足，软陷不起发，或已发复被风寒内外所侵，以致疮毒下陷，变为阴塌不痛者。

43.黄连救苦汤

【方药】黄连　升麻　葛根　柴胡　赤芍药　川芎　当归　连翘　桔梗　黄芩　羌活　防风　金银花　甘草

【主治】脑疽、发鬓、发颐及天行时毒，初起憎寒壮热，头面耳项俱肿者。

44.解毒天浆散

【方药】石决明　僵蚕　穿山甲　防风　连翘　羌活　乳香　甘草　金银花　黄连　当归　大黄　天花粉

【主治】脑疽积毒日深，坚肿木硬，口燥舌干，恶心烦渴，六脉沉实有力，大便闭结不通者。

45.内托千金散

【方药】白芍药　黄芪　川芎　当归　防风　桔梗　天花粉　金银花　人参　肉桂　白芷　甘草　乳香　没药

【主治】脑疽、发背，诸毒、恶疮已成不消者。

46.回毒银花散

【方药】金银花　黄芪　甘草

【主治】脑疽及诸发阴疮不起，色变紫黑者。

47.梅花五气丹

【方药】梅花片　麝香　轻粉　辰砂　乳香　没药　血竭　雄黄　蟾酥

【主治】脑疽、发背、诸般疔肿，初起寒热交作，筋骨疼痛，有似伤风，恶心呕吐，但未成脓者。

48.小保安汤

【方药】当归　白茯苓　川芎　黄芪　麦门冬　陈皮　桔梗　人参　白术　半夏　甘草　藿香　生姜　大枣

【主治】脑疽、诸发已溃流脓者。

49.大保安汤

【方药】白术　当归　人参　白茯苓　川芎　白芍药　山茱萸　黄芪　山药　牡丹皮　熟地黄　五味子　肉桂　甘草　麦门冬　熟附子　煨姜　大枣　莲肉

【主治】脑项诸发、痈疽、恶疮大毒已溃之后，脓水出多，气血虚弱，精神短少，饮食少思，坐卧不宁，烦躁不眠，昼则安静，夜则发热，及虚阳烦渴者。

50.阳春酒

【方药】人参　白术　熟地黄　当归　天门冬　枸杞子　柏子仁　远志

【主治】脑疽、诸发已溃流脓腐尽时，脾胃虚弱，肌肉生迟；或气血原不足，以致肉色淡白，不能长发收敛者。

51.蟾酥丸

【方药】蟾酥　轻粉　枯矾　寒水石　铜绿　乳香　没药　胆矾　麝香　雄黄　蜗牛　朱砂

【主治】疔疮、发背、脑疽、乳痈、附骨臀腿等疽，一切恶症歹疮，不痛或麻木，或呕吐，病重者必多昏愦者。

52.黄连解毒汤

【方药】黄连　黄芩　黄柏　栀子　连翘　甘草　牛蒡子　灯心草

【主治】疔毒入心，内热口干，烦闷恍惚，脉实者。

53.疔毒复生汤

【方药】牡蛎　栀子　银花　木通　连翘　牛蒡子　乳香　没药　皂角刺　天花

粉　大黄　地骨皮

【主治】疗毒走黄，头面发肿，毒气内攻，烦闷欲死者。

54.七星剑

【方药】野菊　苍耳子　豨莶草　半枝莲　地丁草　麻黄　紫河车

【主治】十三种疔疮。初起憎寒作热，恶心呕吐，肢体麻木，痒痛非常，心烦作
　　　　躁，甚者昏愦者。

55.化疗内消散

【方药】皂角刺　金银花　知母　贝母　天花粉　穿山甲　白及　乳香　赤芍
　　　　药　半夏　甘草　紫河车

【主治】疔疮初起，或已针已灸之后。

56.解毒大青汤

【方药】玄参　桔梗　知母　大青叶　升麻　石膏　栀子　人中黄　麦门冬　木通

【主治】疔疮误灸，逼毒入里，致生烦躁、谵语不定者。

57.消疔简便方

【方药】白矾　葱白

【主治】疔疮及诸恶毒，初起但未成脓者。

58.太乙紫金丹

【方药】山慈菇　文蛤（五倍子）　麝香　千金子　大戟　朱砂　雄黄

【主治】解诸毒，疗诸疮，利关窍，通治百病。

59.人参清神汤

【方药】人参　黄芪　当归　白术　麦门冬　陈皮　白茯苓　地骨皮　远志　甘
　　　　草　柴胡　黄连　糯米

【主治】疔疮溃脓后，余毒未尽，五心烦躁，精神恍惚不宁，言语睡卧不清者。

60.内托安神散

【方药】人参　茯神　黄芪　白术　麦门冬　玄参　陈皮　酸枣仁　远志　甘
　　　　草　石菖蒲　五味子　朱砂

【主治】疔疮针后已出脓，时元气虚弱，睡卧惊悸，心志不宁；或毒未尽流入心
　　　　窍，致生健忘者。

61.解毒济生汤

【方药】川芎　当归　黄柏　知母　天花粉　金银花　麦门冬　远志　柴胡　黄
　　　　芩　犀角　茯神　甘草　红花　升麻　牛膝

【主治】脱疽初起，恶寒体倦，发热作渴，或肿或紫，或麻或痛，四肢倦怠，心
　　　　志恍惚不宁者。

62.阴阳二气丹

【方药】天门冬　麦门冬　五味子　黄柏　人中白　玄参　青黛　甘草　枯矾
　　　　辰砂　泽泻　冰片

【主治】脱疽久服丹石补药,致亏肾水,多成口燥咽干,至饮冰雪不知其冷,此
　　　　孤阳独旺者。

63.清神散

【方药】甘草　绿豆粉　朱砂　冰片　牛黄

【主治】脱疽、疔疮、发背毒积甚者,腠理发越不尽,多致烦躁闷乱,睡则谵言,
　　　　呕吐不食者。

64.金液戊土丹

【方药】人中黄　乌梅肉　茯神　胡黄连　五味子　石菖蒲　辰砂　雄黄　远
　　　　志　硝石　牛黄　冰片　金箔

【主治】脱疽及疔疮、发背,纵食膏粱浓味法酒,又或丹石补药,勉力房劳,多
　　　　致积毒脏腑,久则胃汁中干,肾水枯竭,不能上制心火,以致消渴、消
　　　　中、消肾,饶饮多干,能食多瘦,九窍不通,惊悸健忘者。

65.防风解毒汤

【方药】防风　荆芥　桔梗　牛蒡子　连翘　甘草　石膏　薄荷　枳壳　川芎
　　　　苍术　知母　灯心草

【主治】风毒瘰疬,寒暑不调,劳伤凑袭,多致手、足少阳分耳、项结肿,或外
　　　　寒内热,痰凝气滞者。

66.连翘消毒饮

【方药】连翘　陈皮　桔梗　玄参　黄芩　赤芍药　当归　栀子　葛根　射干
　　　　天花粉　红花　甘草　大黄

【主治】热毒瘰疬,过食炙爆、醇酒、膏粱,以致蕴热,腮、项成核,或天行亢
　　　　热,湿痰作肿,不能转侧者。

67.加味藿香散

【方药】藿香　甘草　桔梗　青皮　陈皮　柴胡　紫苏　半夏　白术　白茯苓
　　　　白芷　厚朴　川芎　香附　夏枯草　生姜　大枣

【主治】气毒瘰疬,外受风邪,内伤气郁,以致颈项作肿,肩膊强痛,四肢不舒,
　　　　寒热如疟及胸膈不利。

68.滋荣散坚汤

【方药】川芎　当归　白芍药　熟地黄　陈皮　白茯苓　桔梗　白术　香附　甘
　　　　草　海粉　贝母　人参　昆布　升麻　红花　生姜　大枣

【主治】一切瘰疬，忧抑所伤，气血不足，形体瘦弱，潮热咳嗽，坚硬肿痛。毋分新久，但未穿溃者。

69.益气养荣汤

【方药】人参　白茯苓　陈皮　贝母　香附　当归　川芎　黄芪　熟地黄　白芍药　甘草　桔梗　白术　生姜　大枣

【主治】抑郁或劳伤气血，或四肢、颈项筋缩，结成累累如贯珠者。

70.芩连二陈汤

【方药】黄芩　黄连　陈皮　白茯苓　半夏　甘草　桔梗　连翘　牛蒡子　天花粉　木香　夏枯草　生姜

【主治】瘰疬生于少阳部分、项侧结核，外皮漫肿，色红微热；或至缺盆高骨上下发肿，形长坚硬初起作痛者。

71.散肿溃坚汤

【方药】黄芩　白芍药　当归　龙胆草　桔梗　知母　黄柏　昆布　天花粉　连翘　葛根　炙甘草　黄连　三棱　木香　柴胡　升麻

【主治】瘰疬马刀疮，坚硬如石，或在耳下，或在缺盆，或在肩上，或在胁下，皆手、足少阳经症。又发于下颏，或在颊车，坚而不溃；或已破流脓，又属足阳明症者。

72.升麻散坚汤

【方药】升麻　甘草　莪术　三棱　陈皮　桔梗　黄连　龙胆草　葛根　川芎　白芍药　夏枯草　连翘　黄芩　当归　天花粉

【主治】瘰疬绕颈或至颊车，属足阳明，核深远陷，隐曲肉底，又属足少阴，俱作肿块，坚硬大小不一者。

73.夏枯草汤

【方药】夏枯草　当归　白术　白茯苓　桔梗　陈皮　生地黄　柴胡　甘草　贝母　香附　白芍药　白芷　红花

【主治】瘰疬马刀，不问已溃未溃，或已溃日久成漏，形体消瘦，饮食不甘，寒热如疟，渐成痨瘵者。

74.活血化坚汤

【方药】防风　赤芍药　当归　天花粉　金银花　贝母　川芎　皂角刺　桔梗　僵蚕　厚朴　五灵脂　陈皮　甘草　乳香　白芷

【主治】一切瘰疬及瘿瘤、痰核，初起未溃脓者。

75.逍遥散

【方药】当归　白芍药　白茯苓　白术　柴胡　香附　牡丹皮　甘草　薄荷　黄芩

【主治】治妇人血虚，五心烦热，肢体疼痛，头目昏重，心忡颊赤，口燥咽干，发热盗汗，食少嗜卧；及血热相搏，月水不调，脐腹作痛，寒热如疟；及治室女血弱，荣卫不调，痰嗽潮热，肌体羸瘦，渐成骨蒸。

76.通治瘰疬方

【方药】陈皮　白术　柴胡　桔梗　川芎　当归　白芍药　连翘　白茯苓　香附　夏枯草　黄芩　藿香　半夏　白芷　甘草　生姜

【主治】瘰疬不分新久、表里、虚实及诸痰结核者。

77.芎归养荣汤

【方药】当归　人参　黄芪　白术　川芎　白芍药　熟地黄　五味子　麦门冬　远志　甘草　白茯苓　牡丹皮　砂仁　生姜　大枣

【主治】瘰疬、流注及一切不足之症，不作脓，或不溃，或已溃不敛，或身体发热恶寒，肌肉消瘦，饮食少思，睡卧不宁，盗汗自汗，惊悸恍惚者。

78.瘰疬酒药方

【方药】鹤风草　忍冬藤　野蓬蒿　野菊花　五爪龙　马鞭草

【主治】年久瘰疬结核，串生满项，顽硬不穿破者。

79.柴胡清肝汤

【方药】川芎　当归　白芍药　生地黄　柴胡　黄芩　栀子　天花粉　防风　牛蒡子　连翘　甘草

【主治】鬓疽初起未成者。

80.鼠粘子汤

【方药】鼠粘子（牛蒡子）　桔梗　当归　甘草　赤芍药　连翘　玄参　地骨皮　防风　天花粉　木通　大黄

【主治】鬓疽初起，热多寒少，头眩作痛，口燥咽干，渴常饮冷，二便秘涩，六脉沉实有力，烦闷疼痛者。

81.加味逍遥散

【方药】白术　白茯苓　牡丹皮　白芍药　柴胡　陈皮　当归　栀子　贝母　天花粉　甘草　红花　羚羊角　淡竹叶

【主治】治鬓疽七日以上，根盘深硬，色紫焮痛者宜服。

82.栀子清肝汤

【方药】牛蒡子　柴胡　川芎　白芍药　石膏　当归　栀子　牡丹皮　黄芩　黄连　甘草

【主治】少阳经虚，肝火风热上攻，遂成鬓疽。痛连颈、项、胸、乳、太阳等处，或寒热晡甚，胸满、口苦、舌干。

83.清肝解郁汤

【方药】当归　白芍药　白茯苓　白术　贝母　熟地黄　栀子　半夏　人参　柴胡　牡丹皮　陈皮　香附　川芎　甘草

【主治】暴怒伤肝，忧思郁结，致肝火妄动，发为鬓疽。头眩痛彻太阳，胸膈痞连两胁，呕酸水者。

84.参芪内托散

【方药】当归　黄芪　川芎　白芍药　陈皮　白术　山药　熟地黄　白茯苓　人参　甘草　肉桂　熟附子　牡丹皮　地骨皮　生姜　大枣

【主治】鬓疽已成，坚而不溃，溃而不敛，气血俱虚，身凉脉细，饮食少思，口淡无味及形体消瘦者服。

85.清咽利膈汤

【方药】连翘　黄芩　甘草　桔梗　荆芥　防风　栀子　薄荷　金银花　黄连　牛蒡子　玄参　大黄　朴硝

【主治】积热咽喉肿痛，痰涎壅盛及乳蛾、喉痹、喉痈、重舌、木舌，或胸膈不利，烦躁饮冷，大便秘结者。

86.玄参解毒汤

【方药】玄参　栀子　甘草　黄芩　桔梗　葛根　生地黄　荆芥　淡竹叶　灯心草

【主治】咽喉肿痛，已经吐下，饮食不利及余肿不消者。

87.连翘散

【方药】连翘　葛根　黄芩　赤芍药　栀子　桔梗　升麻　麦门冬　牛蒡子　甘草　木通　竹叶

【主治】积饮停痰，蕴热膈上，以致咽喉肿痛，胸膈不利，咳吐痰涎，舌干口燥，无表里症相兼者。

88.凉膈散

【方药】防风　荆芥　桔梗　栀子　玄参　石膏　薄荷　黄连　天花粉　牛蒡子　贝母　大黄

【主治】咽喉肿痛，痰涎壅甚，膈间有火，大便秘涩者。

89.理中汤

【方药】人参　甘草　干姜　白术

【主治】中气不足，虚火上攻，以致咽间干燥作痛，吐咽妨碍，及脾胃不健，食少作呕，肚腹阴疼者。

90.治喉乌龙散

【方药】猪牙皂角　人乳

【主治】治咽喉肿痛，痰涎壅盛，喉风、喉痈、乳蛾者。

91.少阴甘桔汤

【方药】桔梗　甘草　陈皮　川芎　黄芩　柴胡　玄参　羌活　升麻

【主治】少阴咽痛、头眩，脉沉细而身犹热者。

92.清音噙化丸

【方药】诃子　阿胶　天门冬　知母　麦门冬　白茯苓　黄柏　当归　生地黄　熟地黄　人参　乌梅　人乳　牛乳　梨汁

【主治】肺气受伤，声音雌哑，或久咳嗽伤声哑者。

93.治失音方（李廷保）

【方药】公猪板油　白蜜

【主治】暴失音。

94.噙化丸

【方药】胆矾　硼砂　明矾　牙皂　雄黄

【主治】梅核气。

95.苏子降气汤

【方药】苏子　厚朴　陈皮　半夏　前胡　官桂　甘草

【主治】虚阳上攻，气不升降，致结患咽嗌，痰涎壅塞者。

96.荆防败毒散

【方药】荆芥　防风　羌活　独活　前胡　柴胡　川芎　桔梗　白茯苓　枳壳　甘草　人参　生姜

【主治】时毒初起，头眩恶寒，腮、项肿痛，脉浮者。

97.五利大黄汤

【方药】大黄　黄芩　升麻　芒硝　栀子

【主治】时毒焮肿赤痛，烦渴便秘，脉实有力者。

98.连翘消毒饮

【方药】连翘　川芎　当归　赤芍药　牛蒡子　薄荷　黄芩　天花粉　甘草　枳壳　桔梗　升麻

【主治】时毒表里二症俱罢，余肿不消，疼痛不退者。

99.防风通圣散

【方药】防风　白芍药　薄荷　川芎　桔梗　栀子　黄芩　白术　当归　连翘　荆芥　麻黄　滑石　石膏　甘草　芒硝　大黄

【主治】时毒恶寒发热，烦躁口干，表里脉症俱实者。

100.普济消毒饮

【方药】黄芩　黄连　人参　陈皮　玄参　甘草　柴胡　桔梗　连翘　牛蒡子
　　　　马勃　板蓝根　升麻　僵蚕

【主治】时毒、疫疠初觉憎寒发热，肢体沉重，次传头面作肿；或咽喉不利，舌
　　　　干口燥，烦渴不宁者。

101.牛蒡子汤

【方药】葛根　管仲　甘草　豆豉　牛蒡子

【主治】时毒热甚肿痛，脉浮数而无力者。

102.清肝芦荟丸

【方药】川芎　当归　白芍药　生地黄　青皮　芦荟　昆布　海粉　甘草　牙
　　　　皂　黄连

【主治】恼怒伤肝，致肝气郁结为瘤，其坚硬色紫，垒垒青筋，结若蚯蚓，遇喜
　　　　则安，遇怒则痛者。

103.芩莲二母丸

【方药】黄连　黄芩　知母　贝母　川穹　当归　白芍药　生地黄　熟地黄　蒲
　　　　黄　羚羊角　甘草　地骨皮

【主治】心火妄动，逼血沸腾，外受寒凉，结为血瘤；其患微紫微红，软硬间杂，
　　　　皮肤隐隐，缠如红丝，皮破血流，禁之不住者。

104.顺气归脾丸

【方药】陈皮　贝母　香附　乌药　当归　白术　茯神　黄芪　酸枣仁　远志
　　　　人参　木香　甘草

【主治】思虑伤脾，致脾气郁结乃生肉瘤，软如绵，肿似馒，脾气虚弱，日久渐
　　　　大，或微疼或不疼者。

105.通气散坚丸

【方药】陈皮　半夏　白茯苓　甘草　石菖蒲　枳实　人参　胆南星　天花粉
　　　　桔梗　川芎　当归　贝母　香附　海藻　黄芩

【主治】忧郁伤肺，致气浊而不清，聚结为瘤，色白不赤，软而不坚，由阴阳失
　　　　度，随喜怒消长者。

106.调元肾气丸

【方药】生地黄　山萸肉　山药　牡丹皮　白苓　人参　当归　泽泻　麦门冬
　　　　龙骨　地骨皮　木香　砂仁　黄柏　知母　鹿角胶

【主治】房欲劳伤，忧恐损肾，致肾气弱而骨无荣养，遂生骨瘤。其患坚硬如石，
　　　　形色或紫或不紫，推之不移，坚贴于骨，形体日渐衰瘦，气血不荣，皮

肤枯槁；甚者寒热交作，饮食无味，举动艰辛，脚膝无力者。

107.海藻玉壶汤

【方药】海藻　贝母　陈皮　昆布　青皮　川芎　当归　半夏　连翘　甘草　独活　海带

【主治】瘿瘤初起，或肿或硬，或赤不赤，但未破者。

108.活血散瘿汤

【方药】白芍药　当归　陈皮　川芎　半夏　熟地黄　人参　白茯苓　牡丹皮红花　昆布　木香　甘草　青皮　肉桂

【主治】瘿瘤已成，日久渐大，无痛无痒，气血虚弱者。

109.六军丸

【方药】蜈蚣　蝉蜕　全蝎　僵蚕　夜明砂　穿山甲

【主治】瘿瘤已成未溃者，不论年月新久者。

110.琥珀黑龙丹

【方药】琥珀　血衄　京墨　五灵脂　海带　海藻　胆南星　木香　麝香

【主治】五瘿六瘤，不论新久，但未穿破者。

111.十全流气饮

【方药】陈皮　赤茯苓　乌药　川芎　当归　白芍药　香附　青皮　甘草　木香　生姜　大枣

【主治】忧郁伤肝，思虑伤脾，致脾气不行，逆于肉里，乃生气瘿、肉瘤，皮色不变，日久渐大者。

112.麦冬平肺饮

【方药】人参　麦门冬　赤芍药　槟榔　赤茯苓　陈皮　桔梗　甘草

【主治】肺痈初起，咳嗽气急，胸中隐痛，呕吐脓痰者。

113.玄参清肺饮

【方药】玄参　银柴胡　陈皮　桔梗　白茯苓　地骨皮　麦门冬　薏苡仁　人参　甘草　槟榔

【主治】肺痈咳吐脓痰，胸膈胀满，上气喘急发热者。

114.宁肺桔梗汤

【方药】桔梗　贝母　当归　栝楼仁　黄芪　枳壳　甘草节　桑白皮　防己　百合　薏苡仁　五味子　葶苈子　地骨皮　知母　杏仁

【主治】肺痈胸膈隐痛，两胁肿满，口燥咽干，烦闷多渴，自汗盗汗，眠卧不得，时吐稠痰腥臭者。

115.四顺散

【方药】贝母　紫菀　桔梗　甘草　杏仁

【主治】肺痈吐脓，五心烦热壅闷，咳嗽气急不能安。

116.清金宁肺丸

【方药】陈皮　白茯苓　桔梗　贝母　人参　黄芩　麦门冬　地骨皮　银柴胡　川芎　白芍药　胡黄连　五味子　天门冬　生地黄　熟地黄　当归　白术　甘草

【主治】肺痈咳嗽日久，脓痰不尽，身热虚羸，渐成劳瘵者。

117.人参五味汤

【方药】人参　五味子　前胡　陈皮　白术　桔梗　当归　白茯苓　熟地黄　甘草　黄芪　地骨皮　桑白皮　枳壳　柴胡

【主治】气血劳伤，咳脓或咯血，寒热往来。羸瘦困乏，一切虚损之症。

118.紫菀茸汤

【方药】紫菀　犀角　炙甘草　人参　桑叶　款冬花　百合　杏仁　阿胶　贝母　半夏　蒲黄

【主治】膏粱浓味，饮食过度，或煎炒、法酒，致伤肺气，咳嗽咽干，吐痰，唾血，喘急，胁痛不得安卧者。

119.排脓散

【方药】黄芪　白芷　五味子　人参

【主治】肺痈已吐脓后者。

120.知母白茯苓汤

【方药】白茯苓　黄芩　知母　甘草　桔梗　薄荷　人参　五味子　柴胡　半夏　川芎　款冬花　白术　阿胶　麦门冬

【主治】肺痿喘嗽，咳吐痰涎，或自汗盗汗，往来寒热。

121.涤痰汤

【方药】陈皮　半夏　白茯苓　甘草　麦门冬　胆南星　枳实　黄连　人参　桔梗　竹茹

【主治】心火克肺金，久而不愈，传为肺痿，咽嗌雌哑，胸膈痞闷，呕吐痰涎，喘急难卧者。

122.宁肺丸

【方药】乌梅　罂粟壳

【主治】久嗽咯吐脓血，胸膈不利，咳嗽痰盛，坐卧不安，言语不出，甚则声音哑嗌者。

123.清金二母汤

【方药】知母　贝母　桔梗　白茯苓　当归　白术　陈皮　桑白皮　紫苏　杏
　　　　仁　柴胡　栝楼仁　黄芩　五味子　甘草　麦门冬

【主治】肺痿多嗽少痰，午后发热，口干烦躁不宁者。

124.栀子仁汤

【方药】栀子仁　赤芍药　大青叶　知母　黄芩　石膏　杏仁　升麻　柴胡　甘
　　　　草　淡豆豉

【主治】肺痿发热潮热，或发狂乱烦躁，面赤咽痛者。

125.加味理中汤

【方药】炙甘草　半夏　白茯苓　干姜　白术　陈皮　细辛　五味子　人参

【主治】肺胃俱虚，咳嗽声重，发热不已，又兼脉浮数而无力者。

126.金鲤汤

【方药】活鲤鱼　贝母

【主治】肺痈已成未成，胸中隐痛，咯吐脓血者。

127.葶苈散

【方药】葶苈子　桔梗　栝楼仁　升麻　薏苡仁　桑白皮　葛根　炙甘草

【主治】过食炙爆，或饮酒过度，致肺热气壅，喘急不卧；及肺痈浊吐腥臭，胸
　　　　膈胀满不食者。

128.肾气丸

【方药】山药　山茱萸　泽泻　牡丹皮　白茯苓　熟地黄

【主治】肾气素虚，不交于心，津液不降，败浊为痰，致生咳逆。

129.调和荣卫汤

【方药】川芎　当归　陈皮　独活　赤芍药　白芷　乌药　大茴香　黄芪　甘
　　　　草　红花　牛膝

【主治】流注初起，气血凝聚，结肿不散，已成未成者。

130.木香流气饮

【方药】川芎　当归　紫苏　桔梗　青皮　陈皮　乌药　黄芪　枳实　白茯苓
　　　　防风　半夏　白芍药　甘草　大腹皮　木香　槟榔　泽泻　枳壳　牛
　　　　膝　生姜　大枣

【主治】流注、瘰疬及郁结为肿。或血气凝滞，遍身走注作痛；或心胸痞闷，嗌
　　　　咽不利，胁腹膨胀，呕吐不食，上气喘急，咳嗽痰盛，或四肢面目浮
　　　　肿者。

131.六郁汤

【方药】川芎　半夏　白茯苓　香附　陈皮　栀子　苍术　砂仁　甘草　生姜

【主治】诸郁结肿，及左右二搭相串，湿痰流注者。

132.附子八物汤

【方药】川芎　白芍药　熟地黄　人参　白术　白茯苓　当归　附子　肉桂　木
　　　　香　甘草　生姜　大枣

【主治】房欲后阴虚受寒，致生肿块，又或遍身腿脚疼痛，不能步履。

133.疮科流气饮

【方药】当归　甘草　紫苏　人参　白芍药　官桂　黄芪　防风　枳壳　乌药
　　　　桔梗　厚朴　槟榔　木香　川芎　白芷

【主治】流注及一切郁怒凝滞气血，作肿疼痛；或胸膈痞闷，或风寒湿毒搏于经
　　　　络，结成肿块者。

134.通经导滞汤

【方药】香附　赤芍药　川芎　当归　熟地黄　陈皮　紫苏　牡丹皮　红花　牛
　　　　膝　枳壳　甘草　独活

【主治】妇人产后，败血流注，经络结成肿块疼痛者。

135.醒脾汤

【方药】白术　黄芪　人参　茯神　酸枣仁　地骨皮　远志　柴胡　甘草　桔
　　　　梗　黄连　木香　香附　龙眼肉　生姜　大枣

【主治】怀抱郁结，思虑伤脾，致脾气不行，逆于肉里，乃生壅肿；疼痛不眠，
　　　　心烦不安，神气不清者。

136.调中大成汤

【方药】白术　白茯苓　当归　白芍药　陈皮　山药　黄芪　牡丹皮　人参　藿
　　　　香　砂仁　远志　甘草　附子　肉桂　生姜　大枣

【主治】流注溃后，脓水清稀，饮食减少，不能生肌收敛。

137.黄芪六一汤

【方药】黄芪　甘草　人参

【主治】流注溃后，脓水出多，口干作渴，烦躁不宁者。

138.散血葛根汤

【方药】葛根　半夏　川芎　防风　羌活　升麻　桔梗　白芷　甘草　细辛　苏
　　　　叶　香附　红花

【主治】跌扑伤损，瘀血凝滞，结成流注，身发寒热者。

139.先天大造丸

【方药】紫河车　熟地黄　当归　白茯苓　人参　枸杞子　菟丝子　肉苁蓉　黄
　　　　精　白术　何首乌　牛膝　仙茅　骨碎补　巴戟天　破故纸　远志　木
　　　　香　青盐　丁香　黑枣肉

【主治】风寒湿毒袭于经络，初起皮色不变，漫肿无头；或阴虚外寒侵入，初起
　　　　筋骨疼痛，日久遂成肿痛，溃后脓水清稀，久而不愈，渐成漏症者。

140.牛蒡子汤

【方药】陈皮　牛蒡子　栀子　金银花　甘草　栝楼仁　黄芩　天花粉　连翘
　　　　皂角刺　柴胡　青皮

【主治】乳痈、乳疽、结肿疼痛，毋论新久，但未成脓者。

141.橘叶散

【方药】柴胡　陈皮　川芎　栀子　青皮　石膏　黄芩　连翘　甘草　橘叶

【主治】妇人有孕胎热为内吹，有儿吃乳名外吹。致乳结成肿痛，寒热交作，甚
　　　　者恶心呕吐者。

142.清肝解郁汤

【方药】陈皮　白芍药　川芎　当归　生地黄　半夏　香附　青皮　远志　茯
　　　　神　贝母　紫苏叶　桔梗　甘草　栀子　木通

【主治】一切忧郁气滞，乳结肿硬，不疼不痒，久渐作疼，或胸膈不利，肢体倦
　　　　怠，面色痿黄，饮食减少者。

143.鹿角散

【方药】鹿角

【主治】乳痈新起结肿疼痛，憎寒发热者。

144.回乳四物汤

【方药】川芎　当归　白芍药　熟地黄　麦芽

【主治】产妇无儿吃乳，致乳汁肿胀，坚硬疼痛难忍。

145.治乳便用方

【方药】蒲公英　白酒

【主治】乳痈初起肿痛未成脓者。

146.下乳天浆散

【方药】川芎　当归　白芍药　熟地黄　白茯苓　天花粉　甘草　王不留行　麦
　　　　门冬　漏芦　穿山甲　通草　猪蹄

【主治】乳母元气虚弱，乳汁微少，或生儿日久乳少。

147.五积散

【方药】苍术　陈皮　桔梗　川芎　当归　白芍药　麻黄　枳壳　桂心　干姜　厚朴　白芷　半夏　甘草　白茯苓　生姜

【主治】风寒湿毒客于经络，致筋挛骨痛，或腰脚酸疼，或遍身拘急，或发热恶寒、头痛者。

148.内托羌活汤

【方药】羌活　黄柏　防风　当归　藁本　肉桂　黄芪　连翘　甘草　苍术　陈皮　红花

【主治】尻臀患痈，坚硬肿痛，两尺脉紧数，按之无力者。

149.当归拈痛汤

【方药】羌活　当归　防风　茵陈　苍术　苦参　升麻　白术　葛根　甘草　黄芩　知母　泽泻　猪苓　人参　黄柏

【主治】湿热下注，腿脚生疮，赤肿作痛；或腰脚酸痛，或四肢遍身重痛，或下部顽麻作痒，或成血风者。

150.内托黄芪汤

【方药】黄芪　当归　柴胡　木瓜　连翘　羌活　肉桂　生地黄　黄柏

【主治】湿热腿内近膝股患痈，或附骨痈初起肿痛，脉细而弦，按之洪缓有力者。

151.内托酒煎汤

【方药】黄芪　当归　柴胡　连翘　肉桂　大力子　升麻　黄柏　甘草

【主治】寒湿发于腿外侧少阳经分患痈，或附骨痈坚硬漫肿作痛，或流至足阳明经作肿者。

152.茯苓佐经汤

【方药】白茯苓　陈皮　半夏　白术　苍术　藿香　泽泻　甘草　葛根　柴胡　厚朴　木瓜

【主治】足少阳经为四气所乘，以致腰腿发热疼痛，头目昏眩。呕吐不食，胸膈不利，心烦热闷者。

153.附子六物汤

【方药】附子　甘草　防己　白术　白茯苓　桂枝

【主治】四气流注于足太阴经，骨节烦痛，四肢拘急，自汗短气，小便不利，手足或时浮肿者。

154.麻黄佐经汤

【方药】麻黄　葛根　羌活　防风　苍术　白茯苓　防己　桂心　细辛　甘草　生姜　大枣

【主治】风寒暑湿流注足太阳经，腰足挛痹，关节重痛，憎寒发热，无汗恶寒或自汗恶风、头痛者。

155.小续命汤

【方药】川芎　白术　防风　人参　防己　附子　麻黄　桂心　黄芩　白芍药　甘草

【主治】寒湿之气中于三阳，致身不热，所患烦痛或脚转筋，或肿或不肿，或膝腿顽痹，或时缓纵不随，或遍身百节挛痛，或小肠疝气攻冲者。

156.大防风汤

【方药】人参　防风　白术　附子　当归　白芍药　川芎　杜仲　黄芪　羌活　牛膝　甘草　熟地黄

【主治】三阴之气不足，风邪乘之，两膝作痛，久则膝愈大而腿愈细者。又治附骨疽，皮色不变，大腿通肿，疼痛无奈，及痢后脚痛缓弱不能行，或腿膝肿痛。

157.槟苏散

【方药】槟榔　紫苏　木瓜　香附　陈皮　大腹皮　木香　羌活　生姜　葱白

【主治】风湿流注，脚胫酸痛，或麻痹不仁，呕吐不食。

158.独活寄生汤

【方药】独活　白茯苓　川芎　当归　防风　白芍药　细辛　人参　桂心　杜仲　秦艽　牛膝　熟地黄　桑寄生　甘草　生姜

【主治】肝肾虚弱，风湿内攻，足胫缓纵或膝痹挛重。

159.神应养真丹

【方药】当归　川芎　白芍药　天麻　羌活　熟地黄　木瓜　菟丝子

【主治】厥阴经为四气所袭，脚膝无力，左瘫右痪，半身不遂，手足顽麻，言语謇涩，气血凝滞，遍身疼痛者。

160.《三因》胜骏丸

【方药】附子　当归　天麻　牛膝　酸枣仁　熟地黄　防风　木瓜　全蝎　麝香　乳香　木香　没药　羌活　甘草　槟榔　草薢　肉苁蓉　破故纸　巴戟天　苍术

【主治】元气不足，真气虚弱，及诸虚被寒，湿气侵袭，手足拳挛，脚趾连脚面拘急，走注疼痛，筋脉不伸，行步不随，一切足弱、鹤膝风症，膝愈大而腿愈细者。

161.健步丸

【方药】苦参　防己　羌活　柴胡　滑石　栝楼根　甘草　防风　肉桂　泽泻

川乌

【主治】生平好饮，食烧酒多，伤于脾肺，膝中无力，伸不能屈，屈不能伸，膝脊腿脚沉重，行步艰难者。

162.大腹子散

【方药】大腹子　紫苏　木瓜　羌活　荆芥　赤芍药　木通　独活　桑白皮　青皮　枳壳　甘草　生姜　葱白

【主治】风毒香港脚上攻，寒热交作，肢节烦疼，心神壅闷者。

163.加味败毒散

【方药】人参　羌活　独活　前胡　柴胡　川芎　桔梗　白茯苓　枳壳　甘草　木瓜　苍术　生姜

【主治】足三阳经湿热、毒气流注脚踝，赤肿痛，寒热如疟，自汗恶风，或无汗恶寒，或恶闻饮食者。

164.大黄汤

【方药】大黄　朴硝　牡丹皮　白芥子　桃仁

【主治】肠痈小腹坚硬如掌而热，按之则痛，肉色如故；或燉赤微肿，小便频数，汗出憎寒，脉紧实而有力，日浅未成脓者。

165.活血散瘀汤

【方药】川芎　当归　赤芍药　苏木　牡丹皮　枳壳　栝楼仁　桃仁　槟榔　大黄

【主治】产后恶露不尽，或经后瘀血作痛，或暴急奔走，或男子杖后瘀血流注肠胃作痛，渐成内痈，及腹痛大便燥者。

166.牡丹皮散

【方药】人参　牡丹皮　白芍药　白茯苓　黄芪　薏苡仁　桃仁　白芷　当归　川芎　甘草　官桂　木香

【主治】肠痈腹濡而痛，只手重按则止，或时时下脓。

167.七贤散

【方药】白茯苓　山药　牡丹皮　山茱萸　熟地黄　人参　黄芪　煨姜　大枣

【主治】肠痈溃后，疼痛淋沥不已；或精神减少，饮食无味，面色痿黄，四肢无力，自汗盗汗，睡卧不宁。

168.失笑散

【方药】五灵脂　蒲黄

【主治】产后心腹绞痛欲死，或血迷心窍，不省人事，及寻常腹内瘀血或积血作痛。又妇人血气为病作痛，及治男子诸疝疼痛不已者。

169.排脓散

【方药】黄芪　当归　金银花　白芷　穿山甲　防风　川芎　栝楼仁

【主治】肠痈小腹胀痛，脉滑数，里急后重，时时下脓者。

170.瓜蒌子汤

【方药】薏苡仁　桃仁　牡丹皮　瓜蒌子（栝楼仁）

【主治】产后恶露不尽，或经后瘀血停滞肠胃作痛，纵非是痈者。

171.薏苡仁汤

【方药】薏苡仁　栝楼仁　牡丹皮　桃仁　白芍药

【主治】肠痈腹中疼痛，或胀满不食，小便涩滞，妇人产后，纵非痈者。

172.黄连除湿汤

【方药】黄连　黄芩　川芎　当归　防风　苍术　厚朴　枳壳　连翘　甘草　大
　　　　黄　朴硝

【主治】脏毒初起，湿热流注肛门，结肿疼痛，小水不利，大便秘结，身热口干，
　　　　脉数有力，或里急后重者。

173.凉血地黄汤

【方药】川芎　当归　白芍药　生地黄　白术　白茯苓　黄连　地榆　人参　栀
　　　　子　天花粉　甘草

【主治】脏毒已成未成，或肿不肿，肛门疼痛，大便坠重，或泄或秘，常时便血，
　　　　头晕眼花，腰膝无力者。

174.内托黄芪散

【方药】川芎　当归　陈皮　白术　黄芪　白芍药　穿山甲　皂角刺　槟榔

【主治】脏毒已成，红色光亮，已欲作脓，不必内消者。

175.防风秦艽汤

【方药】防风　秦艽　当归　川芎　生地黄　白芍药　赤茯苓　连翘　槟榔　甘
　　　　草　栀子　地榆　枳壳　槐角　白芷　苍术

【主治】痔疮不论新久，肛门便血，坠重作疼者。

176.提肛散

【方药】川芎　当归　白术　人参　黄芪　陈皮　甘草　升麻　柴胡　条芩　黄
　　　　连　白芷

【主治】气虚肛门下坠，及脱肛、便血、脾胃虚弱者。

177.加味四君子汤

【方药】人参　白术　白茯苓　白扁豆　黄芪　甘草　生姜　大枣

【主治】痔疮、痔漏，下血不止，面色萎黄，心忪耳鸣，脚弱气乏，及一切脾虚

口淡，食不知味；又治中气虚，不能摄血，致便血不禁者。

178.当归郁李汤

【方药】当归 郁李仁 泽泻 生地黄 大黄 枳实 苍术 秦艽 麻子仁 皂角刺

【主治】痔大便结燥，大肠下坠出血，苦痛不能忍者。

179.芎归汤

【方药】川芎 当归

【主治】便血或失血过多，兼妇人产后血虚烦热、头眩昏晕、盗汗者。

180.三黄二地汤

【方药】生地黄 熟地黄 苍术 厚朴 陈皮 黄连 黄柏 黄芩 当归 白术 人参 甘草 防风 泽泻 地榆 乌梅

【主治】肠风诸痔，便血不止；及面色痿黄，四肢无力者。

181.粟壳散

【方药】罂粟壳 当归 陈皮 秦艽 黄芪 生地黄 熟地黄 黄柏 黄芩 人参 苍术 厚朴 升麻 荷叶 甘草 地骨皮

【主治】诸痔作疼及肠风下血，诸药不止者。

182.脏连丸

【方药】黄连 公猪脏

【主治】治痔无论新久，但举发便血作痛，肛门坠重者。

183.胡连追毒丸

【方药】胡黄连 刺猬皮 麝香

【主治】痔漏不拘远年近日，有漏通肠，污从孔出者。

184.黄连闭管丸

【方药】胡黄连 穿山甲 石决明 槐花

【主治】痔漏及遍身诸漏。

185.清肝导滞汤

【方药】萹蓄 瞿麦 滑石 甘草 大黄 灯心草

【主治】肝经湿热，玉茎肿痛，小水涩滞作疼者。

186.龙胆泻肝汤

【方药】龙胆草 连翘 生地黄 泽泻 车前子 木通 当归 栀子 甘草 黄连 黄芩 大黄

【主治】肝经湿热，玉茎患疮，或便毒、悬痈，小便赤涩，或久溃烂不愈。又治阴囊肿痛，红热甚者。

187.清肝渗湿汤

【方药】苍术　白术　白茯苓　栀子　厚朴　泽泻　陈皮　木通　天花粉　昆
　　　　布　甘草　木香　川芎　当归

【主治】阴囊玉茎湿肿如猪肚，小水不利，坠重作痛者。

188.清心莲子饮

【方药】石莲肉　黄芪　黄芩　赤茯苓　人参　炙甘草　泽泻　麦门冬　地骨皮

【主治】心经蕴热，小便赤涩，玉茎肿痛，或茎窍作疼；及上盛下虚，心火炎上，
　　　　口苦咽干，烦躁作渴，或虚阳口干，小便白浊，夜则安静，昼则发热者。

189.八正散

【方药】大黄　车前子　瞿麦　萹蓄　栀子　木通　甘草　滑石

【主治】肝经积热，小便淋闭不通，及一切淋病者。

190.解毒木通汤

【方药】木通　黄连　龙胆草　瞿麦　滑石　栀子　黄柏　知母　芦荟　甘草　灯
　　　　心草

【主治】男妇房术热药所伤，致玉茎、阴户痒痛，小水涩滞，白浊滑精，至夜阳
　　　　物兴举不得眠者。

191.芦荟丸

【方药】胡黄连　黄连　芦荟　芜荑　青皮　雷丸　鹤虱草　麝香　木香

【主治】下疳溃烂作痛。又治妇人阴蚀疮作痒，及小儿肝积发热，口鼻生疮，牙
　　　　龈蚀烂者。

192.山甲内消散

【方药】当归　甘草　大黄　穿山甲　僵蚕　牵牛子　土木鳖

【主治】鱼口、便毒、骑马痈、横痃者，初起未成脓者。

193.九龙丹

【方药】儿茶　血竭　乳香　没药　巴豆　木香

【主治】鱼口、便毒、骑马痈、横痃初起未成脓者。

194.红花散瘀汤

【方药】当归尾　皂角刺　红花　苏木　僵蚕　连翘　石决明　穿山甲　乳香
　　　　贝母　大黄　牵牛子

【主治】入房忍精强固不泄，以致瘀精浊血凝结两胯或小腹之傍结成肿痛，小水
　　　　涩滞者。

195.黄芪内托散

【方药】川芎　当归　黄芪　白术　金银花　天花粉　皂角刺　甘草　泽泻

【**主治**】治鱼口、便毒、横痃者，已成不得内消者。

196.清肝掺湿汤

【**方药**】川芎　当归　白芍药　生地黄　柴胡　龙胆草　栀子　天花粉　黄芩
　　　　泽泻　木通　甘草　灯心草

【**主治**】囊痈肝经湿热结肿，小水不利，发热焮痛者。

197.滋阴内托散

【**方药**】当归　川芎　白芍药　熟地黄　黄芪　皂角刺　泽泻　穿山甲

【**主治**】囊痈已成，肿痛发热，服之有脓者。

198.导水消肾丸

【**方药**】苍术　木通　肉桂　牵牛子　木香

【**主治**】囊痈内伤生冷，外受风寒，以致寒湿侵入囊中，大者如升，小者若斗，
　　　　皮肤顽厚，阳物短缩，小水不利，不痛多冷者。

199.木香补肾丸

【**方药**】生地黄　菟丝子　肉苁蓉　黄精　黑枣肉　牛膝　蛇床子　白茯苓　远
　　　　志　当归　丁香　大茴香　木香　枸杞子　巴戟天　杜仲　青盐　人参

【**主治**】偏坠木肾，不疼不痒，渐渐而大，或精寒血冷，久无嗣息者。

200.滋阴八物汤

【**方药**】川芎　当归　赤芍药　生地黄　牡丹皮　天花粉　甘草　泽泻　大黄
　　　　灯心草

【**主治**】悬痈初起，状如莲子，红赤渐肿，悠悠作痛者。

201.炙粉草膏

【**方药**】甘草　当归

【**主治**】悬痈已成，服药不得内消者。

202.还元保真汤

【**方药**】当归　川芎　白芍药　熟地黄　白术　白茯苓　人参　黄芪　牡丹皮
　　　　枸杞子　甘草　熟附子　肉桂　泽泻　煨姜　大枣

【**主治**】悬痈已溃，疮口开张，脓水淋漓，不能收敛者。

203.滋阴九宝饮

【**方药**】川芎　当归　白芍药　生地黄　黄连　天花粉　知母　黄柏　大黄

【**主治**】悬痈浓味膏粱、蕴热结肿，小水涩滞，大便秘结，内热口干，烦渴饮冷，
　　　　及六脉沉实有力者。

204.活血散瘀汤

【**方药**】川芎　当归　防风　赤芍药　苏木　连翘　天花粉　皂角刺　红花　黄

芩　枳壳　大黄

【主治】臀痈初起，红赤肿痛，坠重如石及大便秘涩。

205.黄芪内托散

【方药】黄芪　当归　川芎　金银花　皂角刺　穿山甲　甘草

【主治】臀痈已成，服前药势定者，欲其溃脓者。

206.加味遗粮汤

【方药】川芎　当归　防风　薏苡仁　木瓜　金银花　木通　白鲜皮　苍术　威
灵仙　甘草　皂荚子　仙遗粮（土茯苓）　人参

【主治】杨梅疮初起筋骨疼痛，及已成数月，延绵不已，或杨梅风毒误服轻粉，
瘫痪骨疼，不能动履者。

207.解毒天浆散

【方药】天花粉　防风　防己　皂角刺　白鲜皮　连翘　川芎　当归　风藤　木
瓜　金银花　蝉蜕　薏苡仁　甘草　土茯苓　牛膝

【主治】杨梅疮不问新久，遍身溃烂及筋骨作疼者。

208.升麻解毒汤

【方药】升麻　皂角刺　土茯苓　麻油

【主治】杨梅疮筋骨疼痛，久而不愈，及治远年近日流注结毒，皮肉破烂，咽喉
损破者。

209.归灵汤

【方药】川芎　当归　白芍药　熟地黄　薏苡仁　木瓜　防己　天花粉　金银
花　白鲜皮　人参　白术　甘草　威灵仙　牛膝　土茯苓

【主治】杨梅疮不论新久，但元气虚弱者。

210.防风必效散

【方药】防风　防己　荆芥　白鲜皮　连翘　槐花　苍术　皂角刺　风藤　木
通　白芷　天花粉　木瓜　金银花　蕃白草　甘草　土茯苓　大黄

【主治】杨梅疮湿热太盛，疮高稠密，元气素实者。

211.金蟾脱甲酒

【方药】好酒　蛤蟆

【主治】杨梅疮不拘新久轻重，又治杨梅结毒、筋骨疼痛，诸药不效者。

212.仙遗粮汤

【方药】仙遗粮（土茯苓）　防风　荆芥　川芎　当归　天花粉　金银花　白蒺
藜　薏苡仁　威灵仙　栀子　黄连　连翘　葛根　白芷　甘草　黄芩
牛膝

【主治】杨梅结毒，初起筋骨疼痛已破，肌肉溃烂者。

213.芎归二术汤

【方药】白术　苍术　川芎　当归　人参　白茯苓　薏苡仁　皂角刺　厚朴　防风　木瓜　木通　穿山甲　独活　金银花　甘草　精猪肉　土茯苓

【主治】杨梅结毒，已成未成，筋骨疼痛，步履艰辛，及溃后腐肉臭败，不能生肌收敛者。

214.消风脱甲散

【方药】番白草　红花　甘草　威灵仙　栀子　蟾蜍　连翘　皂角刺　大风子薄荷　风藤　金银花　冬瓜皮　木通　苍术　土茯苓

【主治】杨梅结毒，筋骨疼痛，腐烂作臭，气血壮实者。

215.五宝散

【方药】滴乳石　琥珀　珍珠　朱砂　冰片　飞罗面　土茯苓

【主治】结毒筋骨疼痛，腐烂口鼻，诸药不效者。

216.结毒紫金丹

【方药】龟板　石决明　朱砂

【主治】远年近日杨梅结毒，筋骨疼痛，日久腐烂，臭败不堪闻者；或咽喉唇鼻破坏，诸药不效者。

217.硫磺不二散

【方药】硫磺　靛花

【主治】杨梅结毒发于咽内，腐烂疼痛，汤水难入者。

218.铅回散

【方药】黑铅　硫磺

【主治】杨梅结毒，筋骨疼痛，朝轻夜重，喜热手按揉者。

219.萆薢汤

【方药】萆薢　苦参　防风　何首乌　威灵仙　当归　白芷　苍术　胡麻　石菖蒲　黄柏　羌活　川椒　龟板　红花　甘草

【主治】结毒筋骨疼痛，头胀欲破及已溃腐烂者。

220.固本养荣汤

【方药】川芎　当归　白芍药　熟地黄　白术　山药　人参　牡丹皮　山萸肉黄芪　甘草　肉桂　五味子　大枣　生姜

【主治】骨疽已成，骨不吐出，或既出不能收敛，由气血之虚、脾胃弱者，或骨不出者自出，不收敛者。

221.清肝渗湿汤

【方药】川芎　当归　白芍药　生地黄　栀子　黄连　连翘　龙胆草　银柴胡
泽泻　木通　滑石　芦荟　甘草　防风　淡竹叶　灯心草

【主治】肝经郁滞，邪火流行，致阴肿痛，或风热作痒。

222.凉荣泻火汤

【方药】川芎　当归　白芍药　生地黄　黄芩　黄连　栀子　木通　柴胡　茵
陈　胆草　知母　麦门冬　甘草　大黄

【主治】妇人怀抱忧郁不清，致生内热，小水涩滞，大便秘结，及阴中火郁作痛，
亦如涩淋者。

223.柴胡葛根汤

【方药】柴胡　天花粉　葛根　黄芩　桔梗　连翘　牛蒡子　石膏　甘草　升麻

【主治】颐毒表散未尽，身热不解，红肿坚硬作痛者。

224.牛蒡甘桔汤

【方药】牛蒡子　桔梗　陈皮　天花粉　黄连　川芎　赤芍药　甘草　苏木

【主治】颐毒表邪已尽，耳项结肿，微热不红疼痛者。

225.滋阴除湿汤

【方药】川芎　当归　白芍药　熟地黄　柴胡　黄芩　陈皮　知母　贝母　泽
泻　地骨皮　甘草

【主治】鹳口疽初起朝寒暮热，日轻夜重，如疟者。

226.和气养荣汤

【方药】人参　陈皮　白术　黄芪　白茯苓　牡丹皮　当归　熟地黄　沉香　甘草

【主治】鹳口疽已成未溃，不得内消者。

227.滋肾保元汤

【方药】人参　黄芪　白术　白茯苓　当归　杜仲　山萸肉　牡丹皮　熟地黄
附子　肉桂　甘草　莲肉　生姜　大枣

【主治】鹳口疽元气虚弱，脓水淋漓，久而不敛者。

228.芎归内托散

【方药】川芎　当归　陈皮　白茯苓　天花粉　桔梗　银花　黄芪　甘草

【主治】虎须毒。

229.菊花清燥汤

【方药】甘菊　川芎　当归　知母　贝母　白芍药　生地黄　麦门冬　地骨皮
升麻　犀角　甘草　柴胡　黄芩　淡竹叶　灯心草

【主治】石榴疽，色红焮肿，坚硬疼痛，破翻如榴，寒热如疟。

230.必胜散

【方药】大黄　槟榔　牵牛子　粉霜　生姜　赤砂糖

【主治】大麻风血热秘结，脏腑不通者。

231.苦参丸

【方药】苦参　大风子　荆芥　防风　白芷　全蝎　何首乌　白附子　枸杞子　威灵仙　当归　大胡麻　川芎　蒺藜　大皂角　川牛膝　牛蒡子　独活　蔓荆子　风藤　羌活　连翘　苍术　天麻　杜仲　草乌　甘草　人参　砂仁　白花蛇

【主治】大麻风毋分新久，穿破溃烂，老幼俱可。

232.麻风药酒方

【方药】防风　当归　虎骨　秦艽　羌活　苦参　牛膝　僵蚕　松节　鳖甲　苍术　枸杞子　白茅根　蓖麻子

【主治】麻风。

233.辛夷清肺饮

【方药】辛夷　黄芩　栀子　麦门冬　百合　石膏　知母　甘草　枇杷叶　升麻

【主治】肺热鼻内息肉，初如榴子，日后渐大，闭塞孔窍、气不宣通者。

234.清阳散火汤

【方药】升麻　白芷　黄芩　牛蒡子　连翘　石膏　防风　当归　荆芥　白蒺藜　甘草

【主治】骨槽风牙根尽处结肿，连及耳项作痛者。

235.中和汤

【方药】人参　黄芪　白术　白芷　川芎　当归　甘草　桔梗　白芍药　肉桂　麦门冬　藿香　生姜　大枣

【主治】骨槽风已穿溃流脓臭秽疼痛不止者。

236.胡麻丸

【方药】大胡麻　防风　威灵仙　石菖蒲　苦参　白附子　独活　甘草

【主治】癜风初起，皮肤作痒，后发癜风，渐生开大者。

237.凉膈散

【方药】连翘　栀子　黄芩　薄荷　甘草　大黄　朴硝　石膏　淡竹叶

【主治】阳明经湿热上攻，致牙根、腮、项作肿多痛者。

238.清中散

【方药】当归　黄连　生地黄　栀子　牡丹皮　升麻　甘草

【主治】胃经积热，牙齿或牙龈肿痛，或牵引头脑作痛，或面热耳红者。

239. 犀角地黄汤

【方药】犀角　生地黄　白芍药　牡丹皮

【主治】阳明积热，牙龈腐烂，出血不止，及诸吐血、衄血、呕血者。

240. 止血四生汤

【方药】生荷叶　生艾　生柏叶　生地黄

【主治】血热妄行所致之吐血、衄血、呕血、便血及妇人崩漏，产后出血。

241. 寄授藿香汤

【方药】藿香　猪胆汁

【主治】鼻渊黄水浊涕长流，致脑户虚眩不已者。

242. 玉真散

【方药】胆南星　防风　白芷　天麻　羌活　白附子

【主治】破伤风牙关紧急，角弓反张，甚则切牙缩舌。

243. 镇风散

【方药】鱼鳔胶　杭粉　皂矾　朱砂

【主治】破伤风诸药不效，事在危急者。

244. 大成汤

【方药】陈皮　当归　苏木　木通　红花　厚朴　甘草　枳壳　大黄　朴硝

【主治】跌扑伤损，或从高坠下以致瘀血流入脏腑，昏沉不醒，大小便秘；及木杖后瘀血内攻，肚腹膨胀，结胸不食，恶心干呕，大便燥结者。

245. 调中二陈汤

【方药】陈皮　半夏　白茯苓　甘草　枳壳　大腹皮　红花　川芎　当归　白芍药　防风　槟榔　黄芪　桔梗　青皮　乌药　苏木　枳实　黄芩　紫苏　木香　生姜　大枣

【主治】跌扑损伤，或从高坠下，以致瘀血流入脏腑，昏沉不醒，大小便秘；及木杖后瘀血内攻肚腹，膨胀结胸，不食恶心，干呕，大便燥结者。

246. 铁布衫丸

【方药】自然铜　当归　无名异　木鳖子　乳香　没药　地龙　苏木

【主治】情不由己，事出不虞受害，一身重刑难免，当预服之，受刑不痛，亦且保命者。

247. 四顺清凉饮

【方药】连翘　赤芍药　羌活　防风　当归　栀子　甘草　大黄　灯心草

【主治】汤泼火烧，热极逼毒入里，或外被凉水所汲，火毒内攻，致生烦躁，内热口干，大便秘实者。

248.清凉甘露饮

【方药】犀角　银柴胡　茵陈　石斛　枳壳　麦门冬　甘草　生地黄　黄芩　知
　　　　母　枇杷叶　淡竹叶　灯心草

【主治】茧唇膏粱所酿，暴怒所结，遂成斯疾。高突坚硬，或损破流血，或虚热
　　　　生痰，或渴症久作者。

249.阿魏化痞散

【方药】川芎　当归　白术　赤茯苓　红花　阿魏　鳖甲　大黄　荞麦面

【主治】痞癖初起，腹中觉有小块，举动牵引作疼，久则渐大成形。

250.天麻饼子

【方药】天麻　草乌　川芎　细辛　苍术　甘草　川乌　薄荷　甘松　防风　白
　　　　芷　白附子　雄黄　全蝎　寒食面

【主治】头痛因风、火、湿、痰上攻，及杨梅疮毒，或兼治头目昏眩，项背拘
　　　　急，肢体烦痛，肌肉蠕动，耳哨蝉鸣，鼻塞多嚏，皮肤顽麻，瘙痒瘾
　　　　疹，或治妇人头风作痛，眉棱骨疼，牙齿肿痛，痰逆恶心者。

251.三圣散

【方药】闹羊花　槿树花　大风子

【主治】男妇头痛，不论偏正新久，但夏月欲重绵包裹者。

252.羚羊清肺汤

【方药】羚羊角　黄连　银柴胡　玄参　石膏　川芎　当归　白芍药　生地黄
　　　　蒲黄　地骨皮　栀子　芦荟　甘草　藕节　白茅根

【主治】鼻中无故出血不止，及寻常吐血、咯血者。

253.清胃散

【方药】黄芩　黄连　生地黄　牡丹皮　升麻　石膏

【主治】胃经有热，牙齿或牙龈作肿，出血不止者。

254.凉血地黄汤

【方药】黄连　当归　生地黄　栀子　玄参　甘草

【主治】血箭、血痣，内热甚而逼血妄行，出血如飞者。

255.清风散

【方药】当归　生地黄　防风　蝉蜕　知母　苦参　胡麻　荆芥　苍术　牛蒡
　　　　子　石膏　甘草　木通

【主治】风湿浸淫血脉，致生疮疥，搔痒不绝，及大人小儿风热瘾疹，遍身云片
　　　　斑点，乍有乍无者。

256. 当归饮子

【方药】当归　川芎　白芍药　生地黄　防风　白蒺藜　荆芥　何首乌　黄芪
　　　　甘草

【主治】血燥皮肤作痒，及风热疮疥瘙痒，或作疼痛者。

257. 四生丸

【方药】地龙　僵蚕　白附子　五灵脂　草乌

【主治】外臁血风顽疮，骨节疼痛，不能举动，或行步不前，或浑身瘙痒，或麻
　　　　痹不仁，或生斑疹者。

258. 顽癣浮萍丸

【方药】浮萍　苍术　苍耳草　苦参　黄芩　僵蚕　钩藤　豨莶草

【主治】顽癣。

259. 化斑解毒汤

【方药】玄参　知母　石膏　人中黄　黄连　升麻　连翘　牛蒡子　甘草　淡竹叶

【主治】三焦风热上攻，致生火丹，延及遍身痒痛者。

260. 除湿胃苓汤

【方药】防风　苍术　白术　赤茯苓　陈皮　厚朴　猪苓　栀子　木通　泽泻
　　　　滑石　甘草　肉桂　灯心草

【主治】脾、肺二经湿热壅遏，致生火丹作烂疼痛者。

261. 解毒泻心汤

【方药】黄连　防风　荆芥　栀子　黄芩　牛蒡子　滑石　玄参　知母　石膏
　　　　甘草　木通　灯心草

【主治】心经火旺酷暑时临致生天泡发及遍身者。

262. 清脾甘露饮

【方药】白术　赤茯苓　栀子　茵陈　麦门冬　生地黄　黄芩　枳壳　苍术　泽
　　　　泻　连翘　甘草　玄明粉　竹叶　灯心草

【主治】脾经湿热郁遏，乃生天泡，下体多而疼痛者。

263. 枇杷叶丸

【方药】枇杷叶　黄芩　甘草　天花粉

【主治】肺风、粉刺、鼻齄，初起红色，久则肉匏发肿者。

264. 黄芩清肺饮

【方药】川芎　当归　赤芍药　防风　生地黄　葛根　天花粉　连翘　红花　黄
　　　　芩　薄荷

【主治】肺风粉刺，酒渣鼻，初起红色，久则肉匏发肿者。

265.祛风换肌丸

【方药】威灵仙　石菖蒲　何首乌　苦参　牛膝　苍术　大胡麻　天花粉　甘草　川芎　当归

【主治】白屑风及紫白癜风、顽风顽癣、湿热疮疥、一切诸疮，搔痒无度，日久不绝，愈之又发者。

266.聪耳芦荟丸

【方药】芦荟　大黄　青黛　柴胡　龙胆草　当归　栀子　青皮　黄芩　木香　胆南星　麝香

【主治】肝胆有火，耳内蝉鸣，渐至重听不闻声息者。

267.加味二陈汤

【方药】陈皮　半夏　白茯苓　甘草　黄芩　黄连　薄荷　生姜

【主治】痰饮流注舌下，发肿作痛，针刺已破者。

268.消风清燥汤

【方药】川芎　当归　白芍药　生地黄　防风　黄芩　黄连　天花粉　蝉蜕　苦参　威灵仙　甘草

【主治】湿疹、瘙痒、大便干燥。

269.二蛟散

【方药】焦黄米　芒硝

【主治】生冷、恼怒伤脾，致胸膈不宽，小水不利，面目四肢浮肿者。

270.加味胃苓汤

【方药】陈皮　白茯苓　白术　白芍药　藿香　人参　厚朴　山楂　泽泻　半夏　甘草　猪苓　香附　生姜　灯心草

【主治】脾胃受伤，胸膈不宽，两胁膨胀，小水不利，面目四肢浮肿者。

271.救生散

【方药】生斑蝥　杭粉（铅粉）　黄酒

【主治】疯犬咬伤。

272.凉膈清脾饮

【方药】防风　荆芥　黄芩　石膏　栀子　薄荷　赤芍药　连翘　生地黄　甘草　灯心草

【主治】眼胞菌毒。

273.蒜肚方

【方药】公猪肚　大蒜

【主治】腋气及身体臭。

274.升麻葛根汤

【方药】升麻　葛根　白芍药　柴胡　黄芩　栀子　木通　甘草

【主治】丹毒身体发热，面红气急，啼叫惊搐者。

275.大连翘饮

【方药】连翘　瞿麦　滑石　车前子　牛蒡子　赤芍药　栀子　木通　当归　防风　黄芩　柴胡　甘草　荆芥　蝉蜕　石膏

【主治】小儿丹毒，发热痰涎壅盛，一切诸疮瘰疹，颈项生核；或伤风伤寒，时行发热者。

276.消毒犀角饮

【方药】犀角　防风　甘草　黄连　灯心草

【主治】小儿丹毒，身热气粗，啼叫、惊搐不宁者。

277.紫雪散

【方药】升麻　寒水石　石膏　犀角　羚羊角　玄参　沉香　木香　甘草

【主治】小儿赤游丹毒，甚者毒气入里，肚腹膨胀，气急不乳者，或治伤寒热燥发狂，及外科一切蓄毒在内，烦躁口干，恍惚不宁者。

278.芦荟消疳饮

【方药】芦荟　银柴胡　胡黄连　川黄连　牛蒡子　玄参　桔梗　栀子　石膏　薄荷　羚羊角　甘草　淡竹叶

【主治】小儿走马牙疳，身热气粗，牙龈腐烂，气味作臭，以及穿腮破唇者。

279.黄连泻心汤

【方药】黄连　栀子　荆芥　黄芩　连翘　木通　薄荷　牛蒡子　甘草　灯心草

【主治】治大人、小儿心火妄动，结成重舌、木舌、紫舌，胀肿坚硬，语言不利者。

280.五福化毒丹

【方药】玄参　桔梗　赤茯苓　人参　黄连　龙胆草　青黛　牙硝　甘草　冰片　朱砂　金箔

【主治】小儿蕴积胎毒，以及诸疮、瘾疹、伤风斑症，口舌生疮，痰涎壅盛，谵语烦躁，夜睡不宁者。

281.保元汤

【方药】人参　黄芪　白术　甘草　生姜　大枣

【主治】痘痈出脓之后，脾胃虚弱、脓清不敛者。

282.加减鼠粘子汤

【方药】鼠粘子（牛蒡子）　天花粉　知母　荆芥　栀子　甘草　淡竹叶　灯心草

【主治】鬓疽初起，热多寒少，头眩作痛，烦躁咽干，渴喜饮冷，二便秘涩，六脉沉实有力者。

283.解毒泻脾汤

【方药】防风　牛蒡子　栀子　石膏　黄芩　苍术　甘草　木通

【主治】脾经风湿攻注，致生田螺泡，多发于手足，忽如火燃，随生紫白黄泡。

284.羚羊角散

【方药】羚羊角　防风　麦门冬　玄参　知母　黄芩　牛蒡子　甘草　淡竹叶

【主治】风痹，筋脉缓弱，言语蹇涩。

285.胃脾汤

【方药】白术　茯神　陈皮　远志　麦门冬　沙参　五味子　甘草

【主治】葡萄疫。多生小儿，感受四时不正之气，郁于皮肤不散，结成大小青紫斑点，色若葡萄。

286.和荣散坚丸

【方药】当归　熟地黄　茯神　香附　人参　白术　橘红　贝母　胆南星　酸枣仁　远志　柏子仁　牡丹皮　龙齿（鹿角代）　芦荟　角沉（沉香）　朱砂

【主治】失荣症坚硬如石，不热不红，渐肿渐大者。

287.归脾汤

【方药】白术　茯神　黄芪　酸枣仁　龙眼肉　木香　人参　甘草　生姜

【主治】思虑伤脾，发热体倦，失眠少食，怔忡惊悸，自汗盗汗，吐血下血，妇女月经不调，赤带下，以及虚劳、中风、厥逆、癫狂、眩晕等见有心脾血虚者。

外治方

1.熏发背奇方

【方药】雄黄　朱砂　血竭　没药　麝香　麻油

【主治】发背初起、七日前后，未成者自消，已成者自溃，不起发者即发，不溃腐者即腐者。

2.敷药方

【方药】车前草　豨莶草　五龙草　金银花

【主治】疮毒初起毒盛者。

3.如意金黄散

【方药】天花粉　黄柏　大黄　姜黄　白芷　厚朴　陈皮　甘草　苍术　天南星

【主治】治痈疽、发背、诸般疔肿、跌扑损伤、湿痰流毒、大头时肿、漆疮、火丹、风热天泡、肌肤赤肿、干湿脚气、妇女乳痈、小儿丹毒，凡外科一切诸般顽恶肿毒者。

4.四虎散

【方药】胆南星 草乌 半夏 野狼毒 猪脑

【主治】痈疽肿硬，浓如牛领之皮，不作脓腐者。

5.真君妙贴散

【方药】硫磺 荞面 白面

【主治】痈疽、诸毒，及异形异类，顽硬大恶歹疮，走散不作脓者。

6.回阳玉龙膏

【方药】草乌 军姜（干姜） 赤芍药 白芷 胆南星 肉桂

【主治】背疽阴病，不肿高，不焮痛，不发热，不作脓及寒湿流注、鼓风久损、冷痛痹风、诸湿香港脚、手足顽麻、筋骨疼痛，及一切皮色不变，漫肿无头，鹤膝风等，但无皮红肌热者。

7.冲和膏

【方药】紫荆皮 独活 赤芍药 白芷 石菖蒲

【主治】痈疽、发背，阴阳不和，冷热不明者。

8.铁桶膏

【方药】铜绿 明矾 胆矾 五倍子 白及 轻粉 郁金 麝香

【主治】发背将溃已溃时，根脚走散不收束者。

9.煮拔筒方

【方药】羌活 独活 紫苏 蕲艾 菖蒲 甘草 白芷 连须葱

【主治】发背已成将溃时，脓毒不得外发，必致内攻，乃生烦躁，重如负石者。

10.猪蹄汤

【方药】羌活 甘草 赤芍药 黄芩 白芷 当归 露蜂房 猪蹄

【主治】痈疽、诸毒已溃流脓者。

11.洗药方

【方药】当归 独活 白芷 甘草 葱头

【主治】痈疽疮疡，初肿将溃者。

12.加味太一膏

【方药】肉桂 白芷 当归 玄参 赤芍药 生地黄 大黄 土木鳖 阿魏 轻粉 槐枝 柳枝 血余（头发） 东丹 乳香 没药

【主治】发背、痈疽及一切恶疮，跌扑伤损、湿痰流毒、风湿、风温，遍身筋骨走注作痛，内伤风郁，心腹胸背攻刺作痛，腿脚酸软，腰膝无力，汤泼火烧，或刀伤、棒毒、五损内痛，七伤外症俱贴患处。又男子遗精，妇人白带俱贴脐下。脏毒肠痈。诸般疮疖，血气癞痒，诸药不止痛痒者。

13.生肌玉红膏

【方药】白芷　甘草　当归　血竭　轻粉　白占（白蜡）　紫草　麻油

【主治】痈疽、发背，诸般溃烂、棒毒等疮。

14.化腐紫霞膏

【方药】轻粉　蓖麻仁　血蚵　巴豆　朝脑　金顶砒　螺蛳肉

【主治】发背已成，瘀肉不腐及不作脓者。又诸疮内有脓而外不穿溃者。

15.神妙拔根方

【方药】蟾酥

【主治】脑疽、发背阴证，初起不肿高、不焮热，灸不痛，其病将来难果，必致坏人者。

16.立马回疔丹

【方药】蟾酥　硇砂　轻粉　白丁香　蜈蚣　雄黄　朱砂　乳香　麝香　金顶砒

【主治】疔疮初起，已用针刺后又或误灸失治，以致疮毒走散不住，乃疔走黄险恶症者。

17.铅粉散

【方药】黑铅　松脂　黄丹　轻粉　麝香　麻油

【主治】冷疔生于脚上，初起紫白泡，疼痛彻骨；渐至腐烂，深孔紫黑血水气秽，经久不瘥者。

18.束毒金箍散

【方药】郁金　白及　白蔹　白芷　大黄　黄柏　轻粉　绿豆粉

【主治】疔疮针刺之后，余毒走散作肿者。

19.雌雄霹雳火

【方药】艾茸　丁香　雌黄　雄黄　麝香

【主治】脱疽及一切发背，初起不疼痛者。

20.冰蛳散

【方药】大田螺　白砒　冰片　硇砂

【主治】瘰疬日久，坚核不消，及服消药不效者。

21.紫霞膏

【方药】松香　铜绿　麻油

【主治】瘰疬初起，未成者贴之自消，已成未溃者贴之自溃，已溃核存者贴之自脱；及治诸色顽疮、臁疮、湿痰、湿气、新久棒疮，疼痛不已者。

22.琥珀膏

【方药】琥珀　木通　桂心　当归　白芷　防风　松脂　朱砂　木鳖　蓖麻　丁
　　　　香　木香　麻油　黄丹

【主治】瘰疬及腋下初如梅子，结肿硬强，渐若连珠，不消不溃；或溃脓水不绝，
　　　　经久不瘥，渐成漏症。

23.大红膏

【方药】胆南星　银朱　血竭　硝石　朝脑　轻粉　乳香　猫头骨　石灰　大黄

【主治】瘰疬、痰核，结块不分新久，但未穿破者。

24.三品一条枪

【方药】明矾　白砒　雄黄　乳香

【主治】十八种痔，五漏、翻花、瘿瘤、气核、瘰疬、疔疮、发背、脑疽者。

25.金锁匙

【方药】焰硝　硼砂　冰片　白僵蚕　雄黄

【主治】喉闭、缠喉风，痰涎壅塞，口噤不开，汤水不下者。

26.桐油饯

【方药】桐油

【主治】喉风、喉闭，先两日胸膈气急，呼吸短促，蓦然咽喉肿痛，手足厥冷，
　　　　气闭不通，顷刻不治者。

27.神效吹喉散

【方药】薄荷　僵蚕　青黛　朴硝　白矾　火硝　黄连　硼砂　冰片

【主治】缠喉风闭塞，及乳蛾、喉痹、重舌、木舌者。

28.冰硼散

【方药】冰片　朱砂　玄明粉　硼砂

【主治】咽喉、口齿新久肿痛，及久嗽痰火咽哑作痛者。

29.通气散

【方药】玄胡索　川芎　牙皂角　藜芦　羊踯躅花

【主治】时毒焮肿疼痛，咽喉不利，语言不爽者。

30.枯瘤方

【方药】白砒　硇砂　黄丹　轻粉　雄黄　乳香　没药　硼砂　斑蝥　田螺

【主治】瘤初起成形未破者，及根蒂小而不散者。

31.秘传敛瘤膏

【方药】血竭　轻粉　龙骨　海螵蛸　象皮　乳香　鸡蛋

【主治】瘿瘤枯药落后者。

32.香附饼

【方药】香附

【主治】风寒流注袭于经络，结成肿痛。

33.琥珀膏

【方药】大黄　郁金　胆南星　白芷

【主治】一切皮色不变，漫肿无头，气血凝滞，结成流毒，毋论身体上下、年月新久，但未成脓者。

34.灸乳肿妙方

【方药】瓷碗　灯心草

【主治】气恼劳伤，或寒热不调，乳内忽生肿痛。

35.木香饼

【方药】木香　生地黄

【主治】一切气滞结肿成核，或痛或闪胁、风寒所伤者。

36.千里健步散

【方药】细辛　防风　白芷　草乌

【主治】远行两脚肿痛者。

37.雷火神针

【方药】蕲艾　丁香　麝香

【主治】风寒湿毒袭于经络为患，漫肿无头，皮色不变，筋骨疼痛，起坐艰难，不得安卧者。

38.追风逐湿膏

【方药】豨莶草　麻黄　川乌　草乌　风藤　半夏　胆南星　羌活　蓖麻子　桂枝　独活　细辛　当归　白芷　苍术　大黄

【主治】风寒暑湿相伤，以致骨节疼痛，筋挛不能步履，或麻木湿痹者。

39.洗痔枳壳汤

【方药】枳壳　癞蛤蟆草（荔枝草）

【主治】痔疮肿痛，肛门下坠，毋论新久者。

40.五倍子散

【方药】五倍子　癞蛤蟆草　轻粉　冰片

【主治】诸痔举发，坚硬疼痛难忍，或脏毒，肛门泛出肿硬不收者。

41.田螺水

【方药】大田螺　冰片

【主治】痔疮坚硬作痛，及脱肛肿泛不收者。

42.唤痔散

【方药】草乌　刺猬皮　枯矾　食盐　麝香　冰片

【主治】医内痔不得出者。

43.护痔膏

【方药】白及　石膏　黄连　冰片　麝香　蛋清

【主治】痔后围护四边好肉。

44.枯痔散

【方药】白矾　蟾酥　轻粉　砒霜　天灵盖

【主治】痔疮泛出者。

45.起痔汤

【方药】黄连　黄柏　黄芩　大黄　防风　荆芥　栀子　槐角　苦参　甘草　朴硝

【主治】诸痔上枯药之后，黑色坚硬裂缝者。

46.生肌散

【方药】乳香　没药　海螵蛸　黄丹　赤石脂　龙骨　血竭　熊胆　轻粉　冰片　麝香　珍珠

【主治】痔上枯药之后脱落、孔窍不收者。

47.洗痔肿痛方

【方药】鱼腥草　苦楝根　朴硝　马齿苋　瓦楞花

【主治】诸痔肿痛者。

48.生肌凤雏膏

【方药】熟蛋黄　轻粉　乳香　血竭　龙骨

【主治】痔疮。

49.煮线方

【方药】芫花　壁钱

【主治】诸痔及五瘿六瘤，凡蒂小而头面大者。

50.银粉散

【方药】白锡　朱砂　水银　杭粉

【主治】下疳毋论新久，但腐烂作痛及杨梅疮熏后结毒，玉茎腐烂，或阳物半伤半全者。

51.珍珠散

【方药】青缸花　珍珠　轻粉

【主治】下疳皮损腐烂，痛极难忍；及诸疮新肉已满，不能生皮。又汤泼火烧，皮损肉烂，疼痛不止者。

52.疳疮简便方

【方药】油缎灰　杭粉（铅粉）

【主治】疳疮。

53.火针法

【方药】粗线针　竹筋　桐油灯　灯心草

【主治】鱼口、便毒、横痃者，用行药不得内消者。

54.灸偏坠法

【方药】艾炷

【主治】偏坠木肾。

55.翠云散

【方药】铜绿　胆矾　轻粉　石膏

【主治】杨梅疮已服内药，根脚不红，疮势已退者。

56.点药方

【方药】杏仁　雄黄　轻粉　猪胆

【主治】杨梅疮。

57.鹅黄散

【方药】石膏　轻粉　黄柏

【主治】杨梅疮溃烂成片，脓秽多而疼甚者。

58.熏洗结毒方

【方药】苍术　川椒

【主治】腐痛多彻骨痛者。

59.解毒紫金膏

【方药】矾红　松香　麻油

【主治】杨梅结毒，腐烂作臭，脓水淋漓，诸药不效者。

60.神仙碧玉膏

【方药】轻粉　杭粉　白占（白蜡）　乳香　没药　冰片

【主治】结毒溃烂臭秽，疼痛不敛，及风、臁疮等。

61.结毒灵药方

【方药】水银　朱砂　雄黄　硫磺

【主治】杨梅结毒，腐烂作臭，或咽喉、唇、鼻腐坏日甚者。

62.单油膏

【方药】麻油　杭粉

【主治】杨梅结毒。

63.碧云散

【方药】鹅不食草　川芎　青黛

【主治】结毒入于颠顶，以致头疼胀痛如破者。

64.生肌散

【方药】石膏　轻粉　赤石脂　黄丹　龙骨　血蚓　乳香　朝脑

【主治】腐骨脱出，肌肉生迟，不能收敛者。

65.银杏散

【方药】杏仁　轻粉　水银　雄黄

【主治】妇人湿热下注，阴中作痒，及内外生疮者。

66.塌痒汤

【方药】苦参　威灵仙　蛇床子　当归　野狼毒　鹤虱草

【主治】妇人湿热下注，阴中作痒，及内外生疮。

67.雄黄藜芦散

【方药】雄黄　藜芦　轻粉　鳖头　冰片

【主治】妇人阴中突出如蛇，或似鸡冠、菌样者。

68.芎归汤

【方药】川芎　当归　白芷　甘草　龙胆草

【主治】阴痒。

69.漱药方

【方药】贯众　黄连　冰片

【主治】疮毒。

70.雄硫散

【方药】雄黄　硫磺　凤凰皮　穿山甲　滑石　核桃肉　猪胆汁

【主治】大麻风眉毛、须、发脱落作痒者。

71.治麻风病面生紫块疙瘩方（李廷保）

【方药】穿山甲灰　生姜　土大黄根

【主治】麻风病面生紫块疙瘩者。

72.硇砂散

【方药】硇砂　轻粉　冰片　雄黄

【主治】鼻生息肉，初如榴子，渐大下垂者。

73.回香草散

【方药】回香草　高良姜

【主治】鼻生息肉。

74.雌雄四黄散

【方药】石黄　雄黄　硫磺　白附子　雌黄　川槿皮

【主治】紫白癜风皮肤作痒，日渐开大者。

75.肥皂方

【方药】皂角　甘松　山柰　白芷　蜜陀僧　白附子　朝脑（冰片）　楮实子
　　　　绿豆粉

【主治】紫白癜风。

76.荜茇散

【方药】荜茇　阿魏　冰片　麝香

【主治】风湿虫牙作肿疼痛者。

77.牙疼方

【方药】荜茇　蟾酥　川椒　青盐

【主治】牙疼。

78.花蕊石散

【方药】乳香　没药　羌活　紫苏　细辛　草乌　蛇含石　厚朴　白芷　降香
　　　　当归　苏木　檀香　龙骨　胆南星　轻粉　麝香　花蕊石

【主治】跌扑伤损及金疮、刀、箭、兵刃所伤，断筋损骨，疼痛不止，新肉不生者。

79.如圣金刀散

【方药】松香　枯矾　生矾

【主治】刀刃所伤，皮破筋断，飞血不止者。

80.桃花散

【方药】锻石灰　大黄

【主治】金疮出血不止。

81.散瘀拈痛膏

【方药】天花粉　黄柏　大黄　姜黄　白芷　厚朴　陈皮　甘草　苍术　天南
　　　　星　冰片　白锻石　麻油

【主治】杖后皮肉损破，红紫青斑，焮肿疼痛重坠者。

82.罂粟膏

【方药】麻油　罂粟花　轻粉

【主治】汤泼火烧，皮肉损烂，疼苦焮热，起泡流水者。

83.乾坤一气膏

【方药】当归　白附子　赤芍药　白芍药　白芷　生地黄　熟地黄　穿山甲　鳖

肉　巴豆仁　蓖麻仁　三棱　蓬术　五灵脂　续断　肉桂　玄参　乳香　没药　麝香　阿魏

【主治】痞疾，毋论新久，或诸风瘫痪，湿痰流注，各样恶疮，百般怪症，男子夜梦遗精，妇人赤带下；又男女精寒血冷、久无嗣息者。

84.雄黄散

【方药】雄黄　蟾酥　冰片　轻粉

【主治】天蛇毒初起红肿发热、疼痛彻心者。

85.紫土散

【方药】银紫土

【主治】鼻中无辜出血不止者。

86.楝果袋

【方药】楝树果

【主治】阳明胃经实火上攻，血从牙缝流出者。

87.二矾汤

【方药】白矾　皂矾　孩儿茶　侧柏叶

【主治】鹅掌风皮肤枯浓、破裂作痛者。

88.蛇床子汤

【方药】蛇床子　当归　威灵仙　苦参

【主治】肾囊风湿热为患，疙瘩作痒，搔之作疼者。

89.狼毒膏

【方药】野狼毒　槟榔　硫磺　五倍子　川椒　大风子　蛇床子　香油

【主治】肾囊风湿热作痒，搔之作疼者。

90.绣球丸

【方药】冰片　轻粉　川椒　枯矾　水银　雄黄　大风子

【主治】一切干湿疥疮及脓窠烂疮，瘙痒无度者。

91.诸疮一扫光

【方药】苦参　黄柏　烟胶　木鳖肉　蛇床子　红椒　明矾　枯矾　硫磺　大枫子肉　冰片　水银　轻粉　白砒　猪油

【主治】痒疮，不论新久及身上下，或干或湿，异类殊形，但多痒少痛者。

92.洗痒疮方

【方药】苦参　猪胆汁

【主治】瘙痒疮毒。

93.三香膏

【方药】乳香　松香　轻粉　香油

【主治】臁疮初起多疼少痒，未经受风紫黑者。

94.乳香法纸

【方药】乳香　甘草

【主治】臁疮作痛不愈者。

95.蜈蚣钱

【方药】桐油　独活　白芷　甘草　蜈蚣

【主治】臁疮多年，黑腐臭烂作疼，诸药不效者。

96.解毒雄黄散

【方药】雄黄　硫磺

【主治】风湿流注腿脚，致生血风顽疮，紫黑瘙痒者。

97.土大黄膏

【方药】硫磺　生矾　川椒　土大黄根

【主治】干湿顽癣，不论新久，但皮肤顽浓，串走不定，唯痒不痛者。

98.顽癣必效方

【方药】川槿皮　轻粉　雄黄　百药煎　斑蝥　巴豆　大黄　海桐皮

【主治】多年顽癣，诸药熏擦搽洗不效者。

99.顽癣方

【方药】川槿皮　轻粉　斑蝥　大风子

【主治】顽癣。

100.蛇床子散

【方药】蛇床子　大风子　松香　枯矾　黄丹　大黄　轻粉　麻油

【主治】脓窠疮生于手足遍身，根硬作胀，痒痛非常者。

101.脓窠方（李廷保）

【方药】黄柏　石膏　轻粉　黄丹　枯矾　麻油

【主治】妇人三阳风湿下流，凝结不散，脚丫作痒，湿烂；或足底弯曲之处痒湿。

102.独胜膏

【方药】独蒜

【主治】冻风冻跟、冻耳，每逢冬寒则发者。

103.柏叶散

【方药】侧柏叶　蚯蚓粪　黄柏　大黄　赤小豆　轻粉

【主治】三焦火甚致生火丹，作痒或作痛，延及遍身。

104.胡粉散

【方药】杭粉 轻粉 石膏 蛤粉

【主治】天泡红肿发热，急胀疼痛者。

105.石珍散

【方药】石膏 轻粉 青黛 黄柏

【主治】天泡日久作烂，疼痛不已，脓水淋漓者。

106.玉容丸

【方药】甘松 山柰 细辛 白芷 白蔹 白及 防风 荆芥 僵蚕 栀子 藁
本 天麻 羌活 独活 蜜陀僧 枯矾 檀香 川椒 菊花 红枣肉

【主治】男妇雀斑、酒刺，及身体皮肤粗糙者。

107.玉肌散

【方药】绿豆 滑石 白芷 白附子

【主治】一切风湿、雀斑、酒刺、白屑风皮肤作痒者。

108.海艾汤

【方药】海艾 菊花 薄荷 防风 藁本 藿香 甘松 蔓荆子 荆芥穗

【主治】油风血虚风热所致，皮肤光亮，眉发脱落者。

109.红绵散

【方药】枯矾 干胭脂 麝香

【主治】耳内流脓，肿痛已消，脓尚不止者。

110.三白散

【方药】杭粉（铅粉） 石膏 轻粉

【主治】漆疮。

111.苦参汤

【方药】苦参 菖蒲 猪胆汁

【主治】痤痱疮作痒，抓之又疼，坐如糠稳，难以安睡者。

112.鹅黄散

【方药】绿豆粉 滑石 黄柏 轻粉

【主治】痤痱疮作痒，抓之皮损，随后又疼者。

113.葱白甘草汤

【方药】葱白 甘草

【主治】咬伤焮肿疼痛，脓血淋漓，臭秽腐烂者。

114.追风如圣散

【方药】细辛 防风 川乌 薄荷 草乌 川芎 白芷 苍术 雄黄

【主治】疯犬咬伤者。

115. 冰硫散

【方药】硫磺　冰片　川椒　生白矾

【主治】湿凝聚而生钮扣风，久则搔痒如癣。

116. 枯矾散

【方药】枯矾　石膏　轻粉　黄丹

【主治】治脚丫湿痒。

117. 灰米膏

【方药】火灰碱　白川米

【主治】黑痣浮浅者。

118. 翠云锭

【方药】杭粉　铜绿　轻粉　黄连　川米

【主治】眼胞菌毒，用针割后涂之。

119. 五香散

【方药】沉香　檀香　木香　零陵香　麝香

【主治】感受秽恶之气，咽喉肿痛者。

120. 润肌膏

【方药】麻油　当归　紫草

【主治】秃疮干枯白斑，作痒发脱。

121. 文蛤散

【方药】文蛤　川椒　轻粉　香油

【主治】奶癣。

122. 败铜散

【方药】铜旧罐末　香油

【主治】蟮拱头已破后脓水不干，愈之又发，久不收口者。

123. 麦饯散

【方药】炒小麦　硫磺　白砒　烟胶　川椒　生枯矾　麻油

【主治】小儿痘风作痒，叠叠成片，甚则顽麻不知痛者。

124. 人中白散

【方药】人中白　孩儿茶　黄柏　薄荷　青黛　冰片

【主治】小儿口疳、走马疳及牙龈腐烂黑臭者。

125. 蛤粉散

【方药】蛤粉　石膏　轻粉　黄柏　麻油

【主治】湿热痛疮。

126.柳花散

【方药】黄柏　青黛　肉桂　冰片

【主治】虚火所生之口疮，色淡而有白斑细点者。

127.赴筵散

【方药】黄连　黄柏　黄芩　栀子　干姜　细辛

【主治】舌痛，口烂，鼻烂。

128.牛角散

【方药】牛角尖　龙骨　松香　轻粉　牛骨髓

【主治】牛程蹇。皮肉顽硬，渐生肿痛，肿高突起，支脚难行，久则破裂，脓水
　　　　相流。

129.银杏无忧散

【方药】水银　杏仁　轻粉　雄黄　野狼毒　芦荟　麝香

【主治】阴虱。

130.飞龙阿魏化坚膏

【方药】蟾酥　轻粉　枯矾　寒水石　铜绿　乳香　没药　胆矾　麝香　雄黄
　　　　蜗牛　朱砂　蜈蚣　当归　白附子　赤芍药　白芍药　白芷　生地黄
　　　　熟地黄　穿山甲　鳖肉　巴豆仁　蓖麻仁　三棱　莪术　五灵脂　续
　　　　断　肉桂　玄参　阿魏

【主治】失荣症及瘰瘤、乳岩、瘰、结毒，初起坚硬如石，皮色不红，日久渐
　　　　大，或疼不疼，但未破者。

131.吕祖一枝梅

【方药】朱砂　银朱　五灵脂　麝香　蓖麻仁　雄黄　巴豆

【主治】大人男妇、小儿、新久诸病生死难定之间，或小儿急、慢惊风，一切老
　　　　幼痢疾俱者。

132.铜粉丸

【方药】铜青　官粉　明矾　轻粉　麝香　冰片　黄连

【主治】唇风。

133.蜜陀僧散

【方药】硫磺　雄黄　蛇床子　石黄　蜜陀僧　轻粉

【主治】汗斑。

第十二篇　外科秘录方集

内服方

1.急消汤（岐天师传）

【方药】忍冬藤　茜草　紫花地丁　贝母　菊花　黄柏　天花粉　桔梗

【主治】背心之间先发细瘰，后渐渐红肿，高突大痛者。

2.神散阳痈汤（伯高太师传）

【方药】天花粉　生甘草　白茯苓　车前子　管仲　羌活　黄芩　紫苑　生地黄　柴胡

【主治】背疽阳痈初起者。

3.变阳汤（岐天师传）

【方药】人参　黄芪　金银花　附子　荆芥　柴胡　白芍药　天花粉　生甘草

【主治】背心初发小泡，痒甚。已而背重如山，隐隐发红晕，如盘之大，谵语胡言，断阴疽痈者。

4.锦庇汤（伯高太师传）

【方药】黄芪　肉桂　生甘草　荆芥　天花粉　贝母　锦地罗　白茯苓

【主治】阴痈初起。

5.转败汤（岐天师传）

【方药】麦门冬　熟地黄　山茱萸　人参　肉桂　当归　忍冬藤　白术

【主治】背痈溃烂，洞见肺腑，疮口不收者。

6.收肌饮（伯高太师传）

【方药】熟地黄　白术　山茱萸　人参　当归　生甘草　菊花　肉桂　天花粉

【主治】背痈溃烂，洞见肺腑，疮口不收者。

7.定变回生汤（岐天师传）

【方药】人参　黄芪　当归　五味子　麦门冬　肉桂　白术　山茱萸　忍冬藤　白茯苓

【主治】背疽长肉，疮口已平，偶犯色欲、恼怒，开裂流水，色变紫黑，肉变败坏者。

8.补缝饮（伯高太师传）

【方药】人参　白芍药　当归　白术　麦门冬　肉桂　附子　熟地黄　五味子　山药

【主治】背痈愈后开裂者。

9. 助阳消毒汤（岐天师传）

【方药】人参　黄芪　当归　白术　陈皮　附子

【主治】夏生背痈，疮口不起，脉大无力，发热作渴，自汗盗汗，手足逆冷，大便不实，喘促呕吐，阴证似阳者。

10. 起陷神丹（伯高太师传）

【方药】人参　白芍药　当归　麦门冬　白术　肉桂　附子　熟地黄　五味子　山药

【主治】治症同前。

11. 归花汤（秦真人传）

【方药】金银花　当归

【主治】痈疽发背初起者。

12. 五圣汤（岐天师传）

【方药】金银花　玄参　黄芪　麦门冬　人参

【主治】脑痈生于头顶之上者。

13. 蔓花汤（伯高太师传）

【方药】川芎　玄参　金银花　山茱萸　麦门冬　贝母　蔓荆子

【主治】脑疽初发者。

14. 三星汤（岐天师传）

【方药】金银花　蒲公英　生甘草

【主治】脑后发阳证对口，其形高突红肿者。

15. 圣神汤（岐天师传）

【方药】人参　生黄芪　当归　金银花　白芥子　肉桂　白术

【主治】脑后发阴证对口，或生于偏旁，无数小疮，先痒后痛，随至溃烂，肿不甚高突，色必黑黯，身体沉重，困倦欲卧，呻吟无力者。

16. 三花汤（伯高太师传）

【方药】当归　川芎　甘草　天花粉　紫花地丁　菊花

【主治】脑后发对口初起者。

17. 护耳散毒汤（巫真君传）

【方药】金银花　当归　麦门冬　蒲公英　甘草　桔梗　半夏　川芎

【主治】左右耳后阴阳疽痈者。

18. 顾耳汤（巫彭真君传）

【方药】柴胡　白芍药　金银花　熟地黄　当归　天花粉　生甘草

【主治】耳前初发恶疽者。

19.理鬓汤（岐天师传）

【方药】金银花　白芷　川芎　当归　夏枯草

【主治】两鬓生疽，无论已未溃烂者。

20.蒿草饮（伯高太师传）

【方药】青蒿　玄参　生地黄　川芎　夏枯草　细辛　蔓荆子

【主治】鬓疽。

21.护颜汤（巫彭真君传）

【方药】玄参　当归　金银花　栝楼　生地黄　石膏　白芷　半夏　黄芩

【主治】脸旁鼻外生疽者。

22.加味三星汤（巫彭真君传）

【方药】金银花　蒲公英　生甘草　玄参

【主治】对口发阳疽者。

23.加减圣神汤（巫真君传）

【方药】人参　生黄芪　当归　金银花　白芥子　附子

【主治】对口发阴疽者。

24.加味三花汤（巫真君传）

【方药】当归　川芎　天花粉　紫花地丁　甘菊花

【主治】对口初起者。

25.二甘散（巫真君传）

【方药】黄连　龙胆草　葳蕤　白芍药　天麻　荆芥　菊花　甘草　忍冬藤

【主治】瞳子髎穴生阳疽者。

26.葳蕤金银散（巫真君传）

【方药】葳蕤　白芍药　当归　金银花　麦门冬　人参　肉桂　玄参　车前子
　　　　熟地黄

【主治】目锐眦下生阴疽者。

27.连翘野菊散（巫真君传）

【方药】连翘　野菊　栝楼　石膏　地榆　当归　甘草　玄参　金银花

【主治】颐生痈初起者。

28.护吻散

【方药】紫花地丁　麦门冬　玄参　夏枯草　生甘草

【主治】唇吻生疮毒者。

29.归脾养荣汤（世传）

【方药】当归 川芎 白芍药 生地黄 白茯苓 陈皮 柴胡 甘草 麦门冬 升麻 栀子 桔梗 黄芪 白术 防风 牡丹皮 黄柏 知母 香附 延胡索

【主治】茧唇。

30.红消散（巫彭真君传）

【方药】红内消 秦艽 苍耳子 紫花地丁 石韦 天花粉 天门冬 羌活 炙甘草 当归

【主治】肩臑生阳痈者。

31.治阴散毒汤（巫公传）

【方药】生黄芪 当归 熟地黄 金银花 生甘草 附子

【主治】肩生痈已溃阴证者。

32.补肾祛毒散（巫真君传）

【方药】忍冬藤 熟地黄 豨莶草 天花粉 草乌 肉桂

【主治】肾俞生痈者。

33.九灵汤（伯高太师传）

【方药】熟地黄 山茱萸 白术 防己 紫花地丁 荆芥 生地黄 牡丹皮 生甘草

【主治】腰眼生疽疼痛者。

34.两治散（岐伯天师传）

【方药】白术 杜仲 当归 金银花 防己 豨莶草

【主治】腰下发痈，昏沉疼痛者。

35.十州散（巫真君传）

【方药】人参 熟地黄 山茱萸 生甘草 远志 麦门冬 金银花 茯神 黄连 蒲公英

【主治】胸乳上生痈。

36.柑仁散

【方药】柑子核

【主治】妇人里外吹乳。

37.救心败邪汤（巫彭真君传）

【方药】人参 白茯苓 麦门冬 熟地黄 山药 芡实 菊花 白芍药 忍冬藤 远志 天花粉 王不留行

【主治】正胸生疽。

38. 藤葛散（巫彭真君传）

【方药】忍冬藤　麻黄　茯神　香附　白芷　当归　川芎　蒲公英　葛根　天花粉

【主治】额上生痈。

39. 化肝消毒汤（岐公传）

【方药】白芍药　当归　炒栀子　生甘草　金银花

【主治】两胁胀满，发寒发热，痛极生痈。

40. 锦草汤（伯高太师传）

【方药】白芍药　当归　炒栀子　生甘草　锦地罗

【主治】胁上生痈，并治肝痈。

41. 宣郁化毒汤（岐公传）

【方药】柴胡　白芍药　香附　薄荷　当归　陈皮　枳壳　天花粉　生甘草　金银花

【主治】脾郁生胁痈。

42. 金银平怒散（伯高真君传）

【方药】金银花　白芍药　当归　柴胡　白芥子　生甘草　炒栀子　牡丹皮

【主治】胁痛生痈。

43. 截邪遏流汤（巫彭真君传）

【方药】升麻　当归　黄芩　栝楼　金银花　炙甘草　连翘　秦艽　苍耳子　马兰根　牛膝　牵牛子

【主治】子母流注疮毒。

44. 释项饮（巫彭真君传）

【方药】白芷　葛根　柴胡　川芎　桔梗　生甘草　山豆根　麦门冬　天门冬　紫苏　紫花地丁　天花粉　蒲公英

【主治】环项生痈疮。

45. 逐邪至神丹

【方药】金银花　蒲公英　人参　当归　生甘草　大黄　天花粉

【主治】便毒初起，或左或右，并治囊痈。

46. 八仙丹

【方药】大黄　金银花　当归　玄参　柴胡　炒栀子　黄柏　贝母

【主治】囊痈。

47. 治便毒方（李廷保）（张真人传）

【方药】大黄　当归　金银花　蒲公英

【主治】便毒。

48. 无名方（李廷保）（鬼真君传）

【方药】金银花　大黄　车前子　当归　牛膝　地榆　生甘草

【主治】骑马痈初起。

49. 散火援命汤（巫彭真君传）

【方药】金银花　豨莶草　熟地黄　白术　黄柏　车前子

【主治】命门生疽。

50. 援命救绝汤（巫彭真君传）

【方药】人参　白术　肉桂　附子　山茱萸　北五味　金银花　茯神

【主治】命门溃痈。

51. 制火润尻散（巫彭真君传）

【方药】金银花　玄参　苦参　生甘草　熟地黄　山茱萸　白芥子　白茯苓　乳
　　　　香　没药

【主治】尻上锐疽。

52. 蕊珠汤（伯高太师传）

【方药】熟地黄　生地黄　麦门冬　菊花　金银花

【主治】手背生疽。

53. 释擎汤（岐伯天师传）

【方药】玄参　生地黄　金银花　当归　紫花地丁　贝母

【主治】手心生擎疽。

54. 青紫饮（巫彭真君传）

【方药】牛膝　青蒿　紫花地丁　玄参　蔷薇根　当归　炙甘草　白茯苓

【主治】足背生痈疽，疼痛高突。

55. 全肺汤（岐天师传）

【方药】玄参　生甘草　金银花　天花粉　白茯苓　白芍药　麦门冬

【主治】肺痈。

56. 完肺散（岐天师传）

【方药】人参　玄参　蒲公英　金银花　天花粉　生甘草　桔梗　黄芩

【主治】肺痈已成已破，胸膈作痛，咳嗽不止，吐痰更觉疼甚，手按痛处不可忍，
　　　　咽喉之间，先闻腥臭之气，随吐脓血。

57. 地罗甘桔玄冬汤（伯高太师传）

【方药】玄参　麦门冬　锦地罗　生甘草　桔梗　贝母

【主治】肺痈胸膈作痛，咳嗽尤痛，手按气急。

58.养肺去痿丹（岐天师传）

【方药】金银花　生甘草　生地黄　麦门冬　紫苑　百部　百合　款冬花　贝
　　　　母　白薇

【主治】肺痿久嗽，皮肤黄瘦，毛悴色焦，膈上作痛，气息奄奄。

59.清金消毒汤（岐天师传）

【方药】玄参　生甘草　金银花　当归　麦门冬　白芍药

【主治】肺经痈疡。

60.玄天散（南阳张真君传）

【方药】玄参　天门冬　桔梗　炙甘草　蒲公英　金银花

【主治】肺痈者初起之时，咳而两胁疼痛者。

61.清肠汤

【方药】金银花　当归　地榆　麦门冬　玄参　生甘草　薏苡仁　黄芩

【主治】大肠生痈，手不可按，左足屈而不伸。

62.开胃救亡汤

【方药】人参　金银花　山药　生甘草　薏苡仁　玄参　白术　山羊血

【主治】大肠生痈，右足不伸，腹痛便脓血，肛门如刀之割者。

63.泄毒至神汤

【方药】金银花　白茯苓　薏苡仁　生甘草　车前子　刘寄奴　泽泻　肉桂

【主治】小肠生痈，左足不伸，痛不可忍。

64.内化丹

【方药】金银花　当归　车前子　生甘草　白茯苓　薏苡仁

【主治】小肠生痈，足不屈而痛在左，不可手按。

65.三真汤（仲景张真君传）

【方药】地榆　生甘草　金银花

【主治】大小肠痈。

66.救肠败毒至圣丹（岐天师传）

【方药】金银花　当归　地榆　薏苡仁

【主治】大小肠痈。

67.花草汤（雷真君传）

【方药】生甘草　金银花　当归　玄参　天花粉　白矾　附子

【主治】痈疽初起。

68.无名方（李廷保）（孙真君方）

【方药】白矾　金银花

【主治】背痈初起，兼治各痈。

69.木莲散痈汤（巫真君传）

【方药】生黄芪　当归　木莲　豨莶草　苍耳子　紫花地丁　生地黄　玄参　牵牛　柴胡　赤芍药

【主治】臀痈。

70.五神汤

【方药】白茯苓　车前子　金银花　牛膝　紫花地丁

【主治】多骨痈。

71.九转神丹

【方药】白矾　白茯苓　车前子　黄柏　紫花地丁　连翘　牛蒡子　穿山甲　萆薢

【主治】多骨痈。

72.加味四君子汤

【方药】人参　白茯苓　生甘草　金银花　牛膝　炒白术

【主治】多骨痈骨消后，疮口肌肉难生者。

73.两治汤

【方药】白术　杜仲　当归　金银花　防己　豨莶草

【主治】腰眼生疽，疼痛呼号，毋论阳证、阴证。

74.九灵汤

【方药】熟地黄　山茱萸　白术　防己　紫花地丁　荆芥　生地黄　牡丹皮　生甘草

【主治】腰痈。

75.消痈还阳丹

【方药】人参　白术　甘草　天花粉　生黄芪　金银花　肉桂　当归　乳香

【主治】两臂生痈变成阴疽者。

76.转功汤

【方药】黄芪　当归　生甘草　肉桂　白术　远志　紫花地丁　贝母

【主治】臂痈。

77.全生散

【方药】生黄芪　当归　金银花　白茯苓　薏苡仁　牛膝　地榆　白术　萆薢　天南星　生地黄

【主治】膝痈，不论内外者。

78.金银黍粘汤（巫彭真君传）

【方药】黍粘子　黄连　当归　生甘草　天花粉　柴胡　连翘　红花　玄参　白

芍药　金银花

【主治】腋痈挟痛。

79.消坚汤（巫彭真君传）

【方药】当归　白芍药　金银花　蒲公英　柴胡　天花粉　炙甘草　全蝎　桔梗　鼠粘子

【主治】马刀挟缨疮。

80.和乳汤

【方药】贝母　天花粉　蒲公英　当归　生甘草　穿山甲

【主治】乳上生痈，初起发寒热，先痛后肿。

81.消化汤

【方药】金银花　紫背天葵　天花粉　当归　生甘草　通草

【主治】乳房作痛生痈。

82.化岩汤

【方药】人参　白术　黄芪　当归　忍冬藤　茜根　白芥子　白茯苓

【主治】乳痈已愈，因不慎房事，复行溃烂，变成乳岩，现成无数小疮口，似管非管，如漏非漏，状若蜂窠，肉向外生等症。

83.蒲柴饮（巫彭真君传）

【方药】柴胡　牡丹皮　苍术　白茯苓　白术　白芍药　蒲公英　天花粉　远志　黄芩

【主治】箕门痈、勇疽。

84.肝胆两摅汤（巫彭真君传）

【方药】龙胆草　柴胡　当归　金银花　炙甘草　菊花　半夏　白芍药　牡丹皮　黄葵花　白蒺藜

【主治】眉疽。

85.消蛊汤（巫彭真君传）

【方药】金银花　蒲公英　人参　生甘草　玄参　青蒿　天花粉　葛根　生地黄

【主治】蛊疽。

86.消湿散火汤（巫彭真君传）

【方药】生甘草　地榆　白茯苓　青黛　马齿苋　红花　蒲公英　白术　天花粉　车前子

【主治】敦疽、鼠伏疽阳证。

87.顾步汤（岐天师传）

【方药】牛膝　金钗石斛　金银花　人参　黄芪　当归

【主治】脱疽脚趾头忽先发痒，已而作痛，趾甲现黑，第二三日连脚俱青黑者。

88.六丁饮（伯高太师真君传）

【方药】紫花地丁　甘菊花　生甘草　牛膝　天花粉

【主治】脚趾生疽。

89.二紫蒲公汤（巫彭真君传）

【方药】白茯苓　薏苡仁　紫花地丁　牛膝　蒲公英　贝母　紫背天葵　当归　生甘草

【主治】筋疽、瘰疽、足疽之阳证者。

90.苤薢金银散（巫彭真君传）

【方药】黄芪　当归　金银花　豨莶草　萆薢　白茯苓　肉桂

【主治】筋疽、瘰疽、足疽之阴证黑烂者。

91.薛荔散（巫彭真君传）

【方药】人参　白茯苓　白果　蒲公英　薛荔藤　天花粉　山药　黑芝麻　生甘草　连翘

【主治】中庭疽、井疽。

92.二金泻热肠（巫彭真君传）

【方药】金钗石斛　白茯苓　泽泻　白术　车前子　牛膝　金银花　黄柏　生甘草　贝母　防己

【主治】臑上生疽。

93.拔疔散（岐天师传）

【方药】紫花地丁　甘菊花

【主治】诸疔。

94.慈菇汤（巫彭真君传）

【方药】山慈菇　苍耳子　当归　白芷　王不留行　天花粉

【主治】诸疔。

95.散疔汤（伯高太师传）

【方药】紫花地丁　连翘　夏枯草

【主治】诸样疔疮。

96.仙菊饮（巫彭真君传）

【方药】菊花　生甘草

【主治】疔疮痛甚，及各种疔疮。

97.桑花饮（巫彭真君传）

【方药】桑叶　生甘草　栝楼　当归　榆树皮　荆芥　紫花地丁

【主治】各种疔疮。

98.慈矾丸（《卫生宝鉴》）

【方药】矾石　葱白　当归　甘菊花

【主治】各疔肿毒。

99.防丁散

【方药】防风　生甘草　金银花　连翘　紫花地丁　天花粉　生地黄　玄参　赤
　　　　芍药

【主治】疔疮，势不甚横者。

100.化疔汤

【方药】生荠苨　生甘草

【主治】疔疮。

101.集简方

【方药】豨莶草

【主治】疔疮肿毒。

102.王不留行蟾酥方（李廷保）

【方药】王不留行　蟾酥

【主治】疔肿初起者。

103.救崇汤（巫彭真君传）

【方药】人参　黄芪　当归　金银花　白茯苓　贝母　草乌

【主治】骨羡阴疽。

104.完足汤（巫彭真君传）

【方药】白术　当归　金银花　牛膝　贝母

【主治】骨毒滞疮。

105.补中益气汤（祖传）

【方药】人参　白术　生黄芪　当归　柴胡　升麻　陈皮　生甘草　半夏　白茯苓

【主治】骨痿疮，生于腿上胯骨间。

106.加味参芪汤（祖传）

【方药】黄芪　人参　荆芥　当归　天花粉　附子　生甘草　牛膝　金银花

【主治】脚腿生疽，或忽然肿起一块不痛者，并治各疮。

107.加味参芪汤（祖传）

【方药】黄芪　人参　荆芥　当归　天花粉　附子　牛膝　金银花　白芍药　白术

【主治】两臂生陈肝疮。

108.润肺化炎汤（巫彭真君传）

【方药】桔梗　桑白皮　炙甘草　黄芩　玄参　麦门冬　天门冬　贝母　陈皮　生地黄　升麻

【主治】赤炎风疮。

109.解郁散毒汤（巫彭真君传）

【方药】白芍药　白芥子　香附　郁金　柴胡　白茯苓　蒲公英　陈皮　生甘草　白矾　当归　野菊花根　薏苡仁　乳香

【主治】血胤疮、腋疬。

110.香薷补气饮

【方药】香薷　天花粉　生黄芪　白术　炙甘草　黄芩　白茯苓　人参　厚朴　麦门冬　陈皮　桔梗

【主治】天疱疮。

111.开郁散（巫彭真君传）

【方药】白芍药　当归　白芥子　柴胡　炙甘草　全蝎　白术　白茯苓　郁金　香附　天葵草

【主治】肝胆郁结之瘰疬。

112.培土化毒丹（巫彭真君传）

【方药】人参　白术　白茯苓　炙甘草　紫苏　半夏　僵蚕　陈皮　白芷　木通　金银花　天花粉

【主治】脾胃多痰，瘰疬难消。

113.神龟散（巫彭真君传）

【方药】大乌龟　远志　麦门冬　山茱萸　肉桂　白术　苍术　熟地黄　玄参　茯神　何首乌　桑葚　紫花地丁　夏枯草

【主治】心肾不交，瘰疬久不愈者。

114.猫头蹄骨方（李廷保）

【方药】猫头蹄骨　昆布　海藻　连翘　黄芩　金银花　穿山甲　皂角刺　枳壳　香附　玄参

【主治】瘰疬肿硬疼痛，久不瘥。

115.消愁破结酿（岐天师传）

【方药】僵蚕　全蝎　白芷　白芥子　炒白术　附子　紫背天葵根

【主治】瘰疬。

116.补中益气加味散（祖传）

【方药】人参　白术　白茯苓　生甘草　当归　生黄芪　金银花　陈皮　柴胡

升麻　半夏

【主治】内外臁疮。

117.补气分湿汤（巫彭真君传）

【方药】白术　白茯苓　当归　黄芪　柞木枝　薏苡仁　生甘草　萆薢　肉桂　红花　泽泻

【主治】血风疮。

118.调中化瘀汤（巫彭真君传）

【方药】当归　生地黄　三七根　牡丹皮　白芍药　生黄芪　生甘草　大黄　枳壳

【主治】杖疮。

119.清首汤

【方药】玄参　生甘草　白茯苓　白芷　山豆根　紫草　黄柏　蔓荆子　白蒺藜　半夏

【主治】秃疮或胎毒疮。

120.化鱼汤（巫彭真君传）

【方药】金银花　当归　生甘草　青黛　地榆　白矾　生黄芪

【主治】鱼脐疮疔，不论肘腿者。

121.黄芪散阴汤

【方药】生黄芪　柴胡　白芍药　炒栀子　大力子　甘草　连翘　金银花　肉桂　薏苡仁　半夏

【主治】腿内外股疮毒疽疖。

122.除湿清热散（家传）

【方药】白茯苓　炙甘草　白术　白芷　蒲公英　泽泻　猪苓　苍术　羌活　天花粉

【主治】燕窝疮、羊胡疮。

123.加味甘梢汤

【方药】桔梗　甘草　甘菊　青黛　白茯苓　白附子　天花粉　白芷

【主治】肺风、齇鼻疮。

124.五色汤（巫彭真君传）

【方药】白茯苓　薏苡仁　黄柏　黄芪　荆芥　红花　乌桕根　白矾

【主治】裙边疮。

125.榆羊丸（仲景张真君传）

【方药】地榆　当归　羊蹄后壳

【主治】各种痔疮。

126.墙苔散（秦真人传）

【方药】绿苔末　羊爪壳　炒白术　白茯苓　槐花　白芷

【主治】痔漏久不愈者。

127.参龟丸（鬼真君传）

【方药】人参　瓦松　白茯苓　活龟

【主治】各种痔漏。

128.补漏神丹（南阳张真君传）

【方药】人参　白术　炙黄芪　金银花　当归　人指甲

【主治】胸膈漏疮并头面、手足漏疮。

129.墨汁散（《保寿堂方》）

【方药】旱莲草

【主治】痔漏疮发。

130.传家秘方

【方药】萆薢　贯众

【主治】肠风痔漏。

131.四圣丹

【方药】露蜂房　地龙　蜣螂　木香　象牙　乳香　血竭　白矾　槐子　没药　黄蜡

【主治】痔漏。

132.狗肠丸

【方药】黑狗肠　象牙　细茶末　五倍子

【主治】漏疮。

133.土茯苓散（家传）

【方药】土茯苓　白茯苓　薏苡仁　肉桂　金银花　人参　白术　车前子

【主治】治阴囊破裂漏疮。

134.逐湿肠

【方药】牵牛　大黄　木通　黄柏　白芍药　牛蒡子　白茯苓　茵陈

【主治】胞漏。

135.解暑败毒饮

【方药】香薷　蒲公英　青蒿　白茯苓　甘草　当归　黄芩　黄连　大黄　天花粉

【主治】时毒暑疖。

136.分消汤

【方药】黄芩　炙甘草　青黛　桔梗　天花粉　麦门冬　天门冬　连翘　苦丁香

【主治】鼻息肉、鼻痔。

137.加味地黄汤（祖传）

【方药】熟地黄　山茱萸　山药　牡丹皮　泽泻　柴胡　麦门冬　当归　白芍
　　　　药　肉桂　菖蒲　白茯苓

【主治】鹅掌风、足癣。

138.加减八珍汤

【方药】人参　当归　白芍药　生甘草　白茯苓　白术　黄芪　熟地黄　生地
　　　　黄　柴胡　川芎　天花粉

【主治】疥疮、脓窠疮。

139.加味五苓散

【方药】白术　白茯苓　泽泻　猪苓　肉桂　黄柏

【主治】坐板疮。

140.破嗌汤

【方药】桔梗　甘草　柴胡　白芍药　玄参　麻黄　天花粉　山豆根

【主治】阳证双蛾、单蛾、喉痹等症。

141.引火汤

【方药】熟地黄　巴戟天　白茯苓　麦门冬　五味子

【主治】阴证双蛾、单蛾、喉痹等症。

142.两地汤（伯高太师真君传）

【方药】熟地黄　生地黄　玄参　肉桂　黄连　天花粉

【主治】喉肿大，作吐痰如涌，口渴求水，双蛾缠喉风疮。

143.扫疠丹（岐天师传）

【方药】苍术　熟地黄　玄参　苍耳子　车前子　金银花　薏苡仁

【主治】头面、身体先见红点斑纹，流水成疮，发眉堕落，遍身腐烂臭秽。

144.黄金汤（伯高太师传）

【方药】大黄　金银花

【主治】大麻风初起。

145.解疠仙丹

【方药】白茯苓　白术　薏苡仁　黄连　玄参　金银花　柞木枝

【主治】酒湿感毒而生大麻风者。

146.通阳消毒汤（巫彭真君传）

【方药】白茯苓　神曲　硝砂（硝石）　甘草　麻黄　白术　黄柏　天花粉　黄
　　　　芪　蒲公英

【主治】阳湿痰破疮在手者。

147.治阴化湿汤（巫彭真君传）

【方药】白术　白茯苓　肉桂　附子　黄芪　半夏

【主治】阴湿痰破疮在足者。

148.全活汤（巫彭真君传）

【方药】白术　苍术　肉桂　薏苡仁　车前子　人参

【主治】伤寒愈后两足生疮，流水流脓者。

149.二生汤（岐天师传）

【方药】生黄芪　土茯苓　生甘草

【主治】初生疳疮者。

150.加味十全大补汤（祖传）

【方药】人参　当归　白术　白茯苓　生甘草　黄芪　肉桂　川芎　熟地黄　柴胡　土茯苓

【主治】杨梅圈疮。

151.遍德汤（伯高太师传）

【方药】当归　白术　生甘草　土茯苓　金银花　天花粉

【主治】下疳杨梅。

152.寒水再造丹（伯高太师传）

【方药】麦门冬　生甘草　桔梗　黄芩　连翘　贝母　土茯苓　寒水石　夏枯草

【主治】结毒至鼻烂、茎烂者。

153.黄芪外托散（家传）

【方药】黄芪　当归　人参　白茯苓　土茯苓　白芍药　生甘草　白矾

【主治】翻花杨梅疮。

154.六君加味汤

【方药】人参　白术　半夏　生甘草　白茯苓　陈皮　土茯苓　金银花

【主治】阳杨梅，色红作痛而高突者。

155.加味四物汤

【方药】熟地黄　川芎　当归　白芍药　白茯苓　生甘草　金银花　天花粉　土茯苓

【主治】阴杨梅色红不起，不破作痒者。

156.双补化毒汤（岐天师传）

【方药】天花粉　当归　黄芪　柴胡　生地黄　麦门冬　荆芥　威灵仙　天门冬　白鲜皮　胡麻仁　槐角　乳香　生甘草

【主治】杨梅癣。

157.早夺汤（岐天师传）

【方药】人参　生黄芪　白茯苓　当归　远志　生甘草　金银花　大黄　石膏　柴胡　白术　天花粉

【主治】初出杨梅疮痘者。

158.外表汤

【方药】黄芪　当归　麦门冬　金银花　天花粉　木通　泽泻　柴胡　黄芩　生甘草

【主治】杨梅痘子。

159.加味地黄丸

【方药】熟地黄　山药　山茱萸　白茯苓　骨碎补　补骨脂　牡丹皮　当归　麦门冬　泽泻

【主治】齿伤成窟。

160.全蝎生皮散（岐天师传）

【方药】全蝎　生黄芪　金银花　生甘草　麦门冬

【主治】父母生疮，因产胎漏皮疮之子者。

161.安体散（岐天师传）

【方药】白茯苓　苍术　荆芥　防风　黄芩　当归　蒲公英　半夏

【主治】黄水疮。

162.补中益气加金银花汤（祖传）

【方药】人参　黄芪　柴胡　升麻　生甘草　当归　陈皮　白术　金银花　大枣

【主治】伤守疮，不慎色欲者。

163.加味十全大补汤（祖传）

【方药】熟地黄　川芎　当归　生黄芪　白术　白茯苓　甘草　肉桂　白芍药　人参　金银花

【主治】伤守疮。

164.全消饮（岐天师传）

【方药】当归　生黄芪　红花　生地黄　荆芥　贝母　白茯苓　黄柏　地骨皮　菊花根

【主治】手足丫毒疮。

165.气血峻补汤

【方药】黄芪　当归　白术　川芎　红花　益母草

【主治】小儿生胎窬疮。

166.除湿解毒汤（祖传）

【方药】白术　山药　薏苡仁　金银花　肉桂　泽泻　乌桕根

【主治】湿毒足疮。

167.消丹饮（岐天师传）

【方药】玄参　升麻　麦门冬　桔梗　生甘草

【主治】红紫火丹。

168.桑白分解散（伯高太师传）

【方药】薏苡仁　泽泻　升麻　天花粉　桑白皮　神曲

【主治】白火丹。

169.清火消丹汤（岐天师传）

【方药】生地黄　牡丹皮　甘草　玄参　牛膝　赤芍药　天花粉

【主治】赤游风丹。

170.荆芥祛风汤（伯高太师传）

【方药】荆芥　甘草　半夏　麦门冬　当归　白芍药

【主治】内丹。

171.散丹汤（岐天师传）

【方药】当归　生甘草　赤芍药　大黄　牡丹皮　柴胡　黄芩

【主治】火丹。

172.防风通圣散（世传）

【方药】防风　荆芥　连翘　麻黄　薄荷　川芎　当归　白芍药　白术　栀子　大黄　芒硝　黄芩　石膏　桔梗　甘草　滑石

【主治】吉灶丹，从头上向脑后红肿疼者。

173.白虎加味汤（世传）

【方药】石膏　知母　麦门冬　半夏　防风　荆芥　薄荷　甘草　桑白皮　葛根　竹叶

【主治】鬼火丹，先面上赤肿，后渐渐由头而下，至身亦赤肿者。

174.解苦散（岐天师传）

【方药】玄参　生地黄　羌活　黄柏　白茯苓　升麻　牡丹皮

【主治】天火丹，从脊背先起，赤点后，则渐渐赤肿成一片者。

175.轻解散（岐天师传）

【方药】防风　麦门冬　生地黄　桑白皮　黄芩　柴胡　白芍药　天花粉

【主治】天灶丹，从两臂起，赤肿少黄色，或只一臂见之者。

176.加味小柴胡汤

【方药】柴胡 半夏 甘草 黄芩 陈皮 白芍药 防风 荆芥

【主治】水激丹初生于两胁,虚肿红热者。

177.化湿饮（岐天师传）

【方药】白果 白术 黄柏 山药 白茯苓 泽泻 木通 赤芍药 荆芥 天花粉

【主治】胡次丹先从脐上起,黄肿者。

178.凉膈散（世传）

【方药】连翘 大黄 芒硝 甘草 栀子 黄芩 薄荷 白茯苓

【主治】野火丹从两腿上起,赤肿痛甚,如火之烧者。

179.抑火制阳丹（岐天师传）

【方药】玄参 豨莶草 黄柏 生地黄 熟地黄 牡丹皮 细甘草 沙参 牛膝 石斛

【主治】烟火丹从两足跗起,赤色肿痛者。

180.清散汤（岐天师传）

【方药】白术 白茯苓 甘草 当归 炒栀子 荆芥 防风 生地黄 麦门冬 黄柏

【主治】胡漏丹从阴上起黄肿者。

181.消瘿散（岐天师传）

【方药】海藻 龙胆草 昆布 土瓜根 半夏 小麦面 甘草 干姜 附子

【主治】诸瘿。

182.化瘿丹（仲景夫子传）

【方药】海藻 桔梗 生甘草 陈皮 半夏 白茯苓

【主治】诸瘿。

183.陷肿散（《千金方》）

【方药】乌贼骨 白石英 硫磺 钟乳 紫石 干姜 丹参 琥珀 大黄 附子 胡燕尿 石矾

【主治】骨瘤、石瘤。

184.消瘤丹（仲景公传）

【方药】白术 白茯苓 人参 陈皮 生甘草 薏苡仁 芡实 泽泻 半夏 米饭

【主治】诸瘤。

185.沉香化气丸（岐天师传）

【方药】沉香 木香 白芍药 白术 人参 黄芪 枳壳 槟榔 白茯苓 香附 附子 天花粉

【主治】气瘤。

186.清胃消疳汤（岐天师传）

【方药】石膏　人参　芦荟　黄柏　白茯苓　炙甘草　生地黄　天花粉

【主治】走马牙疳。

187.泻导汤

【方药】石膏　白茯苓　滑石　泽泻　甘草　黄柏　贝母

【主治】口生疳疮。

188.化散汤（岐天师传）

【方药】青黛　桔梗　白芷　百部　白茯苓　木通　黄芩　天门冬　玄参　甘草　辛夷

【主治】鼻疳。

189.八味地黄汤（仲景张真君传）

【方药】熟地黄　山药　山茱萸　白茯苓　牡丹皮　泽泻　附子　肉桂

【主治】阴证喉疳。

190.牛黄至宝丹（岐天师传）

【方药】牛黄　胆矾　皂角　麝香　冰片　儿茶　百草霜

【主治】阳火喉疳。

191.救喉汤（岐天师传）

【方药】青黛　山豆根　玄参　麦门冬　甘草　天花粉　生地黄

【主治】阴阳二火喉疳。

192.加味五苓散（祖传）

【方药】白术　苍术　金银花　猪苓　泽泻　肉桂　龙胆草　白茯苓　天花粉

【主治】手足旋指疳。

193.暗治饮

【方药】黄柏　白茯苓　蒲公英　柴胡　白芍药　生甘草　龙胆草　豨莶草

【主治】袖手疳。

194.化淫消毒汤

【方药】白芍药　当归　炒栀子　苍术　生甘草　金银花　青黛　生地黄　土茯苓

【主治】臊疳。

195.加味逍遥散（家传）

【方药】柴胡　白术　白茯苓　甘草　白芍药　陈皮　当归　炒栀子　荆芥　防风　龙胆草　天花粉　玄参

【主治】阴疳。

196.消辜汤（岐天师传）

【方药】天花粉　贝母　蔷薇根　杏仁　桔梗　黄矾　白蒺藜　乌梅　槟榔　乌
柏根　白芍药　人参

【主治】无辜疳疮。

197.去湿生肌散（岐天师传）

【方药】白茯苓　贝母　枯矾　草纸灰　雄黄　三七

【主治】落脐后生疮。

198.加味补中益气汤（祖传）

【方药】人参　黄芪　白术　当归　柴胡　升麻　生甘草　陈皮　金银花

【主治】脐漏疮。

199.加味补血汤（祖传）

【方药】生黄芪　当归　三七　没药　白及　白芍药

【主治】金刃自伤将死者。

200.救焚汤（岐天师传）

【方药】当归　牡丹皮　生地黄　甘草　苦参　生萝卜　槐花　黄连

【主治】火烧疮。

201.祛火外消汤（岐天师传）

【方药】地榆　白及　柏叶　炒栀子　白芍药　当归　生甘草

【主治】汤烫、油烧等症。

202.八珍汤加减

【方药】当归　白芍药　生甘草　白茯苓　白术　熟地黄　川芎　薏苡仁

【主治】皲裂疮。

203.散瘀至神汤（岐天师传）

【方药】三七　当归　白芍药　大黄　牡丹皮　枳壳　桃仁　生地黄　大蓟　小
蓟　红花

【主治】跌打损伤至重者。

204.蚕鳖散（世传）

【方药】川芎　当归　红花　羌活　防风　白僵蚕　土鳖虫　穿山甲　柴胡　生
甘草

【主治】破伤风疮。

205.活命仙丹（岐天师传）

【方药】土鳖子　斑蝥　大黄　刘寄奴　白茯苓　麝香　黄酒

【主治】疯狗咬伤。

206.燥津丹（岐天师传）

【方药】白茯苓　白术　薏苡仁　山药　白果　甘草　黄柏　陈皮　天花粉

【主治】大人独骨疮。

207.祛毒散（岐天师传）

【方药】白芷　生甘草　夏枯草　蒲公英　紫花地丁　白矾

【主治】蛇咬疮毒。

208.仁斋直指方

【方药】贝母

【主治】蜘蛛咬毒。

209.苦参汤

【方药】苦参

【主治】服砒霜累疮。

210.救死丹

【方药】生甘草　瓜蒂　玄参　地榆

【主治】中砒毒累成疮，死亡顷刻。

211.泻毒神丹

【方药】大黄　生甘草　白矾　当归

【主治】中砒毒发紫黑，用救死丹不吐者。

212.加味四物汤

【方药】熟地黄　川芎　当归　白芍药　荆芥　炒白及

【主治】手足麻裂疮。

213.加减三黄汤（祖传）

【方药】石膏　黄芩　黄连　黄柏　炒栀子　柴胡　夏枯草　天花粉　赤芍药

【主治】眼丹胞。

214.救命丹（仙传）

【方药】穿山甲　甘草　乳香　天花粉　赤芍药　皂角刺　贝母　没药　当归
　　　　陈皮　金银花　防风　白芷　白矾　生地黄

【主治】痈疽各疮，阴证阳证均可。

215.金银补益汤（家传）

【方药】金银花　生黄芪　甘草　人参　白术　陈皮　升麻　柴胡　当归

【主治】疮疡元气虚倦，口干发热。

216.人参败毒散（世传）

【方药】人参　羌活　前胡　独活　川芎　甘草　柴胡　桔梗　枳壳　白茯苓

【主治】诸疮疡焮痛发热，拘急头痛，脉数而有力者。

217. 极验溶胶汤（世传）

【方药】穿山甲 牛皮胶

【主治】诸痈疽恶毒。

218. 加味十宣散（家传）

【方药】人参 当归 黄芪 甘草 白芷 川芎 桔梗 厚朴 防风 肉桂 忍
冬藤

【主治】疮疡因外感风寒，内因气血虚损者。

219. 花藤薜荔汤（岐天师传）

【方药】薜荔 金银花 生黄芪 生甘草

【主治】发背、诸疮痈初起。

220. 消散汤（长桑公传）

【方药】金银花 生甘草 蒲公英 天花粉 当归

【主治】疮疡初起者。

221. 柞木饮子（《外科精要》）

【方药】干柞叶 干荷叶蒂 干萱花根 甘草 地榆

【主治】痈疽。

222. 回疮金银花散（《证治准绳》）

【方药】金银花 黄芪 甘草

【主治】疮疡痛甚，色变紫黑。

223. 神效托里散（家传）

【方药】黄芪 金银花 当归 生甘草

【主治】痈疽肿毒发背、肠痈、乳痈、时毒，憎寒壮热，不论老幼虚实者。

224. 神散汤（世传）

【方药】金银花

【主治】痈疽初起。

225. 金银花酒（世传）

【方药】金银花 甘草

【主治】一切恶疮痈疽，不问发在何处，或肺痈、肠痈初起者。

226. 黄金饮（家传）

【方药】柴胡 金银花 大力子 肉桂 黄芪 当归 黄柏 炙甘草

【主治】疮生腿外侧，或因寒湿，得附骨痛，于足少阳经分微侵足阳明经，坚硬
漫肿，行步作痛，或不能行者。

227.金银五香汤（家传）

【方药】金银花　乳香　木通　大黄　连翘　沉香　木香　丁香　小茴香　独活　射干　升麻　甘草　桑寄生

【主治】诸疮一二日发寒热，厥逆，咽喉闭。

228.英花汤（世传）

【方药】金银花　蒲公英　黄芪　生甘草　川贝母

【主治】痈疽未溃。

229.金银解毒汤（祖传）

【方药】黄芩　黄柏　黄连　炒栀子　金银花

【主治】积热疮疡，焮肿作痛，烦躁饮冷，脉洪数大实，口舌生疮，疫毒发狂者。

230.金银六君汤（祖传）

【方药】人参　白术　白茯苓　半夏　陈皮　炙甘草　金银花　生姜　大枣

【主治】疮疡作呕，不思饮食，面黄臕胀，四肢倦怠，大便溏利者。

231.消毒神圣丹（仙传）

【方药】金银花　蒲公英　生甘草　当归　天花粉

【主治】背痈或胸腹、头面、手足之疽，五日内服之。

232.散寒救阴至圣丹（仙传）

【方药】附子　人参　生黄芪　当归　金银花　白芥子

【主治】痈疽疮色黑暗，痛亦不甚，但觉沉沉身重，疮口不突起，现无数小疮口者。

233.立消汤（仙传）

【方药】蒲公英　金银花　当归　玄参

【主治】痈疽发背，或生头项，或生手足臂腿、腰脐之间，前阴粪门之际者。

234.通气散（《外科启玄》）

【方药】生首乌　当归　赤芍药　白芷　小茴香　乌药　炒枳壳　炒木通　甘草　忍冬藤

【主治】治一切痈疽发背，流注折伤者。

235.内疏黄连汤（《易水学派医案》）

【方药】黄连　赤芍药　当归　槟榔　木香　黄芩　栀子　薄荷　桔梗　甘草　连翘

【主治】治呕吐，心逆，发热而烦，脉沉而实，肿硬疮疡者。

236.内外复煎散（《易水学派医案》）

【方药】地骨皮　黄芪　防风　赤芍药　黄芩　白术　白茯苓　人参　甘草　防

己 当归 桂枝

【主治】肿焮于外，根盘不深，形症在表者。

237.当归黄芪汤（《易水学派医案》）

【方药】当归 黄芪 生地黄 地骨皮 赤芍药

【主治】疮疡脏腑已行，而痛不可忍者。

238.八仙散毒汤（祖传）

【方药】当归 熟地黄 甘草 黄芪 白芍药 天花粉 金银花 生地黄

【主治】一切恶疮初觉时。

239.中和汤（《证治准绳》）

【方药】人参 陈皮 黄芪 白术 当归 白芷 白茯苓 川芎 皂角刺 乳
　　　香 没药 金银花 甘草

【主治】疮疡属半阳半阴，似溃非溃，似肿非肿者。

240.托里散（世传）

【方药】金银花 当归 大黄 朴硝 天花粉 连翘 牡蛎 皂角刺 赤芍药
　　　黄芩

【主治】一切恶疮，发背疔疮，便毒始发，脉弦数洪实，肿甚欲作脓者。

241.回毒金银花汤（世传）

【方药】金银花 甘草 黄芪

【主治】疮疡色变紫黑。

242.护膜矾腊丸（仲仁传）

【方药】白矾 黄蜡 朱砂

【主治】护膜，防毒内攻者。

243.托里黄芪汤（世传）

【方药】黄芪 人参 桂心 远志 麦门冬 五味子

【主治】疮疡溃后，脓多内虚者。

244.托里温中汤（世传）

【方药】附子 炮姜 羌活 木香 茴香 丁香 沉香 益智仁 陈皮 炙甘
　　　草 生姜

【主治】疮疡，寒变内陷，脓出清稀，皮肤凉，心下痞满，肠鸣腹痛，大便微溏，
　　　食则呕逆，气短呃逆，不得安卧，时发昏愦者。

245.托里神奇散（家传）

【方药】黄芪 厚朴 防风 桔梗 连翘 木香 没药 乳香 当归 川芎 白
　　　芷 金银花 白芍药 官桂 人参 甘草

【主治】诸疮，发背疔疮。

246. 黄芪六一汤（世传）

【方药】黄芪　甘草

【主治】痈疽溃后作渴，及人无故作渴，或肺脉洪数，必发痈疽者。

247. 参花汤（家传）

【方药】金银花　人参　生姜　大枣

【主治】溃疡气血俱虚，发热恶寒，失血等症。

248. 独参汤（世传）

【方药】人参　生姜　大枣

【主治】疮疡溃后，气血虚极，令人发热恶寒，失血之症。

249. 加减八味丸（世传）

【方药】山药　桂心　山茱萸　白茯苓　泽泻　五味子　牡丹皮　熟地黄

【主治】疮疡将痊未痊，作渴，甚则舌上生黄，心烦躁渴，小便频数，白浊阴痿，
　　　　饮食少，肌肤损，腿肿脚弱者。

250. 加味圣愈汤（世传）

【方药】熟地黄　生地黄　川芎　人参　金银花　当归　黄芪

【主治】疮疡脓水出多，或金刃疮血出多，不安，不得眠，五心烦热者。

251. 十味托里散（世传）

【方药】人参　当归　官桂　川芎　防风　白芷　桔梗　黄芪　甘草　厚朴

【主治】发背，痈疽，疔毒，乳痈，脚痛者。

252. 内托散（《准绳》）

【方药】大黄　牡蛎　栝楼　甘草

【主治】各疮肿毒者。

253. 止痛当归汤（世传）

【方药】当归　生地黄　白芍药　黄芪　人参　甘草　官桂

【主治】背疽，脑疽，穿溃疼痛。

254. 补中益气汤（世传）

【方药】炙黄芪　炙甘草　人参　炒白术　升麻　柴胡　当归　金银花　生姜
　　　　大枣

【主治】疮疡倦怠，口干，发热，饮食无味，或不食劳倦，脉洪大无力，或头身
　　　　痛，恶寒，自汗，气高而喘，虚烦者。

255. 十全大补汤（世传）

【方药】人参　桂枝　熟地黄　川芎　白茯苓　白术　白芍药　黄芪　当归　甘

草　生姜　大枣

【主治】伤守疮。生疮不守禁忌，犯色欲，疮口黑暗，痛如刀割，腐烂深者。

256.八珍汤（世传）

【方药】人参　白术　白茯苓　甘草　当归　川芎　白芍药　熟地黄　生姜　大枣

【主治】疮疡脾胃伤损，恶寒发热，烦躁作渴，或溃后气血亏损，脓水清稀，久不能愈者。

257.人参养荣汤（世传）

【方药】人参　白术　黄芪　桂心　当归　甘草　白芍药　熟地黄　白茯苓　五味子　远志　生姜　大枣

【主治】溃疡脾胃亏损，气血俱虚，发热恶寒，四肢倦怠，肌瘦面黄，汲汲（注：急迫貌）短气，食少作渴，及疮不收口者。

258.加味养荣汤（家传）

【方药】人参　白术　白芍药　黄芪　桂心　当归　甘草　熟地黄　白茯苓　五味子　远志　银花　生姜　大枣

【主治】主治脚气，心虚血少，肝脾不足，怔忡心悸。

259.治魂丹（世传）

【方药】乳香　没药　铜绿　枯矾　黄丹　穿山甲　轻粉　蟾蜍　麝香

【主治】痈疽，恶疮，疔毒等。

260.内消神丹（家传）

【方药】僵蚕　乳香　没药　枯矾　穿山甲　铜绿　黄丹　全蝎　轻粉　蟾酥　麝香

【主治】各痈恶疮者。

261.梅花点舌丹（内府传）

【方药】朱砂　雄黄　白硼　血竭　乳香　没药　蟾酥　牛黄　葶苈子　冰片　沉香　麝香　珍珠　熊胆

【主治】一切诸般无名肿毒，十三种红丝等疔，喉闭，并伤寒等症。

262.飞龙夺命丹（《外科启玄》）

【方药】硼砂　朱砂　黄丹　斑蝥　蟾酥　血竭　乳香　没药　麝香　人言　巴豆　半夏　硇砂

【主治】痈疽疔毒，无名恶疮，浑身憎寒，恶心，已成未成，或黑陷毒气内窜者。

263.夺命丹（《证治准绳》）

【方药】蟾酥　轻粉　朱砂　枯矾　寒水石　铜绿　乳香　没药　蜗牛

【主治】疔毒恶疮、痈疽发背、附骨痈疽、乳痈乳发及无名肿毒等。

264.内造蟾酥丸

【方药】蟾酥　轻粉　枯矾　寒水石　铜绿　乳香　胆矾　麝香　雄黄　蜗牛　朱砂

【主治】一切诸般恶毒发背，痈疽，鱼口，对口，喉闭，喉痛，瘾疹，并感三十六种疔节红丝等疔；并蛇伤，虎咬，疯犬恶虫所伤，诸般大毒者。

265.代针散（别名：透脓散、射脓散）（《外科启玄》）

【方药】蚕茧子　附子灰

【主治】不拘痈疽石毒不破者，及畏针不开，恐迟则毒气侵蚀，好肉内罨者。

266.仙方救命汤

【方药】大黄　栀子　牡蛎　金银花　连翘　木香　乳香　牛蒡子　没药　栝楼　皂角刺　地骨皮

【主治】疔疮走黄，打滚将死，眼见火光危症。

267.紫菊汤（《广华记》）

【方药】生甘菊　地丁　牛蒡子　银花　天花粉　贝母　白芷　生地黄　白及　连翘　茜草　夏枯草　黄芪　麦门冬　五味子

【主治】疔疳肿毒。

268.花丁散（《证治准绳》）

【方药】地丁　蝉蜕　贯众　丁香　乳香

【主治】疔疮毒气。

269.神效桔梗汤（家传）

【方药】桔梗　贝母　桑白皮　当归　炒栝楼　百合　杏仁　地骨皮　枳壳　玄参　青黛　紫苑　麦门冬　甘草

【主治】咳而胸膈隐痛，两肱肿痛，咽干口燥，烦闷多渴，肺痈时出浊唾腥臭者。

270.扶桑清肺丹（伯高太师真君传）

【方药】桑叶　紫苑　犀角屑　生甘草　人参　款冬花　百合　杏仁　阿胶　贝母　金银花　熟地黄

【主治】贪酒生肺痈已成者。

271.起痿延生丹（伯高太师传）

【方药】麦门冬　百部　款冬花　白薇　生甘草　天门冬　生地黄　天花粉　桔梗　玄参　山豆根

【主治】肺痿损伤，焦瘦气促。

272.千金煮肺汤（《外科启玄》）

【方药】猪肺　青黛　川芎　红枣

【主治】肺痿咯吐脓血，或自汗，呕吐，消渴，大小便不利等症。

273.犀归汤（祖传）

【方药】犀角　大黄　牡丹皮　桃仁　冬瓜仁　薏苡仁　芒硝　金银花　当归

【主治】肠痈腹软，内隐隐酸痛，大小便秘涩。

274.两间汤（岐天师传）

【方药】薏苡仁　生甘草　当归　锦地罗　紫花地丁　槐米　天花粉

【主治】大肠痈。

275.王公汤（伯高太师传）

【方药】王不留行　生甘草　蒲公英　车前子

【主治】小肠痈。

276.救乳化毒汤

【方药】金银花　蒲公英　当归

【主治】乳痈、乳吹初起。

277.英藤汤

【方药】蒲公英　忍冬藤　生甘草

【主治】乳痈初起。

278.参芪瓜蒌散

【方药】瓜蒌（栝楼）　甘草　当归　没药　乳香　大力子（牛蒡子）　人参　黄芪

【主治】乳痈乳疽或瘰疬。

279.伯高太师方

【方药】白芷　贝母　蒲公英　连翘　金银花

【主治】乳痈初起。

280.葛真君汤

【方药】白芍药　白芥子　香附　白茯苓　陈皮　附子　桔梗　甘草

【主治】瘰疬。

281.夏枯草膏（薛己）

【方药】夏枯草

【主治】瘰疬马刀，不问已溃未溃，或日久成漏者。

282.昆花汤（章云樵传）

【方药】夏枯草　贝母　山慈菇　玄参　连翘　牛蒡子　橘红　金银花　海藻
　　　　川芎　当归　香附　白芷　甘草　昆布

【主治】项下肿核，乃痰气不清，郁结而成，日久破坏，成瘰串者。

283. 文武膏（岐天师传）

【方药】桑葚　夏枯草

【主治】瘰疬。

284. 夏枯草汤

【方药】夏枯草　当归　白术　白茯苓　桔梗　陈皮　生地黄　柴胡　甘草　贝
　　　　母　香附　白芍药　白芷　红花

【主治】瘰疬马刀，不问已溃未溃，或已溃成漏，形瘦，饮食不甘，寒热如疟，
　　　　渐成劳瘵者。

285. 神秘汤

【方药】橘皮　紫苏　人参　桔梗　桑白皮　生姜　五味子

【主治】瘰疬。

286. 木通汤

【方药】木通　车前子　猪苓　泽泻　连翘　天花粉　金银花　栝楼

【主治】瘰疬。

287. 败毒散瘰汤

【方药】人参　当归　厚朴　桔梗　白芷　肉桂　防风　黄芪　甘草

【主治】四种瘰串。

288. 通治瘰疬方

【方药】陈皮　白术　柴胡　桔梗　川芎　当归　连翘　白茯苓　香附　夏枯
　　　　草　黄芩　藿香　半夏　白芷　甘草　生姜

【主治】不分新久表里虚实及诸痰结核。

289. 瘰疬酒药方

【方药】鹤虱草　忍冬藤　野蓬蒿　野菊花　五爪龙　马鞭草　黄酒

【主治】年久瘰疬结核，串生满头，顽硬不穿者。

290. 六神全蝎丸

【方药】全蝎　白术　半夏　白芍药　白茯苓　甘草　核桃肉

【主治】多年瘰疬，百治不愈者。

291. 黄白僵蚕散

【方药】人参　黄芪　当归　厚朴　桔梗　白芷　僵蚕

【主治】瘰疬疮破久不收口。

292. 化疬仙丹（仲景公传）

【方药】玄参　苍术　苍耳子　蒲公英　桔梗　金银花

【主治】湿热变化疠风即大麻风。

293.卫心仙丹（岐天师传）

【方药】大黄　当归　红花　桃仁　生地黄　牡丹皮　木耳　白芥子

【主治】受屈捧，恶血奔心。

294.活血红花汤

【方药】红花　苏木　栀子　黄柏　白芷　黄芩　桂皮　白芍药　川芎　甘草　桃仁　当归　乳香　没药

【主治】棒疮。

295.盖体汤（仙传）

【方药】木耳　牡丹皮　苏木　小蓟

【主治】杖疮。

296.鬼代丹（《证治准绳》）

【方药】无名异　没药　乳香　地龙　自然铜　木鳖子

【主治】杖疮。

297.痔漏验方

【方药】龟板　鳖甲　穿山甲　刺猬皮　白茯苓　地榆皮　金银花　当归　槐花　黄牛角　牡蛎　马兜铃　五倍子　黑象牙　白术　炙甘草　猪蹄嫩肉　枳实　车郎　黄连

【主治】痔漏多年不愈，及痔漏肠风下血者。

298.补漏丹（长桑公仙人传）

【方药】大龟　白茯苓　羊后蹄爪壳　鳖甲　槐米　薏苡仁　瓦松　白术　神曲

【主治】痔漏。

299.青苔散（仲景夫子传）

【方药】青苔　羊后蹄爪壳　人参　白术　白茯苓　白芷　槐米　米饭

【主治】湿热成痔作漏。

300.全生丸（祖传）

【方药】白芷　槐子　穿山甲　僵蚕　蜈蚣　全蝎　陈米

【主治】多年痔漏。

301.南阳张真人方

【方药】人指甲　槐花　人脚趾甲　牛脚跰（牛前蹄）　蝉蜕　壁虎　穿山甲　蜈蚣　地榆　防风　枳壳　黄柏　甘草

【主治】痔漏。

302.槐角丸
【方药】槐角　当归　防风　枳壳　黄芩　地榆
【主治】痔漏下血。

303.槐蕈散
【方药】槐蕈　生地黄　青皮　白术　荆芥　川芎　升麻　当归
【主治】肠风痔漏下血者。

304.硫糕丸
【方药】硫磺
【主治】疥疮多年治不效者。

305.张真君方
【方药】苍术　苍耳子　米饭
【主治】大麻风。

306.白鹿洞方
【方药】大风子肉　天麻　防风　防己　首乌　苦参　当归　赤芍药　白菊　白
　　　　芷　川芎　独活　栀子　连翘　白苏　薄荷　蜈蚣　全蝎　僵蚕　蝉
　　　　蜕　穿山甲　蕲蛇　狗脊
【主治】大麻风眉毛脱落，手足拳挛，皮肉溃烂，唇翻眼绽，口歪身麻，肉不痛
　　　　痒，面生红紫之斑者。

307.秘传漆黄蟾酥丹
【方药】螃蟹　生漆　蟾酥　雄黄
【主治】大麻风疮。

308.救喉汤（岐伯天师传）
【方药】射干　山豆根　玄参　麦门冬　甘草　天花粉
【主治】双蛾喉大作痛，口渴求水，下喉少快，缠喉风者。

309.化癣神丹
【方药】玄参　麦门冬　五味子　白薇　甘草　鼠粘子　百部　紫苑　白芥子
【主治】喉生癣疮，先痒后痛，久不愈者。

310.仓公治喉癣方
【方药】百部　款冬花　麦门冬　桔梗
【主治】喉癣。

311.润喉汤
【方药】熟地黄　山茱萸　麦门冬　生地黄　桑白皮　甘草　贝母　薏苡仁
　　　　肉桂

【主治】喉生癣疱，先痒后痛。

312.治杨梅疮方（世传）

【方药】皂角刺　杏仁　肥皂子　僵蚕　蝉蜕　红花　当归　土茯苓

【主治】杨梅疮。

313.全阳方

【方药】金银花　黄柏　肉桂　当归　熟地黄　山茱萸　五味子　土茯苓

【主治】前阴烂落。

314.土茯苓汤（林中丞传）

【方药】土茯苓　雄猪油　没药

【主治】杨梅结毒。

315.末药方

【方药】防风　荆芥　何首乌　苦参　天花粉　肥皂子（皂荚子）　土茯苓　猪油

【主治】杨梅疮。

316.鬼真君传方

【方药】黄芪　生甘草　土茯苓　白茯苓　白术　当归　大黄　石膏

【主治】杨梅疮。

317.风藤散

【方药】人参　当归　赤芍药　皂角刺　木瓜　木通　甘草　白芷　生地黄　肥皂子（皂荚子）　天花粉　金银花　白鲜皮　薏苡仁　青风藤　芭蕉根　土茯苓

【主治】杨梅结毒。

318.张真君方

【方药】人参　麦门冬　金银花　苏叶　桔梗　生甘草

【主治】结毒鼻柱将落脱者。

319.杂兴汤（邓笔峰传）

【方药】冷饭团（钻地风）　五加皮　皂角子　苦参　金银花

【主治】杨梅毒疮。

320.刘寄奴散（《证治准绳》）

【方药】刘寄奴　王不留行　大黄　金银花　木鳖子

【主治】便毒。

321.治便毒方（李廷保）

【方药】射干　生姜

【主治】便毒初起。

322.消毒散（《证治准绳》）

【方药】皂角刺　金银花　防风　当归　大黄　甘草节　栝楼仁

【主治】便毒初发三四日者。

323.化鱼汤（仲景真人传）

【方药】大黄　金银花　蒲公英　当归　荆芥

【主治】结成便毒鱼口。

324.化毒救生丹（张真人传）

【方药】生甘草　金银花　玄参　蒲公英　天花粉

【主治】头面无故生疮，第一日头面重如山，二日即青紫，三日身亦青紫，服春药而毒发于阳者。

325.完体续命汤（岐天师传）

【方药】生地黄　当归　麦门冬　玄参　人参　生甘草　三七根　续断　地榆　乳香　没药　刘寄奴　花蕊石　白术

【主治】救杀伤而气未绝，或皮破而血大流，或肉绽而肠已出，或箭头入肤，或刀断臂指，死生顷刻。

326.补血救亡汤（伯高太师传）

【方药】玄参　生地黄　黄芪　当归　地榆　荆芥　木耳　败龟板

【主治】救杀伤危亡诸症。

327.六神散（张真君传）

【方药】当归　五钱　续断　骨碎补　牛膝　桃仁　金银花

【主治】折伤。

328.太仓公传方

【方药】水蛭　当归　桃仁　赤芍药

【主治】跌扑经月瘀血作痛。

329.定痛散

【方药】麻黄　头发灰　乳香

【主治】跌打损伤骨折疼痛等症。

330.葛真君传方

【方药】败龟板　大黄　生地黄　桃仁　红花　当归

【主治】跌伤。

331.逐瘀至神丹（岐伯天师传）

【方药】当归　大黄　生地黄　赤芍药　桃仁　红花　牡丹皮　败龟板

【主治】跌仆断伤受困。

332.接骨至神丹（岐伯天师传）

【方药】羊踯躅　大黄　当归　白芍药　牡丹皮　生地黄　土狗　土虱　红花　自然铜

【主治】接骨。

333.斑蝥散

【方药】斑蝥　雄黄

【主治】疯犬咬伤。

334.普济方

【方药】荆芥　生地黄

【主治】一切疥疮。

外治方

1.甑汗方（《证治准绳》）

【方药】甑上滴下汗

【主治】外敷治唇疮。

2.治唇疮开裂出血方（李廷保）

【方药】白荷花瓣

【主治】外敷治唇疮开裂出血者。

3.苋茶散

【方药】苋菜　铜青　枯矾　轻粉　雄黄　鸡内金　麝香　孩儿茶　麻油

【主治】研末，麻油调搽治唇茧。

4.生肌散

【方药】花蕊石　孩儿茶　鸡内金　飞丹　乳香　血竭　红绒灰　黄连　冰片

【主治】一切痈疽，腐肉不尽，不肯收口者。

5.二仙散（管勾传）

【方药】生矾　黄丹

【主治】一切疔肿恶疮。

6.山海丹（太仓公传）

【方药】海马　穿山甲　水银　雄黄　儿茶　麝香　黄柏

【主治】疔疮，恶疮。

7.秋叶散（岐天师传）

【方药】丝瓜叶　明矾　雄黄

【主治】疔毒初起。

8.掖回散

【方药】乳香　胆矾　儿茶　冰片　麝香　龙骨

【主治】疗毒。

9.蒺藜散（《外台秘要》）

【方药】蒺藜子

【主治】一切疗毒。

10.定粉散

【方药】定粉（铅粉）　丝瓜叶　轻粉　雄黄

【主治】天疱疮。

11.仙炉脂

【方药】烟脂　黄连　青黛　冰片　鸡子清

【主治】小儿天疱疮。

12.樟脑丹（《活法机要》）

【方药】樟脑　雄黄

【主治】瘰疬溃烂，牵至胸前两腋，块如茄子大，或牵至两肩上，四五年不能
　　　　疗者。

13.臁疮膏

【方药】黄蜡　陈松香　人参　铜青　赤石脂　黄连　红花　飞矾　龙骨　麻油

【主治】一切臁疮。

14.轻雷丸（岐伯天师传）

【方药】雷丸　轻粉　白茯苓

【主治】生死人面疮。

15.十神膏

【方药】蚯蚓粪　血蝎　马齿苋　黄柏　轻粉　乌桕根　银朱　胡粉　潮脑　麝
　　　　香　猪油

【主治】血风疮。

16.仙花散

【方药】凤仙花叶　马齿苋　黄蜡　葱白　松香　五倍子　乳香

【主治】杖疮。

17.蜗蜂丹

【方药】蜗牛　黄蜂窠　生甘草　白矾　猪油

【主治】秃疮。

18. 神异丹（巫真君传）

【方药】轻粉　儿茶　黄丹　炒黄柏　枯矾　冰片　麻油

【主治】燕窝疮、羊胡疮。

19. 释眉丹

【方药】黄连　皂矾　轻粉　冰片　麻油

【主治】恋眉疮。

20. 熏涂法（《医方摘要》）

【方药】皂角　鹅胆汁　白芷末

【主治】痔疮肿痛。

21. 桑粉丹

【方药】桑条灰　轻粉　雄黄　贝母

【主治】雄雌狐刺疮。

22. 外治末药方（李廷保）

【方药】轻粉　生甘草　黄柏　铜绿　乳香　冰片　黄丹　没药

【主治】水流麻根疮。

23. 菊粉散（巫真君传）

【方药】黄菊花灰　烟胶　轻粉　枯矾　黄丹　猪油

【主治】肥粘疮。

24. 齿垢散

【方药】人齿上垢

【主治】疣子。

25. 粉霜散

【方药】羊蹄根　轻粉　白矾　天花粉　冰片　儿茶　醋

【主治】湿奶白壳疮。

26. 硇砂散

【方药】硇砂　轻粉　冰片　雄黄

【主治】鼻息肉、鼻痔。

27. 无名方（李廷保）（《千金方》）

【方药】明矾　蓖麻仁　梅肉　麝香

【主治】鼻中息肉。

28. 无名方（李廷保）（《圣济总录》）

【方药】青蒿灰　石灰

【主治】鼻中息肉。

29.无名方（李廷保）(《肘后方》)

【方药】矾石灰

【主治】足趾甲入肉作疮，不可履靴。

30.二黄矾香散（《医方摘要》）

【方药】皂矾　雄黄　硫磺　乳香　没药

【主治】妇人趾甲生疮，恶肉突出久不愈者。

31.熊脂膏

【方药】熊油　瓦松　轻粉　樟脑

【主治】数十年鹅掌风。

32.轻桃丸（岐天师传）

【方药】轻粉　白薇　防风　苏叶　油胡桃肉　猪板油

【主治】疥疮。

33.湿热两治散

【方药】莱菔子灰

【主治】坐板疮。

34.松黄散

【方药】松香　雄黄　猪油

【主治】坐板疮。

35.再生丹

【方药】桔梗　硼砂　山豆根　生甘草　牛黄　荆芥

【主治】双蛾、单蛾初起久患，以及喉痹等症。

36.治单蛾双蛾方（李廷保）

【方药】雄黄　明矾

【主治】单蛾、双蛾。

37.漆甲散

【方药】穿山甲　雄黄　生姜

【主治】大麻风。

38.蜈蚣油（巫彭真君传）

【方药】蜈蚣　白芷　雄黄　生甘草　香油

【主治】蛇窠疮，兼治蛇咬伤成疮。

39.解蛛丹

【方药】苎麻根灰　冰片　轻粉　鸡蛋壳灰　烟草灰　白明矾

【主治】蜘蛛疮。

40.保身散（巫彭真君传）

【方药】轻粉　黄柏　乳香　水粉　孩儿茶　百草霜　冰片　猪胆汁

【主治】杨梅疳疮。

41.粉霜神丹

【方药】粉霜　人参　生甘草　冰片　轻粉　丹砂　石膏　槐米　猪胆汁

【主治】杨梅圈疮。

42.地龙粉霜丹（祖传）

【方药】粉霜　蚯蚓粪　百草霜　轻粉　黄丹　生甘草　冰片　黄柏　胡粉

【主治】翻花杨梅疮。

43.丹砂敛毒丹

【方药】丹砂　雄黄　粉霜　孩儿茶　露蜂房灰　冰片　生甘草　轻粉　猪胆汁

【主治】阴阳杨梅疮，兼治疳疮。

44.蜗牛柏霜散（岐天师传）

【方药】黄柏　没药　轻粉　粉霜　雄黄　冰片　丹砂　孩儿茶　枯矾　蜗牛
　　　　猪胆

【主治】杨梅癣。

45.填齿散

【方药】人参　骨碎补　三七末　川蒺藜　乳香　鼠脊骨末　黄蜡

【主治】齿窟。

46.白及雄黄散（岐天师传）

【方药】白及　雄黄

【主治】食五辛热物，子生溻皮疮者。

47.三圣地肤汤（岐天师传）

【方药】地肤子　防风　黄芩　猪胆汁

【主治】风热疮。

48.舒解丹（岐天师传）

【方药】雄黄　防风　荆芥　苦参

【主治】黄水疮。

49.粉黄膏（章云樵传）

【方药】蛤粉　石膏　轻粉　黄柏　麻油

【主治】黄水疮。

50.救败丹（岐天师传）

【方药】人参　三七根　孩儿茶　乳香　白僵蚕　轻粉　发灰　猪油

【主治】伤守疮。

51. 箍毒神丹（岐天师传）

【方药】地榆　天花粉　菊花根　生甘草　芙蓉叶　蒲公英

【主治】手足丫毒疮。

52. 龙马丹（岐天师传）

【方药】马齿苋　黄柏　陈年石灰　轻粉　地龙粪　伏龙肝　黄丹　赤石脂

【主治】湿毒疮。

53. 经验方

【方药】寒水石　白土　米醋

【主治】小儿丹毒皮肤热赤。

54. 及柏散

【方药】白及　黄柏　葱白

【主治】飞灶丹。

55. 紫荆散

【方药】紫荆皮　赤小豆　荆芥　地榆　鸡子清

【主治】吉灶丹，从头上向脑后红肿疼者。

56. 伏龙散（家传）

【方药】伏龙肝末　炒黄柏末　鸡子清

【主治】鬼火丹。

57. 桑榆散（家传）

【方药】地榆　桑白皮　羌活　玄参　羊脂

【主治】天火丹。

58. 柳灰散（家传）

【方药】柳枝烧灰　炒荆芥末　滑石　生甘草

【主治】天灶丹。

59. 铁屑散

【方药】生铁屑　母猪粪烧灰　蜡水

【主治】水激丹。

60. 槟榔散

【方药】槟榔　生甘草　米醋

【主治】胡次丹，先从脐上起，黄肿者。

61. 消肿散（岐天师传）

【方药】乳香　白及　火丹草　羊脂

【主治】野火丹。

62.柏土散（家传）

【方药】猪槽下土　黄柏末　蜂蜜

【主治】烟火丹。

63.屋土散（岐天师传）

【方药】瓦上陈土　炒黄柏　生甘草　蜜醋

【主治】胡漏丹。

64.无名方（仲景张公密传）

【方药】水银　儿茶　冰片　麝香　硼砂

【主治】诸瘤。

65.银锈散（家传）

【方药】水银　冰片　轻粉　儿茶　黄柏　潮脑　镜锈　贝母

【主治】血瘤初起。

66.内托外消散（张仲景真人传）

【方药】水银　儿茶　冰片　轻粉　麝香　硼砂

【主治】肉瘤、血瘤、粉瘤者。

67.白芷人参半夏方（李廷保）

【方药】白芷　人参　生半夏

【主治】肉瘤或男妇生在面上、颈上、手上者。

68.白绿丹

【方药】人中白　煅铜绿　麝香　蚯蚓　葱白

【主治】走马牙疳。

69.橄核散

【方药】橄榄核　儿茶　冰片　白薇　生甘草　百部

【主治】口疳。

70.通气丹（家传）

【方药】儿茶　苏叶　雄黄　轻粉　冰片　锅脐烟　细辛

【主治】鼻疳。

71.绿白散

【方药】石绿　白芷　黄柏

【主治】鼻疳，且治肾疳、头疮、耳疮。

72.龙化丹（岐天师传）

【方药】黄丹　赤枯矾　蚯蚓粪　冰片　轻粉　烟胶　炉甘石

【主治】月蚀疳。

73.粉灰散（岐天师传）

【方药】轻粉　枣子灰　蚯蚓粪　生甘草

【主治】小儿耳烂生疮。

74.六星丹（岐天师传）

【方药】儿茶　雄黄　冰片　轻粉　滑石　血竭

【主治】旋指疳。

75.外护丹

【方药】猪胆　龙胆草　蚯蚓　冰片末

【主治】袖手疳。

76.桃仁散（岐天师传）

【方药】桃仁　雄黄末　白薇　炙甘草

【主治】阴疳。

77.首经散（岐天师传）

【方药】室女首经抹布烧灰　轻粉　冰片

【主治】妒精疳疮，并治诸疳。

78.龙石散

【方药】伏龙肝　滑石

【主治】湮民疮。

79.完肤丹（岐天师传）

【方药】三七末　乳香末　陈年石灰　血竭　妇人裤裆末　人参

【主治】金刃伤血出者。

80.六仙散（岐天师传）

【方药】黄葵花　大黄　滑石　刘寄奴　井中苔　丝瓜叶

【主治】火烧疮。

81.二黄散（世传）

【方药】大黄　黄柏　鸡子清

【主治】汤烫疮。

82.毛粉散（缪仲淳传）

【方药】猪毛煅末　轻粉　白硼砂　麻油

【主治】汤火伤。

83.归蜡膏

【方药】当归　黄蜡　麻油

【主治】汤火伤疮，焮赤溃烂。

84.二金散（世传）

【方药】鸡内金　郁金

【主治】含腮疮。

85.皮矾散

【方药】地骨皮　白矾　羊油　轻粉

【主治】皴裂疮。

86.无名方（李廷保）（《千金方》）

【方药】芒硝

【主治】漆疮作痒。

87.治漆疮方（李廷保）

【方药】贯众

【主治】漆疮作痒。

88.治漆疮作痒方（李廷保）

【方药】荷叶

【主治】漆疮作痒。

89.狗粪散

【方药】干狗粪烧灰　麻油

【主治】手足冻裂。

90.山羊酒（岐天师传）

【方药】山羊血　三七末　黑糖　童便

【主治】箭头不出，并可治跌打损伤者。

91.青蒿饮（祖传）

【方药】青蒿

【主治】日晒疮。

92.柏黛散（祖传）

【方药】黄柏　青黛　麻油

【主治】日晒疮，并治火瘢疮。

93.治虎噬疮方（李廷保）

【方药】地榆

【主治】虎噬疮。

94.千金方（家传）

【方药】紫苏叶　薄荷叶

【主治】犬咬伤。

95.经验方

【方药】瓦上青苔

【主治】犬咬伤。

96.禁鼠丹（岐天师传）

【方药】猫粪　轻粉　三七根

【主治】鼠伤疮。

97.静宁散（岐天师传）

【方药】轻粉　五倍子　古石灰　丝瓜根　冰片　僵蚕

【主治】马汗疮。

98.灵苑方

【方药】生乌头

【主治】马汗入疮，肿痛者。

99.荷芥汤

【方药】薄荷　荆芥　苦参

【主治】火癍疮。

100.济生秘览方

【方药】瓦松末

【主治】灸疮不敛，并可敛恶疮。

101.蛤粉散

【方药】蛤粉　滑石末

【主治】汗淅疮。

102.制津丹（世传）

【方药】百合　黄柏　白及　蓖麻子　轻粉

【主治】小儿独骨疮。

103.梅师方

【方药】王不留行

【主治】竹木针刺在肉中不出，疼痛者。

104.蜈蚣散（伯高太师传）

【方药】白芷　雄黄　蜈蚣　樟脑　香油

【主治】蛇咬疮。

105.蜗牛散

【方药】雄黄末　蜗牛

【主治】蜈蚣咬伤作疼者。

106.千金方

【方药】硇砂

【主治】蝎虿叮螫。

107.肘后方

【方药】青蒿

【主治】蜂叮疮。

108.治蜎虫伤痛方（李廷保）

【方药】淡豆豉

【主治】蜎虫伤痛者。

109.治人咬伤疮方（李廷保）

【方药】龟板灰　香油

【主治】人咬伤疮。

110.陀僧散（世传）

【方药】密陀僧　轻粉　熟石膏　枯矾　雄黄　桐油

【主治】脚丫湿烂者。

111.（谈野翁）试效方

【方药】黄丹　花蕊石

【主治】脚缝出水者。

112.冲和膏（《外科启玄》）

【方药】紫荆皮　独活　石菖蒲　赤芍药　白芷

【主治】痈疽、发背、流注，折伤损痛，流注痰块，瘰疬软疖，及冷热不明等疮。

113.回阳玉龙膏（《外科启玄》）

【方药】草乌　胆南星　军姜（干姜）　白芷　赤芍药　肉桂

【主治】诸阴发背，流注，鼓椎，风久损痛，冷痹，风湿，诸脚气，冷肿无红赤色，痛不可忍者，及足顽麻，妇人冷血风等症。

114.洪宝膏（《外科启玄》）

【方药】天花粉　赤芍药　姜黄　白芷

【主治】诸热痈疽等毒，十分势热者。

115.捣毒散（《证治准绳》）

【方药】大黄　白及　朴硝

【主治】疮疡肿毒疼痛者。

116.水澄膏（郭氏方）

【方药】白及　白蔹　郁金　大黄　黄柏　黄药子　榆皮　乳香　没药　雄黄

【主治】风热肿毒，赤红色，攻疼痛不止。

117.铁井栏（《证治准绳》）

【方药】芙蓉叶　苍耳子灰

【主治】痈疽肿毒。

118.清凉膏（家传）

【方药】大黄　芙蓉叶

【主治】初患痈肿疮疖，热煅大痛。

119.千金方

【方药】莨菪子

【主治】石痈坚硬，不作脓者。

120.乌龙扫毒膏（《外科启玄》）

【方药】文蛤　浮粉　米醋　蜒蚰

【主治】一切痈疽发背，肿毒已溃未溃者。

121.香蟾膏（祖传）

【方药】活蛤蟆　麝香

【主治】发背疔毒。

122.乌龙膏（世传）

【方药】老生姜　猪胆汁　明矾

【主治】阴发背，黑凹不知痛者。

123.东篱散（《孙氏集效》）

【方药】野菊花

【主治】痈疽，疔肿，无名恶毒。

124.收毒散（《外科启玄》）

【方药】盐霜梅　山皂角

【主治】发背，一两头开发不住，势在危急者。

125.赛针散（《外科启玄》）

【方药】巴豆　轻粉　硇砂　白丁香

【主治】痈疽有头不破，及疔肿时毒，或生四肢，其势微缓者。

126.替针散（《证治准绳》）

【方药】白丁香　硇砂　没药　乳香　石灰　糯米

【主治】痈疽已溃未破，或破后脓出不快者。

127.针头散

【方药】赤石脂　乳香　白丁香　信石　黄丹　轻粉　麝香　蜈蚣

【主治】一切顽疮，内有瘀肉，疬核不化，疮口不合者。

128.碧落神膏

【方药】吸铁石　金银花　甘草　蒲公英　当归　黄芪　香油

【主治】诸疮疡，痈疽，疔疮肿毒。

129.吸毒仙膏（岐天师传）

【方药】吸铁石　忍冬藤　当归　天花粉　夏枯草　香油

【主治】诸般痈疽已破者。

130.神膏方（仙传）

【方药】金银花　蒲公英　木莲藤　麻油　黄丹　乳香　没药　松香

【主治】发背，诸疮疡。

131.阳疽末药方

【方药】冰片　麝香　黄柏　白芷　五灵脂　三七根　洋参

【主治】一切已破阴疽恶毒。

132.阴疽末药方

【方药】肉桂　冰片　人参　丹砂　紫石英　儿茶　五灵脂

【主治】一切已破阴疽恶毒。

133.定痛净脓生肌膏（仙传）

【方药】当归　黄芪　生甘草　熟地黄　玄参　银花　锦地罗　麦门冬　人参　蒲公英　白芷　白芍药　天花粉　黄柏　白蔹　生地黄　牛膝　连翘　牡丹皮　沙参　柴胡　防己　苍耳子　黄连　葛根　苍术　大黄　红花　桃仁　地榆　夏枯草　白术　麻油　黄丹　麝香　冰片　人参　雄黄　轻粉　儿茶　象皮　海螵蛸　乳香　没药　血竭　三七根　龙骨　赤石脂

【主治】各疮疽痈毒者。

134.阴阳至圣膏（石室仙传）

【方药】金银花　生地黄　当归　川芎　黄芪　生甘草　牛膝　牡丹皮　荆芥　防风　茜根　人参　元参　麻油　黄丹　木香　没药　乳香　血竭　象皮　麝香

【主治】阴阳痈疽者。

135.末药方

【方药】人参　冰片　乳香　血竭　三七末　儿茶　川楝子　藤黄　贝母　轻粉

【主治】杖疮。

136.生肌散（《证治准绳》）

【方药】寒水石　碎滑石　乌贼骨　龙骨　定粉（铅粉）　密陀僧　枯矾　干胭脂

【主治】诸疮，生肌。

137.生肌散

【方药】轻粉　铅粉　冰片　辰砂　珍珠

【主治】诸疮。

138.补烂丹

【方药】枯矾　乳香　没药　轻粉　珍珠　黄丹　猪油

【主治】烂腿。

139.生肌散

【方药】木香　黄丹　枯矾　轻粉　猪胆汁

【主治】疮口不合。

140.龙葱散

【方药】蚯蚓粪　葱子

【主治】乳吹。

141.永类方

【方药】射干　萱草根

【主治】乳痈初肿。

142.蜗牛散（《三因极一病证方论》）

【方药】蜗牛灰　轻粉　猪骨髓

【主治】瘰疬溃与未溃。

143.瘰疬神膏（祖传）

【方药】当归　穿山甲　陈皮　肉桂　木鳖子　蜈蚣　象皮　黄柏　黄芩　川连　白花蛇　蕲艾　金银花　香油　黄丹　乳香　没药　儿茶　血竭　密陀僧　麝香

【主治】各种瘰疬。

144.膏药方

【方药】沉香　麝香　轻粉　银朱　荔枝　鱼胶

【主治】瘰疬不破者。

145.抬头草膏

【方药】抬头草　麝香

【主治】瘰疬已破者。

146.臁疮膏药方

【方药】白蜡　松香　铜绿　猪油　乳香　轻粉

【主治】内外臁疮。

147.杏霜丹

【方药】杏仁　轻粉　黄柏　猪脊髓

【主治】臁疮经年累月不愈者。

148.敛疮丹（岐天师传）

【方药】马屁勃　轻粉　三七根

【主治】臁疮不敛。

149.三白膏

【方药】白芷　白蔹　白及　当归　黄连　黄柏　厚朴　五倍子　雄黄　没药
　　　　血竭　海螵蛸　黄丹　乳香　轻粉　香油

【主治】内外臁疮。

150.红潮散

【方药】红萝　轻粉　潮脑（冰片）

【主治】湿毒臁疮。

151.止痒散

【方药】活蛤蟆　麝香

【主治】虫痒臁疮。

152.隔纸膏

【方药】龙骨　血竭　轻粉　冰片　阿魏　乳香　没药　麝香　黄丹　生芝麻
　　　　香油

【主治】久远臁疮顽疮结毒。

153.潮脑膏

【方药】黄连　白芷　轻粉　川芎　潮脑（冰片）　熟菜籽油

【主治】血风疮。

154.贝母散

【方药】贝母

【主治】活人面疮。

155.雄黄散

【方药】雄黄　水银　轻粉　烟胶　枯矾　猪脂油

【主治】秃疮有虫作痒痛者。

156.戌油膏

【方药】番木鳖子　轻粉　枯矾

【主治】多年不愈秃疮。

157.三黄膏

【方药】生大黄　樟脑（冰片）　黄丹　黄香（松香）　生猪油

【主治】杖疮。

158.白蜡膏

【方药】白蜡　猪骨髓　潮脑（冰片）

【主治】杖疮。

159.护心仙丹（仙传）

【方药】大黄　没药　白蜡　松香　乳香　骨碎补　当归　三七根　败龟板　麝
　　　　香　猪板油

【主治】杖疮。

160.胶粉散

【方药】烟胶　燕窝土　轻粉　枯矾

【主治】燕窝疮。

161.胶胡散

【方药】烟胶　羊胡须　轻粉

【主治】羊胡子疮。

162.治羊胡子疮方（李廷保）

【方药】胆矾　栝楼壳灰　儿茶　柏末

【主治】羊胡子疮。

163.冰硫散

【方药】硫磺　樟冰　川椒　生矾　白萝卜

【主治】纽扣风。

164.胶香散

【方药】轻粉　白胶香　大风子肉　烟胶　蛋黄　枯矾

【主治】胎毒疮。

165.草牛散

【方药】蜗牛　生甘草　麻油

【主治】癞头胎毒。

166.胶髓膏

【方药】轻粉　川椒　烟胶　猪髓

【主治】恋眉疮。

167.腊脂膏

【方药】大风子　木鳖肉　轻粉　枯矾　水银　腊肉　猪脂

【主治】肺风疮。

168.杏黄散

【方药】硫磺　杏仁　轻粉　萝卜汁

【主治】赤鼻酒齇粉刺。

169.二粉散

【方药】定粉（铅粉）　轻粉　枯矾　菜油

【主治】妇女面生粉花疮。

170.无名方（李廷保）（仲景夫子传）

【方药】白蜡　松香　轻粉　黄丹　铜绿　猪板油　冰片

【主治】裙边疮。

171.大风膏

【方药】大风子　枯矾　川椒末　轻粉　柏油

【主治】裤口风疮。

172.世传方

【方药】冰片　麝香　蜗牛　熊胆

【主治】痔漏。

173.护漏汤（林天檠传）

【方药】屎蜣螂

【主治】痔漏。

174.太仓公方

【方药】皮硝　瓦松　青苔

【主治】痔疮。

175.无花汤

【方药】无花果

【主治】痔疮。

176.乳香膏

【方药】茱萸　白及　白蔹　黄连　黄柏　当归　黄丹　乳香　轻粉　冰片　香油

【主治】痔漏。

177.护痔散

【方药】白及　大黄　黄柏　苦参　寒水石　绿豆粉

【主治】护痔外好肉。

178.水沉膏

【方药】白及

【主治】时毒暑疖。

179.药线方

【方药】芫花皮作线

【主治】齿龋。

180.张真君传异方

【方药】蛤蟆 麝香 冰片 轻粉 茶叶

【主治】顽癣。

181.顽癣方

【方药】羊蹄根 枯白矾

【主治】白壳疮。

182.岐天师传方

【方药】大黄根 冰片 麝香 楝树根 蜗牛 白矾 生甘草 蚯蚓粪

【主治】牛皮癣。

183.陀僧散

【方药】密陀僧 白砒 枯矾 硫磺 羊蹄根

【主治】汗斑。

184.丁香散

【方药】苦丁香 枯矾 轻粉

【主治】鼻息肉。

185.化瘾丹

【方药】雄黄 枯矾 苦丁香 轻粉 细辛 犬胆

【主治】鼻息鼻痔。

186.粉香生肌散

【方药】轻粉 乳香 没药 黄丹 赤石脂 寒水石

【主治】嵌指甲伤。

187.槐花汤

【方药】槐枝花

【主治】鹅掌风。

188.治鹅掌风方（李廷保）

【方药】朴硝末 桐油

【主治】鹅掌风。

189.伯高太师方

【方药】茵陈蒿　苦参

【主治】疥疮。

190.归防汤（世传）

【方药】当归　防风　苍术　川芎　生地黄　荆芥　苦参　甘草　赤芍药　连翘　白芷

【主治】疥疮。

191.黄水疮方（仲景公传）

【方药】石膏　雄黄

【主治】小儿黄水疮湿热结于皮上者。

192.雄黄灯

【方药】旧青布　雄黄

【主治】坐板疮。

193.苋萝散

【方药】马齿苋灰　萝种（莱菔子）

【主治】坐板疮。

194.治坐板疮方（世传）

【方药】轻粉　石膏

【主治】坐板疮。

195.洗大风方

【方药】苍耳草　朴硝

【主治】大麻风。

196.生眉散

【方药】皂角刺　鹿角灰

【主治】大麻风眉毛脱落者。

197.片根散

【方药】冰片　雄黄　山豆根　儿茶　青硼（硼砂）　枯矾

【主治】喉闭乳蛾。

198.太仓公蜂房散

【方药】露蜂房　冰片　白僵蚕　乳香

【主治】喉痹肿痛。

199. 仓公壁钱散

【方药】壁钱　白矾　冰片　儿茶

【主治】喉生乳蛾。

200. 启关散

【方药】胆矾　牛黄　皂角　麝香　冰片

【主治】缠喉风。

201. 伯高太师传方

【方药】蜈蚣　麝香　白芷

【主治】指上生天蛇头疮。

202. 雄黄解毒散

【方药】雄黄　蟾酥　冰片　轻粉

【主治】天蛇毒疔初起，红肿发热，疼痛至心。

203. 解蛇油

【方药】川蜈蚣　香油

【主治】蛇窠疮生于皮毛作痛，并治诸恶疮。

204. 治蜘蛛疮方

【方药】苎麻　雄黄　枯矾

【主治】蜘蛛疮。

205. 秦公传方

【方药】土茯苓　生黄芪　当归

【主治】杨梅风毒。

206. 刘氏经验方（《医学纲目》）

【方药】胆矾　白矾　水银　香油

【主治】杨梅毒疮。

207. 不疼点药

【方药】轻粉　杏仁皮　松花　冰片　鹅胆汁

【主治】杨梅毒疮。

208. 治杨梅疳疮方（世传）

【方药】轻粉　冰片　儿茶　黄柏末

【主治】杨梅疳疮。

209. 萸床散（《证治准绳》）

【方药】吴茱萸　蛇床子

【主治】肾脏风痒不可当。

210.五根汤

【方药】葱根　韭菜根　槐根　地骨　土茯苓

【主治】血风疮，丹毒初起，紫癜，瓜藤缠者。

211.张真君方

【方药】儿茶　珍珠　镜锈　轻粉　牛黄　血竭　冰片

【主治】痔疮。

212.秦真人方

【方药】儿茶　黄柏　水银　轻粉　生栀子　冰片

【主治】痔疮。

213.伯高祖师方

【方药】丝瓜莲子汁　五倍子　蚯蚓粪　香油

【主治】治玉茎疮烂。

214.胜金散（《证治准绳》）

【方药】黄连　黄柏　轻粉　银朱　儿茶　冰片　香油

【主治】下疳溃烂疼痛。

215.齿䘌疮方

【方药】生肌散　旧棉花

【主治】齿龈有伤，成疮作痛。

216.玉粉散

【方药】滑石　甘草　冰片

【主治】胎毒溻皮疮。

217.蜗膏水（仲景夫子传）

【方药】蜗牛　生甘草　冰片　白矾

【主治】头上生疮作癞，或胎毒成癞头。

218.黄水疮方（仲景夫子传）

【方药】蕲艾灰

【主治】黄水疮。

219.治黄水疮方（李廷保）

【方药】雄黄

【主治】黄水疮。

220.柏叶散

【方药】侧柏叶　蚯蚓粪　黄柏　大黄　赤豆　轻粉

【主治】三焦火盛，致生火丹，作痒或作痛，延及遍身。

221.枯瘤方

【方药】白砒　硼砂　黄丹　轻粉　雄黄　乳香　没药　硇砂　斑蝥　田螺

【主治】瘤初起成形未破者，及根蒂小而不散者。

222.秘传敛瘤膏

【方药】血竭　轻粉　龙骨　海螵蛸　象皮　乳香　鸡蛋

【主治】瘿瘤用枯瘤药，其瘤自然枯落后，疮口未敛者。

223.阴户疟方

【方药】猪肝　雄黄　枯矾　轻粉

【主治】阴户作痒作痛，生疮生虫。

224.护阴丹

【方药】桃仁　蛇床子

【主治】阴外中生疮。

225.止痒杀虫汤（仲景夫子传）

【方药】蛇床子　苦参　甘草　白薇

【主治】妇人阴中生疮长虫，痛痒难受。

226.及膏散（《济急方》）

【方药】白及　石膏

【主治】刀斧伤损。

227.治刀伤损骨方（李廷保）

【方药】生明矾　生老松香

【主治】刀伤损骨只有皮连者。

228.金刃伤方

【方药】小猪肠子　陈石灰　苎叶　龙骨

【主治】金刃伤。

229.岐伯天师传方

【方药】陈年石灰　三七根

【主治】金疮。

230.世传方

【方药】花蕊石　三七根　硫磺

【主治】金疮出血，又可治脚缝出水。

231.永类钤方

【方药】紫苏叶　桑叶

【主治】金疮出血不止。

232.火烧疮方

【方药】黄蜀葵花　香油

【主治】火烧疮。

233.蚌津散

【方药】大蚌　冰片　麝香

【主治】汤泡火烧。

234.太仓公方

【方药】井中青苔

【主治】汤火疮。

235.秦真人方

【方药】大黄　石灰　滑石　麻油

【主治】汤火伤。

236.冻疮方

【方药】麻雀脑子　猪脑子

【主治】冻疮破烂。

237.治冻疮方（李廷保）

【方药】狗粪灰　麻油

【主治】冻疮破烂。

238.箭镞疮方

【方药】巴豆　活蜈蝴

【主治】毒箭及箭镞入骨不能得出，即不要拔动，恐其骨伤。

239.仓公方

【方药】大葱　乳香

【主治】骨伤折痛。

240.岐天师全体神膏

【方药】当归　生地黄　红花　续断　牛膝　地榆　茜草　小蓟　木瓜　人参　川芎　刘寄奴　白术　黄芪　甘草　杏仁　柴胡　荆芥　皂角　麻油　黄丹　乳香　没药　自然铜　花蕊石　血竭　白蜡　海螵蛸

【主治】接骨。

241.胜金丹

【方药】麝香　血竭　古石灰　海螵蛸　自然铜　乳香　没药　樟脑　人参　儿茶　三七　木耳灰　花蕊石　象皮　冰片　地虱　琥珀　紫石英　土狗（蝼蛄）　生甘草

【主治】接骨。

242.止血散

【方药】血竭　没药　龙骨　灯心草　苏木　桔梗　降真香　当归

【主治】凡刀疮口破裂血出不止者。

243.治破伤风方

【方药】粪内蛴螬虫

【主治】破伤风。

244.仓公治破伤风方

【方药】蜈蚣　麝香

【主治】破伤风。

245.榆根散（雷公真君方）

【方药】地榆　三七根　苦参

【主治】虎咬伤血大出，溃烂疼痛。

246.青苔散（伯高真君传）

【方药】地上青苔

【主治】犬咬伤。

247.治鼠咬疮方

【方药】猫尿

【主治】鼠咬疮。

248.麝香锭子

【方药】麝香　雄黄　乳香　硇砂　土蜂房灰　露蜂房灰

【主治】蜈蚣二十七般毒虫咬疮，肿痛不已者。

249.毛虫咬伤方（李廷保）

【方药】蒲公英根茎

【主治】毛虫咬伤。

250.中蜘蛛毒蛇咬疮方

【方药】大蓝汁　麝香　雄黄

【主治】蜘蛛毒蛇咬疮。

251.误吞麦芒鲠喉疮方

【方药】乱丝　柳条

【主治】误吞麦芒鲠喉疮。

252.无名方（《太平圣惠方》）

【方药】硫磺

【主治】诸疮胬肉如蛇出数寸。

253. 治缠脚生疮方（《摘玄方》）

【方药】荆芥灰　葱汁

【主治】缠脚生疮。

254. 谈野翁试验方

【方药】定粉（铅粉）　菜籽油

【主治】妇人面生粉花疮。

255. 孙真人方

【方药】益母草

【主治】马咬成疮。

256. 千金方

【方药】苍耳叶

【主治】毒攻手足肿痛欲断者。

257. 圣惠方

【方药】王不留行　香白芷

【主治】头风白屑。

258. 肘后方

【方药】萹蓄

【主治】恶疮痂后痒痛。

259. 扫癞丹（《千金方》）

【方药】莨菪子灰

【主治】恶疮似癞十年不愈者。

260. 摘玄方

【方药】瓦花　生姜

【主治】唇裂生疮。

261. 鹅掌油（《证治准绳》）

【方药】鹅掌皮灰

【主治】脚缝烂疮。

262. 鱼脂膏（《证治准绳》）

【方药】鳗鲡鱼脂

【主治】白驳风。

263. 治白驳方（李廷保）

【方药】蛇蜕灰

【主治】白驳风。

264.豆根散

【方药】山豆根　猪脂

【主治】癣疮。

265.半夏散（《证治准绳》）

【方药】半夏

【主治】一切癣。

266.绿云散（《证治准绳》）

【方药】柏叶　芙蓉叶

【主治】灸疮止痛者。

267.去苦散（《证治准绳》）

【方药】五灵脂　雄黄

【主治】蛇伤解虫毒。

268.轻粉散（仲景公传）

【方药】轻粉　萝卜子　桃仁

【主治】豚疮痛痒，流水流血。

第十三篇 外科证治全生集方集

内服方

1.阳和汤

【方药】熟地黄 肉桂 麻黄 鹿角胶 白芥子 姜炭 生甘草

【主治】鹤膝风，贴骨疽，及一切阴疽。

2.二陈汤

【方药】橘红 半夏 白芥子 白茯苓 生甘草

【主治】流注初起。

3.千金内托汤

【方药】党参（人参） 黄芪 防风 官桂 厚朴 白芷 川芎 桔梗 当归 生甘草

【主治】乳岩溃者，并治一切溃烂红痛者。

4.败毒汤

【方药】天花粉 黄芩 连翘 赤芍药 银花 当归 生甘草

【主治】红肿成痈初起者。

5.夺命汤

【方药】金银花 草河车 黄连 赤芍药 泽兰 细辛 僵蚕 蝉蜕 青皮 甘草 羌活 独活 防风

【主治】一切疔毒，一切痈肿。

6.四仁汤（别名：大便闭方）

【方药】杏仁 火麻仁 松子仁 柏子仁

【主治】大便燥结。

7.泻热汤

【方药】黄连 黄芩 当归 连翘 木通 甘草

【主治】囊脱。

8.桂姜汤

【方药】肉桂 炮姜 甘草

【主治】喉痛顷刻而起，虚寒阴火，前无毫恙者，并治喉痹一切危急之症。

9. 枸橘汤

【方药】枸橘　川楝子　秦艽　陈皮　防风　泽泻　赤芍药　甘草

【主治】子痈。

10. 龙胆泻肝汤

【方药】龙胆草　当归　金银花　天花粉　连翘　黄芩　牡丹皮　防风　木通
　　　　知母　甘草

【主治】牙痈。

11. 清暑汤

【方药】连翘　天花粉　赤芍药　银花　甘草　滑石　车前　泽泻

【主治】一切暑热，头面生石疖。

12. 紫银茶

【方药】牛蒡子　忍冬藤　紫花地丁　菊花

【主治】杨梅结毒，恶疮复发者。

13. 六味地黄汤

【方药】熟地黄　山茱萸　山药　泽泻　牡丹皮　白茯苓

【主治】遗精，并治一切溃烂，不能敛口者。

14. 十全大补汤

【方药】党参　黄芪　白芍药　白术　肉桂　白茯苓　当归　熟地黄　川芎　甘草

【主治】外症溃后，老年虚弱者。

15. 加味四物汤

【方药】川芎　白芍药　当归　熟地黄　人参　肉桂　白芷　五味子　白茯苓
　　　　生甘草

【主治】毒根。

16. 加味保元汤

【方药】人参　炙甘草　炙黄芪　肉桂　生黄芪

【主治】解凝敛口，并治毒根。

17. 喉证方（别名：苏前汤）

【方药】苏子　前胡　赤芍药　甘草　桔梗　元参　连翘　浙贝母

【主治】风火喉闭，锁喉风，并治一切喉症。

18. 赤荆汤

【方药】川连　甘草　苏梗　牛蒡子　元参　赤芍药　荆芥　连翘　黄芩　天花
　　　　粉　射干　防风

【主治】缠喉风，并治一切喉症。

19. 银荷汤

【方药】连翘　黄芩　防风　荆芥　射干　银花　薄荷　黄连　甘草

【主治】缠喉风，并治一切喉症。

20. 骨鲠方（别名：双砂汤）

【方药】缩砂　草果　威灵仙　砂糖

【主治】骨鲠。

21. 赤眼淹缠方（别名：金乌汤）

【方药】杜仲　厚朴　桑白皮　槟榔　雄鸡肝

【主治】赤眼淹缠。

22. 阳和丸

【方药】肉桂　麻黄　姜炭　黄米饭

【主治】一切阴疽初起者，而红痈肿痛者忌服。

23. 犀黄丸

【方药】犀黄　麝香　乳香　没药　黄米饭

【主治】乳岩、横痃、瘰疬、痰核、流注、肺痈、小肠痈等症。

24. 醒消丸

【方药】乳香　没药　麝香　雄精　黄米饭

【主治】痈肿圣药，立能消肿止痛。并治鱼肚痈，及翻花起肛，久烂不堪者。

25. 小金丹

【方药】白胶香　草乌　五灵脂　地龙　木鳖　乳香　没药　当归　麝香　墨
　　　　炭　糯米

【主治】流注、痰核、瘰疬、乳岩、横痃、贴骨疽、曲蟮拱头等症。

26. 五通丸

【方药】木香　五灵脂　麻黄　乳香　没药

【主治】凡大痈生于要紧穴道处，将在发威之际者。并治肚痈。

27. 三黄丸

【方药】制军（大黄）　乳香　没药　雄精（雄黄）　麝香　犀黄

【主治】红肿热毒，疼痛，大痈，悬痈，杨梅疮，结毒等症。或悬痈、肛痈初
　　　　起者。

28. 子龙丸

【方药】甘遂　大戟　白芥子

【主治】瘰疬初起，并治横痃、贴骨疽。

29.梅花点舌丹

【方药】龙胆草　冰片　腰黄（雄黄）　硼砂　血竭　葶苈子　沉香　乳香　没药　珍珠　牛黄　麝香　蟾酥　朱砂

【主治】红肿痈疖初起者。

30.蟾酥丸（别名：飞龙丹）

【方药】寒水石　蟾酥　蜈蚣　血竭　乳香　没药　雄精（雄黄）　胆矾　铜青　僵蚕　全蝎　穿山甲　红砒　枯矾　朱砂　冰片　角刺　轻粉　蜗牛

【主治】小疖，白疽忌用。

31.代刀散

【方药】皂角刺　炒黄芪　生甘草　乳香

【主治】立穿一切外症或痈疡内已成脓。

32.黎洞丸

【方药】牛黄　冰片　阿魏　雄黄　生军　乳香　没药　儿茶　天竺黄　黄芪　血竭　参三七　山羊血　藤黄　黄蜡

【主治】跌打损伤，肿毒危重之症。

33.护心散

【方药】绿豆粉　乳香　灯心草炭

【主治】毒气攻心，并治狗咬。

34.角刺粥

【方药】角刺末　糯米

【主治】横痃。

35.白芷散

【方药】乳香　没药　白芷　浙贝母　当归

【主治】乳痈乳疖。

36.洞天救苦丹

【方药】露蜂房　尖鼠粪　楝树子　青皮

【主治】久烂不堪，并瘰疬、乳痈、乳岩溃烂不堪者。

37.大枣丸

【方药】山羊屎　大枣头

【主治】久烂不堪，将见内腑者，并治瘰疬。

38.神仙枣

【方药】金银花　当归　甘草　乳香　五倍子　黄芪　白僵蚕　白芷

【主治】疮毒日久，疮重体虚者。

39.红枣丸

【方药】红枣　僵蚕

【主治】疮臁。

40.愈疮枣

【方药】红枣　猪板油　陈酒

【主治】疮症。

41.雪梅丸

【方药】冰片　犀黄　胆矾　雄精（雄黄）　硼砂　山豆根　儿茶　白梅

【主治】喉癣。

42.圣灵丹

【方药】珍珠　犀黄　冰片　钟乳石　琥珀　劈砂　飞面　土茯苓

【主治】杨梅结毒、广疮等症。

43.回疔散

【方药】土蜂窠　蛇蜕

【主治】一切疔走黄。

44.杜痔丸

【方药】地骨皮　生地黄　黄芩　牡丹皮　槐花　焦苍术　焦黄柏　甘草

【主治】外痔。

45.消管丸（别名：双鳖丸）

【方药】苦参　川连　当归　槐花　荜澄茄　五倍子　马蹄鳖

【主治】痔管，使其自出。

46.退管散

【方药】黄荆子　黑糖

【主治】漏管自出。

47.保元汤

【方药】黄芪　炙甘草　肉桂

【主治】痘痈出脓之后，脾胃虚弱，脓清不敛者。

48.白金丸

【方药】白矾　郁金　皂角

【主治】喉风乳蛾。

49.回生丹

【方药】地鳖　自然铜　乳香　血竭　朱砂　巴豆霜　当门子（麝香）

【主治】跌打损伤者。

50.大麻风汤药方
【方药】陈皮　白芷　苦参　天麻　秦艽　川断　防风　荆芥　羌活　风藤　薏苡仁　牛膝　当归　海桐皮　苍术　木香　桂枝　连翘　甘草　黑枣　生姜

【主治】一时感天地不正之气的麻风疾病。

51.丸药方
【方药】大胡麻　小胡麻　牛膝　白蒺　苦参　防风　荆芥　当归　薏苡仁　苍术　川断

【主治】麻风病。

52.枫子膏方
【方药】大风子

【主治】风疾者。

53.调经种子汤
【方药】当归　川芎　吴茱萸　熟地黄　香附　白芍药　白茯苓　牡丹皮　元胡索　陈皮

【主治】妇人无子或血虚挟滞不孕，脉涩弦者。

54.祛风逐湿散
【方药】甲尾片　番木鳖　附子

【主治】手足不仁骨骱麻木。

55.化痞膏
【方药】密陀僧　阿魏　羌活　水红花子　麝香　香油

【主治】痞积。

56.三日大疟方
【方药】常山　白茯苓　官桂　甘草　槟榔　小黑豆

【主治】疟疾，间日疟。

57.黄疸立效方
【方药】苍耳子　薄荷　木通　茵陈　炒砂仁

【主治】黄疸。

58.红白痢方
【方药】车前子　槟榔　川朴　楂炭　陈皮　滑石　甘草　红曲　泽泻　枳实　灯心草　木香

【主治】红白痢。

59.痴癫症方

【方药】橄榄　明矾

【主治】痴癫或羊头风。

60.吐血立愈方

【方药】当归

【主治】吐血。

61.痰中有血方

【方药】雄鸡血

【主治】痰中带血。

62.尿血头裂方

【方药】当归

【主治】尿血头痛如裂。

63.痛风方

【方药】当归　桂枝　元胡　天麻

【主治】遍身疼痛。

64.手足骨骱疼痛方

【方药】熟地黄

【主治】手足骨骱疼痛。

65.箭风痛方

【方药】元胡　桂心　当归　五灵脂　木香　白芷　防风

【主治】头项、肩背、手足、腰、筋骨疼痛。

66.雷头风方

【方药】山羊屎

【主治】雷头风。

67.偏正头风方

【方药】白芷　天麻　防风　荆芥

【主治】偏正头风。

68.疳臌食积方

【方药】鸡内金　炒车前子

【主治】疳臌食积。

69.胃脘痛方

【方药】乳汁草（蒲公英）

【主治】胃脘痛。

70.梦遗方

【方药】熟地黄　山茱萸　山药　牡丹皮　白茯苓　龙骨　莲须　芡实　线胶　牡蛎粉

【主治】梦中遗精。

71.白浊方

【方药】牛舌头草根（别名：野红菜头、秃菜根）

【主治】小便白浊。

72.咳嗽神效方

【方药】杏仁　冰糖

【主治】咳嗽。

73.冷哮方

【方药】豆豉　白砒

【主治】哮喘咳嗽，遇冷即发者。

74.肠红方

【方药】花椒子　黄糖

【主治】肠风下血。

75.胃寒呕吐黄水方

【方药】生姜　广胶（阿胶）　乳香　没药

【主治】胃寒呕吐黄水。

76.熨胃丸

【方药】厚朴　生姜　生甘草　干姜　黑枣

【主治】胃脘痛。

77.翻胃初起方

【方药】陈皮

【主治】翻胃初起。

78.乌痧胀方

【方药】丁香　雄精（雄黄）　苍术　朱砂　蟾酥

【主治】突然腹中绞痛，吐泻不得。

79.水泻立愈方

【方药】白术　苍术　车前子　山楂　厚朴　陈皮

【主治】水泻不止者。

80.小儿冷疳方

【方药】丁香　人乳　生姜

【主治】小儿面黄腹大不泻，得食易吐者。

81.小儿虫症方

【方药】乌梅　花椒　槟榔　黑丑　白丑

【主治】小儿虫症。

82.夜啼儿方

【方药】犀黄　飞辰砂

【主治】小儿夜啼。

83.砂雪丸

【方药】辰砂　轻粉　僵蚕　全蝎　青蒿节内虫

【主治】急慢惊风。

84.哑惊丹方

【方药】天竺黄　麝香　犀黄　雄黄　僵蚕　琥珀　胆南星　甘草　钩藤　朱
　　　砂　赤金　灯心草炭　薄荷

【主治】小儿哑惊风，痰壅发热喘促，及急慢惊风，搐搦痉厥。

85.小便闭方

【方药】当归　川芎　柴胡　升麻

【主治】气闭小便不通。

外治方

1.一笔消

【方药】大黄　藤黄　明矾　蟾酥　麝香　没药　乳香　蜗牛

【主治】痈疽。白疽忌用。

2.拔疔线

【方药】番砂　白丁香　轻粉　乳香　蜈蚣　血竭　麝香　金顶砒　蟾酥

【主治】一切疔毒。

3.平安饼

【方药】乌梅　轻粉

【主治】毒根凸起。

4.雄脑散

【方药】樟脑　腰黄（雄黄）

【主治】瘰疬。

5.合掌散

【方药】硫磺　铁锈　红砒

【主治】遍身癞疥疮毒，并治阴囊痒、绣球风。

6. 二美散

【方药】吴茱萸　硫磺

【主治】癞疥，脓窠间杂者。

7. 五美散

【方药】东丹　皮硝（芒硝）　硫磺　雄精（雄黄）　轻粉

【主治】脓窠坐板，湿毒臁疮，猴狲疳等症。

8. 金银散

【方药】硫磺　银朱

【主治】恶疮极痒。

9. 扫雪散

【方药】独核肥皂　巴豆仁　轻粉　槟榔

【主治】蜡梨疮。

10. 金霜散（别名：杏仁散）

【方药】杏仁　雄黄　轻粉　猪苦胆

【主治】不痒恶疮。

11. 癣酒方（李廷保）

【方药】白槿皮　胆南星　槟榔　樟脑　生木鳖　斑蝥　蟾酥

【主治】一切诸癣。

12. 蜈蚣油方

【方药】活蜈蚣　菜油

【主治】蛀发癣。

13. 结子油

【方药】明矾　油结子　松香

【主治】头面肥疮。

14. 锦线油方

【方药】当归　生军　麻油

【主治】汤火烫。

15. 红油方

【方药】红砒　麻油

【主治】鹅掌风及一切风症。

16. 刻欢丸（别名：过街笑）

【方药】蟾酥　五灵脂　麝香

【主治】风火牙痛。

17.小儿口疳方（别名：香清饼）

【方药】生香附　生半夏

【主治】小儿口疳。

18.鼻衄方（别名：水金散）

【方药】茅柴根　车前子　血余

【主治】舌上出血，并治鼻衄。

19.五宝散

【方药】人指甲　长发　麝香　冰片　象皮　红枣

【主治】生肌长肉。

20.推车散

【方药】推车虫（蜣螂）　干姜

【主治】多骨自出。

21.山莲散

【方药】活鲫鱼　山羊屎　麝香

【主治】溃烂不堪者。

22.象皮散

【方药】猪身前蹄扇骨　象皮

【主治】烂孔极大者，并治刀伤跌损，血出不止者。

23.六和散

【方药】海螵蛸　龙齿　象皮　血竭　乳香　轻粉

【主治】烂孔收小者。

24.紫金锭

【方药】山慈菇　文蛤　麝香　千金子　大戟

【主治】疗疮疖肿，痄腮，丹毒，喉风。

25.胜金散

【方药】人参　三七

【主治】溃烂并斧破伤。

26.五音锭

【方药】雄黄　熊胆　京墨　朱砂　麝香　牛黄

【主治】红肿恶毒。白疽忌用。

27.观音救苦丹

【方药】硫磺　朱砂　麝香

【主治】小疖疼痛。

28.拔毒散

【方药】巴霜　雄黄　麝香　冰片

【主治】拔一切毒。

29.消管方

【方药】角刺尖　柘树膜　红腹金钱鳖　蟾酥　榆面

【主治】漏管。

30.枯痔药

【方药】明矾　红砒　白砒　朱砂

【主治】痔漏。

31.槐梅膏

【方药】苏合油　天花粉　猩胆　冰片

【主治】外痔。

32.鲜角膏方

【方药】皂角

【主治】阴顽恶癣，并治横痃。

33.四妙膏

【方药】野狼毒　黄芪

【主治】甲疽。

34.麝苏膏

【方药】麝香　五灵脂　雄黄　乳香　没药　苏合油　蟾酥　洞天嫩膏

【主治】一切大痈。

35.扎药方（李廷保）

【方药】蓖麻仁

【主治】痈肿。

36.敷药方（李廷保）

【方药】人指甲　血余

【主治】杨梅结毒。

37.壁钱散

【方药】老壁蟢窠　子壁蟢窠　明矾

【主治】热症喉痛。

38.珍珠散

【方药】硼砂　雄精（雄黄）　川连　儿茶　人中白　冰片　薄荷　黄柏　大破珠

【主治】牙疳，牙根红肿，口喉等症。

39.赤霜散（别名：枣信丹、金枣丹）

【方药】红枣　红砒

【主治】走马牙疳，延烂穿腮，不堪危险者。

40.马蹄散

【方药】白马前蹄　冰片

【主治】走马牙疳，延烂穿腮，不堪危险者。

41.胆南星散

【方药】胆南星　雄黄

【主治】牙蚀，因患骨槽风所致，并透骨穿腮。

42.固齿散

【方药】煅鼠骨

【主治】齿牙摇动。

43.取齿丹

【方药】活鲫鱼　白砒

【主治】取牙立落。

44.四黄散（别名：口舌药方）

【方药】荆芥　栀子　大力子（牛蒡子）　黄连　黄芩　连翘　薄荷　木通　蒲
　　　黄　灯心草　甘草

【主治】口舌之症者。

45.二冬散

【方药】天门冬　麦门冬　元参

【主治】口舌生疳，久患不愈。

46.犀黄散

【方药】犀黄　朱砂　元精石

【主治】舌硬生衣，牙关不开。

47.灯心草散

【方药】活竹　灯心草

【主治】骨鲠。

48.聤耳散

【方药】鱼枕骨　冰片

【主治】耳内有脓作痛。

49.阳和解凝膏

【方药】大力子　白凤仙梗　大麻油　川附　桂枝　大黄　当归　肉桂　官桂　草乌　川乌　地龙　僵蚕　赤芍药　白芷　白蔹　白及　川芎　续断　防风　荆芥　五灵脂　木香　香橼　陈皮　乳香　没药　苏合油　麝香

【主治】一切阴疽流注，溃烂不堪，及冻疮毒根等症及疟疾者。

50.洞天鲜草膏（别名：洞天膏）

【方药】大麻油　头发　牛蒡　菊花　苍耳草　忍冬藤　马鞭草　仙人对坐草　白芷　甘草　五灵脂　当归　桃丹

【主治】一切热毒痈疖、乳疖、乳痈，痄腮及小儿游风丹毒。

51.白玉夹纸膏

【方药】麻油　松香　白蜡　黄蜡　轻粉　冰片　麝香

【主治】夹棍疮、杖伤、枪棍损伤者。

52.化核膏

【方药】壁虎　蜘蛛　蜗牛　大麻油　首乌藤叶　甘菊根　薄荷　牛蒡子　苍耳草　连翘　元参　苦参　白蔹　白芥子　僵蚕　水红子仁　大黄　荆芥　防风　木鳖油　东丹　丁香油　麝香　苏合油

【主治】瘰疬、结核、恶核者。

53.白花膏

【方药】香油　青槐枝　黄蜡　淀粉　乳香　没药　儿茶　白花蛇　潮脑　麝香

【主治】痒极见骨者，并臁疮孔内发痒者。

54.紫微膏

【方药】香油　烛油　黄蜡　轻粉　乳香　没药　阿魏　白蜡　雄黄　龙骨　珍珠　儿茶　麝香

【主治】生肌收口。

55.咬头膏

【方药】铜青　松香　乳香　没药　杏仁　生木鳖粉　蓖麻仁　巴豆

【主治】痈疖有脓。

56.乌金膏

【方药】乌铅　白砒

【主治】烂腿日久不愈者。

57.喉科秘药

【方药】黄柏　黄芩　栀子　黄芪　黄连　薄荷　防风　荆芥　元参　连翘　细辛　白芷　川芎　羌活　独活　三奈　槟榔　厚朴　苦参　甘草　木

通　半夏　川乌　草乌　苍术　麻黄　赤芍药　升麻　大黄　僵蚕　牛膝　桔梗　射干　葛根　皂角刺　车前子　桑白皮　五加皮　鼠粘子　地骨皮　麦门冬　山豆根　杏仁　生地黄　当归　天花粉　天南星　金银花　川槿皮　参三七　雄黄　青礞石　乳香　没药　熊胆　龙骨　元明粉　血竭　石燕　海螵蛸　芦甘石　青黛　枯矾　儿茶　轻粉　黄丹　桑枝灰　硼砂　大梅片　濂珠　珊瑚　麝香　犀牛黄　轻粉

【主治】咽喉七十二症。

58.西洋十宝散

【方药】血竭　雄黄　红花　儿茶　辰砂　乳香　当归　没药　当门子（麝香）　大梅片（冰片）

【主治】刀刃伤并各器械伤，皮破出血者，治跌打损伤，皮肉青肿未破者，治内伤骨碎，或骨已断折者，刃伤深重，未致透膜者，治跌打昏迷不醒者。

59.香鲫膏

【方药】乌背鲫鱼　麝香

【主治】治黄疸。

60.狗咬方

【方药】番木鳖

【主治】狗咬痈肿溃烂者。

第十四篇 外科选要方集

内服方

1.竹叶黄芪汤
【方药】人参 黄芪 煅石膏 半夏 麦门冬 白芍药 川芎 当归 黄芩 生地黄 甘草 竹叶 生姜 灯心草

【主治】疮疡作渴，不问肿溃，脉数发热而渴者。

2.托里黄芪汤
【方药】黄芪 甘草 栝楼根 人参

【主治】疮疡气虚作渴。

3.托里养荣汤
【方药】人参 黄芪 当归 白芍药 熟地黄 麦门冬 川芎 白术 五味子 炙甘草 生姜 大枣

【主治】疮疡气血俱虚，或脓血大泄作渴，或兼发热者。

4.黄芪六一汤
【方药】黄芪 甘草

【主治】先渴而欲发疮疖，或病痈疽后而渴者。

5.七味白术散
【方药】白术 白茯苓 人参 甘草 木香 藿香 葛根

【主治】胃气虚，或因克伐，或吐泻，口干作渴，饮食少思。

6.竹叶石膏汤
【方药】淡竹叶 石膏 桔梗 木通 薄荷 甘草

【主治】痈疽胃火盛肿痛作渴。

7.元参散
【方药】元参 黄连 土瓜根 麦门冬 赤芍药 白鲜皮 升麻 火麻仁 朴硝 大黄 生地黄

【主治】痈疽成脓水，不能下食，心烦口干，烦渴饮水，四肢羸瘦。

8.葛根散
【方药】葛根 黄芪 升麻 麦门冬 栝楼根 赤芍药 栀子仁 生地黄 黄芩 甘草

【主治】痈肿热盛，口干烦渴，或时干呕。

9.葛根饮

【方药】黄芩　朴硝　葛根　枇杷叶

【主治】发背作渴。

10.五味子汤

【方药】黄芪　人参　五味子　麦门冬　粉甘草

【主治】肾水枯涸，口燥舌干。

11.加减八味地黄丸

【方药】熟地黄　山药　山茱萸　五味子　牡丹皮　白茯苓　泽泻　肉桂　生地黄

【主治】阴虚火旺。

12.橘半胃苓汤

【方药】橘红　半夏　苍术　白术　厚朴　甘草　白茯苓　人参　泽泻　茅根　生姜

【主治】痈疽呕吐，不下食，不知味。

13.加减托里消毒散

【方药】人参　黄芪　当归　白芍药　白术　白茯苓　陈皮　甘草　人参　藿香

【主治】痈疽已成，不得内消者。

14.托里健中汤

【方药】人参　白术　白茯苓　半夏　炮姜　炙甘草　黄芪　肉桂　生姜　大枣

【主治】疮疡元气素虚，或因凉药伤胃，饮食少思，或作呕泻。

15.托里益中汤

【方药】人参　白术　陈皮　半夏　白茯苓　炮姜　木香　炙甘草　生姜　大枣

【主治】中气虚弱，饮食少思，或疮不消散，或溃而不敛。

16.托里抑青汤

【方药】人参　白术　白茯苓　半夏　白芍药　柴胡　甘草　陈皮　生姜　大枣

【主治】肝木侮脾，脾土虚弱，以致饮食少思，或胸膈不利等症。

17.托里清中汤

【方药】人参　白术　陈皮　白茯苓　半夏　桔梗　甘草　生姜　大枣

【主治】疮疡脾胃虚弱，痰气不清，饮食少思。

18.托里益黄汤

【方药】人参　白术　陈皮　白茯苓　半夏　丁香　甘草　炮姜　生姜　大枣

【主治】疮疡脾土虚寒，水反侮土，以致饮食少思，或呕吐泄泻。

19.托里越鞠汤

【方药】人参 白术 陈皮 半夏 栀子 川芎 香附 苍术 炙甘草 生姜 大枣

【主治】痈疽六郁所伤，脾胃虚弱，及木侮土，或呕或泄；小儿疮疡。

20.人参理中汤

【方药】白术 人参 干姜 甘草 生姜 大枣

【主治】霍乱洞泄不止，脐上筑筑，肾气虚。

21.加味解毒汤

【方药】黄芪 黄连 黄芩 黄柏 连翘 当归 甘草 白芍药 栀子

【主治】痈疽大痛不止，脉洪大，按之有力者。

22.内补黄芪汤

【方药】人参 白茯苓 甘草 当归 川芎 白芍药 熟地黄 黄芪 肉桂 远志 麦门冬

【主治】痈疽溃后，气血皆虚。

23.当归和血散

【方药】当归 乳香 没药 白芍药

【主治】疮疡未发，痛不可忍；以及妇人产前产后腹痛。

24.回疮金银花散

【方药】金银花 黄芪 甘草

【主治】疮疡痛甚，色变黑者。

25.郭氏定痛托里散

【方药】罂粟壳 当归 白芍药 川芎 乳香 没药 肉桂

【主治】一切疮肿，疼痛不可忍。

26.乳香止痛散

【方药】罂粟壳 白芷 陈皮 甘草 乳香 没药 丁香

【主治】一切疮肿，疼痛不止。

27.乳香黄芪散

【方药】乳香 没药 黄芪 罂粟壳 人参 甘草 川芎 当归 白芍药 陈皮 熟地黄

【主治】痈疽发背诸毒，疔疮疼痛不可忍者。

28.人参内托散

【方药】人参 黄芪 当归 川芎 厚朴 防风 桔梗 白芷 官桂 紫草 木香 甘草 糯米

【主治】疮疡溃脓而作痛者。

29.乳香丸

【方药】乳香 没药 羌活 五灵脂 当归 绿豆粉 交趾桂（肉桂） 独活 川芎 白芷 白胶香

【主治】发背及一切疽疮溃烂，痛不可忍者。

30.东垣圣愈汤

【方药】熟地黄 生地黄 当归 川芎 黄芪 人参

【主治】脓稀赤而不生者。

31.济生犀角地黄丸

【方药】犀角 生地黄 赤芍药 牡丹皮 升麻 黄芩 犀角

【主治】痈疽疮疡。

32.独参汤

【方药】人参

【主治】溃疡脓水出多，血气虚极，或恶寒，或自汗，冷汗，手足指甲青冷，或身凉脉细。

33.托里消毒散加减法

【方药】皂角刺 甘草 桔梗 川芎 黄芪 当归 白芍药 白术 人参 白茯苓 生地黄

【主治】痘疹、痈疽、疮疡、时毒、大头瘟之气血虚弱者。

34.内消沃雪汤

【方药】青皮 穿山甲 贝母 陈皮 连翘 白芍药 乳香 没药 黄芪 甘草 白芷 射干 天花粉 金银花 皂角刺 木香 当归 大黄

【主治】发背，并五脏内痈，尻臀诸肿，大小肠痈，肛门脏毒。初起但未出脓，坚硬疼痛，不可忍者。

35.二蛟散

【方药】芒硝 陈米

【主治】生冷恼怒伤脾，致胸膈不宽，小水不利，面目四肢浮肿。

36.解毒木通汤

【方药】木通 黄连 龙胆草 瞿麦 滑石 栀子 黄柏 知母 芦荟 甘草

【主治】男妇房术，热药所伤，致玉茎阴户痒痛，小水涩痛，白浊滑精，至夜阳物兴举，不得眠者。

37.天浆散

【方药】石决明 僵蚕 穿山甲 防风 连翘 羌活 乳香 金银花 黄连 当

归　大黄　天花粉

【主治】脑疽积毒日深，坚肿木痛，口燥舌干，恶心烦渴，六脉沉实有力，大便
　　　　闭结不通者。

38.黄芪汤

【方药】黄芪　当归　柴胡　木瓜　连翘　羌活　肉桂　生地黄　黄柏

【主治】湿热，腿内近膝股患痛，或附骨痛，初起肿痛，此太阳厥阴之分也。脉
　　　　细而弦，按之洪缓有力。

39.神应异功散

【方药】木香　官桂　当归　人参　白茯苓　陈皮　白术　半夏　丁香　肉豆蔻
　　　　附子　厚朴　生姜　大枣

【主治】溃疡阴盛阳虚，发热作渴，手足并冷，脉虚无力，大便自利。至饮沸汤
　　　　而不知其热者。

40.参术膏

【方药】人参　白术　熟地黄

【主治】痈疽发背等症。

41.清咽利膈汤

【方药】连翘　黄芩　甘草　桔梗　荆芥　防风　党参　大黄　朴硝

【主治】积热，咽喉肿痛，痰涎壅盛，及乳蛾喉痹，喉痛重舌，或胸膈不利，烦
　　　　躁饮冷，大便秘结等症。

42.人参五味汤

【方药】人参　五味子　前胡　陈皮　白术　桔梗　当归　白茯苓　熟地黄　甘
　　　　草　黄芪　地骨皮　桑白皮　枳壳　柴胡　生姜

【主治】气血劳伤咳脓，或咯血，寒热往来，赢瘦困乏，一切虚损之症。

43.普济消毒饮

【方药】黄芩　黄连　人参　橘红　元参　生甘草　桔梗　柴胡　薄荷　连翘
　　　　牛蒡子　马屁勃　白僵蚕　升麻

【主治】疫疠憎寒壮热，头面肿盛，目不能开，上喘咽喉不利，口干舌燥大头瘟病。

44.六和汤

【方药】半夏　人参　炙甘草　砂仁　杏仁　赤茯苓　扁豆　藿香　木瓜　生
　　　　姜　大枣

【主治】夏秋暑湿伤脾，或饮冷乘风，多食瓜果，以致客寒犯胃，食留不化，遂
　　　　成痞膈，霍乱呕吐，及广南夏月瘴疾，寒热等症。

45.六和半夏汤

【方药】半夏　人参　炙甘草　砂仁　杏仁　赤茯苓　扁豆　藿香　木瓜　白
术　香薷　厚朴

【主治】霍乱吐泻；饮酒烦渴。

46.嘉禾散（别名：谷神散）

【方药】白茯苓　砂仁　薏苡仁　枇杷叶　桑白皮　沉香　五味子　白豆蔻　炙
甘草　丁香　人参　白术　木香　青皮　陈皮　杜仲　谷芽　藿香　大
腹皮　石斛　半夏　神曲　随枫子　槟榔　生姜　大枣

【主治】脾胃不和，胸膈痞闷，气逆生痰，不进饮食，五膈五噎。

47.远志酒

【方药】远志　黄酒

【主治】女人乳痈。

48.漏芦汤

【方药】漏芦　黄芪　甘草　连翘　沉香　大黄　生姜　大枣

【主治】脑疽痈疽，毒盛实者。

49.破棺丹

【方药】大黄　芒硝　甘草

【主治】疮疡热极汗多，大渴便秘，谵语发狂。

50.万金散（别名：内托散）

【方药】栝楼　没药　甘草

【主治】痈疽已溃未溃者。

51.牛胶散

【方药】牛皮胶

【主治】痈疽，使毒不内攻，不传恶证，有益无损。

52.会脓散

【方药】白芷　僵蚕　穿山甲　大黄　乳香　没药　当归

【主治】恶毒便毒初起。

53.生脉散

【方药】人参　五味子　麦门冬

【主治】疮疡胃气亏损，阴火上冲，口干喘促。或肢体倦怠，肌肉消瘦，面色萎
黄，汲汲短气，汗出不止，食少作渴。或脓水出多，气血俱虚，烦躁不
安，睡卧不宁。或湿热大行，火土合病，脾胃虚弱，身重气短。或金为
火制，绝寒水生化之源，肢体痿软，脚欹眼黑等症。

54.香连丸

【方药】黄连　吴茱萸　木香

【主治】热泻痢疾，赤脓血，湿热侵脾，里急后重。

55.滋肾丸

【方药】黄柏　知母　肉桂

【主治】肾虚足热，小便不利，肚腹肿胀，皮肤胀裂，眼睛突出。

56.小柴胡汤

【方药】柴胡　半夏　人参　黄芩　生姜　甘草　大枣

【主治】邪在肝胆，半表半里之间，寒热往来喜呕；或日晡发热，胁痛耳聋，郁怒疟等症。

57.加味逍遥散

【方药】当归　白芍药　白术　茯神　牡丹皮　柴胡　甘草　栀子　生姜

【主治】疮疡肝脾血虚，内热发热；或遍身搔痒寒热；或肢体作痛，头目昏重；或怔忡颊赤，口燥咽干；或发热盗汗，食少不寐；或口舌耳内作痛；或胸乳腹胀，小便不利。

58.金银花酒

【方药】金银花　白酒

【主治】一切痈疽发背，疔疮喉痹等症。

59.车螯散

【方药】紫背车螯　轻粉　甘草　大黄　黄芩　漏芦　土瓜根　薄荷

【主治】痈疽初发肿痛，或少年热盛，发背等症。

60.蜡矾丸

【方药】白矾　黄蜡　白蜜

【主治】一切疮痈恶毒。

61.五香连翘汤

【方药】沉香　木香　麝香　丁香　乳香　连翘　射干　升麻　独活　桑寄生　甘草　大黄　木通

【主治】诸疮肿。初觉一二日，便厥逆，咽喉塞，发寒热。

62.扳黄药

【方药】蟾酥　飞罗面

【主治】疔疮走黄。

63.治疔破棺丹

【方药】当归　赤芍药　栀子　牵牛　连翘　牡蛎　金银花　紫花地丁　三棱

　　甘草

【主治】疔疮走黄不止。

外治方

1.乳香定痛散

【方药】乳香　没药　寒水石　滑石　冰片

【主治】疮疡疼痛不可忍。

2.豆豉饼

【方药】豆豉

【主治】疮疡肿硬不溃；及溃而不敛；并一切顽疮恶疮。

3.乳香膏

【方药】乳香　食盐　松脂　杏仁　生地黄　白羊肾　胚脂　黄蜡　杏仁　地黄

【主治】诸冷疮久不愈。

4.乳香膏

【方药】木鳖子　当归　柳枝　乳香　没药　白胶香　黄丹

【主治】痛疽。

5.人中白散

【方药】人中白　孩儿茶　黄柏　薄荷　青黛　冰片

【主治】小儿口疳走马疳，及牙龈腐烂黑臭者。

6.珍珠散

【方药】青缸花　珍珠　轻粉

【主治】下疳皮损腐烂，痛极难忍，及诸疮新肉已满，不能生皮。又汤泼火烧，皮损肉烂，疼痛不止者。

7.替针丸

【方药】白丁香　硇砂　没药　乳香　糯米（江米）

【主治】脓成不溃者。

8.三品锭子

【方药】白明矾　白砒　乳香　没药　牛黄

【主治】根据药物剂量不同。分三品，上品去十八种痔。中品去五漏，及翻花瘤气核。下品治疗瘰疬气核，疔疮发背，脑疽诸恶证。

9.如神千金方

【方药】信石　白矾　黄丹　全蝎　草乌

【主治】痔无有不效。

10.透骨丹

【方药】蟾酥　硼砂　轻粉　巴豆　蜗牛　麝香

【主治】溃脓。

11.乌金膏

【方药】巴豆　乳香　香油

【主治】发背中央肉死。

12.隔皮取脓法

【方药】驴蹄　荞麦面　白盐　草乌

【主治】诸般肿毒。

13.滴滴金

【方药】硇砂　轻粉　人言　雄黄　朱砂　麝香

【主治】疔疮。

14.追脓锭子（王海藏）

【方药】雄黄　巴豆肉　轻粉

【主治】脓内溃不出。

15.治暑天痱疮方

【方药】朴硝

【主治】暑天痱疮。

16.小儿走马牙疳方

【方药】桑树白汁

【主治】小儿走马牙疳。

第十五篇 疡科心得集方集

内服方

1.黄连泻心汤（仲景）

【方药】黄连 黄芩 甘草

【主治】一切火热痈肿疮疡。

2.温胆汤（陈言）

【方药】陈皮 半夏 白茯苓 甘草 枳实 竹茹

【主治】气郁生涎，湿热壅滞，舌苔腻白，疡毒内攻，心烦哕恶。

3.犀角地黄汤（《济生方》）

【方药】犀角 生地黄 白芍药 牡丹皮

【主治】一切肺胃之火。

4.羚羊角散（新方）

【方药】羚羊角 夏枯草 牡丹皮 钩藤 连翘 桑叶 栀子 玄参 象贝母

【主治】风热夹肝阳上逆，耳痈项肿，痰毒托腮等证。

5.真人活命饮

【方药】金银花 防风 白芷 当归 天花粉 乳香 没药 角针（皂角刺） 穿山甲 陈皮 象贝母 甘草

【主治】一切痈疽，未成脓者即消，已成脓者即溃。或阴夹阳，阳夹阴之证。止痛消毒之圣药。

6.疏肝流气饮（新方）

【方药】柴胡 薄荷 郁金 当归 牡丹皮 黄芩 白芍药 栀子 夏枯草

【主治】肝郁不舒，乳痈、乳痰诸证。

7.万灵丹（陈氏）

【方药】茅术 全蝎 石斛 天麻 当归 炙甘草 川芎 羌活 荆芥 防风 麻黄 细辛 川乌 草乌 何首乌 雄黄

【主治】痈疽、疔毒、对口、湿痰流注、附骨阴疽、鹤膝等证。

8.荆防败毒散（别名：消风败毒散）（朱肱）

【方药】柴胡 荆芥 防风 羌活 独活 前胡 川芎 枳壳 人参 甘草 桔梗 白茯苓

【主治】发散时气、风毒邪热，亦治肠风下血、风湿、痈肿、疮疡。

9.犀角升麻汤（景岳）

【方药】犀角 升麻 防风 羌活 白芷 白附子 黄芩 甘草

【主治】时毒或风热头面肿痛，或咽喉不利，或鬓疽、痄腮等证。

10.五福消毒丹（景岳）

【方药】玄参 桔梗 白茯苓 人参 马牙硝 青黛 甘草 麝香 金箔

【主治】咽喉、牙口疮毒肿痛，并小儿一切热毒疮疖，惊惕烦躁，口舌生疮，夜
　　　　卧不宁等证。

11.五利大黄汤（景岳）

【方药】大黄 黄芩 升麻 芒硝 栀子

【主治】时毒，焮肿赤痛，烦渴便秘，脉实而数。

12.五香连翘汤（景岳）

【方药】乳香 木香 沉香 丁香 香附 黄芪 射干 连翘 升麻 木通 独
　　　　活 桑寄生 甘草

【主治】脑疽、痈疽、时毒及邪气郁滞不行者。

13.通气散（景岳）

【方药】牙皂 川芎 细辛

【主治】时毒肿甚，咽喉不利，取嚏以泄其毒。

14.犀角散（景岳）

【方药】犀角 甘草 防风 黄芩

【主治】痘疮、痈毒、时毒，热盛烦躁多渴，小便赤涩，或赤斑。

15.芩连消毒饮（景岳）

【方药】柴胡 桔梗 羌活 防风 黄连 连翘 枳壳 荆芥 白芷 川芎 射
　　　　干 黄芩 甘草

【主治】天行时疫、大头瘟，发热恶寒，颈项肿痛，脉洪，痰痹等证。

16.连翘汤（景岳）

【方药】连翘 升麻 朴硝 玄参 白芍药 白蔹 防风 射干 大黄 甘草 杏仁

【主治】痈疽时毒，焮赤肿痛。

17.定痛托里散（景岳）

【方药】罂粟壳 当归 白芍药 川芎 乳香 没药 肉桂

【主治】疮疡血虚疼痛之圣药。

18.托里黄芪汤（景岳）

【方药】黄芩 甘草 天花粉 人参

【主治】治痈疽气虚作泻。

19.普济消毒饮（东垣）

【方药】黄连　黄芩　人参　生甘草　桔梗　柴胡　薄荷　连翘　鼠粘子　板蓝根　马屁勃　白僵蚕　升麻　玄参　大黄

【主治】疫疠憎寒壮热，头面肿盛，目不能开，气逆上喘，咽喉不利，口舌干燥。

20.通圣消毒饮（节庵）

【方药】荆芥　防风　白芍药　连翘　甘草　川芎　当归　薄荷　黄芩　栀子滑石　桔梗　石膏　芒硝　大黄　麻黄　牛蒡子

【主治】凡头面肿盛，两目不开，鼻塞，口干舌燥，内外有热；或咽肿痛不利；或内实大便秘结，脉洪数，烦渴者。

21.小柴胡汤（仲景）

【方药】柴胡　人参　黄芩　生姜　半夏　甘草　大枣

【主治】肝胆风热，瘰疬结核；或肿痛色赤；或寒热往来；或怒火口苦耳聋，耳痛、乳痈、乳疽等证。

22.清凉救苦散（节庵）

【方药】芙蓉叶　霜桑叶　白蔹　白及　大黄　黄连　黄柏　紫车前　白芷　雄黄　赤小豆　芒硝

【主治】大头瘟肿甚者。

23.黄连解毒汤（崔氏）

【方药】黄连　黄芩　黄柏　栀子

【主治】一切火毒热毒，狂躁心烦，湿热壅滞诸证，脉洪而数。

24.如意金黄散（陈氏）

【方药】天花粉　黄柏　大黄　白芷　厚朴　陈皮　甘草　苍术　胆南星

【主治】痈疽，发背，诸般疔毒，漆疮，火丹，湿痰流毒，风热天疱，肌肤赤肿，妇人乳痈，小儿丹毒。

25.清肝益营汤（景岳）

【方药】熟地黄　当归　栀子　龙胆草　白茯苓　白芍药　柴胡　白术　木瓜川芎　炙甘草

【主治】肝胆小肠经风热血燥，筋挛结核，或耳项、胸乳、胁肋作痛，并一切肝火之证。

26.托里消毒散（景岳）

【方药】人参　川芎　黄芪　当归　白芍药　白术　白茯苓　金银花　白芷　甘草　桔梗　皂角刺

【主治】痈疽已成，不得内消者。

27.栀子清肝汤（景岳）

【方药】柴胡　川芎　当归　牛蒡子　白芍药　牡丹皮　石膏　栀子　黄芩　黄
　　　　连　甘草

【主治】少阳经虚，肝火风热上攻，遂成鬓疽，痛连颈项、太阳等处，或耳内作
　　　　痒生疮，或出水疼痛，或胸乳间作痛，或寒热晡甚，胸满口苦舌干。

28.鼠粘子汤（《疡医大全》）

【方药】桔梗　鼠粘子　赤芍药　地骨皮　当归　天花粉　元参　甘草梢　木
　　　　通　防风　连翘　大黄

【主治】鬓疽初起，寒少热多，头眩作痛，口燥咽干，渴欲饮冷，二便秘涩，六
　　　　脉沉实有力，烦闷疼痛者。

29.神效黄芪汤（景岳）

【方药】黄芪　麦门冬　人参　熟地黄　白茯苓　甘草　白芍药　当归　川芎
　　　　远志　官桂　生姜　大枣

【主治】痈毒内虚，毒不起化，及溃后诸虚，不能收口者。

30.苍耳散（陈无择）

【方药】薄荷　辛夷　白芷　苍耳子

【主治】鼻渊。

31.六味地黄汤（钱仲阳）

【方药】生地黄　山茱萸　白茯苓　山药　泽泻　牡丹皮

【主治】肝肾不足，真阴亏损，舌燥喉痛，虚火牙痛、牙漏、牙宣等证。

32.补中益气汤（东垣）

【方药】人参　黄芪　白术　陈皮　柴胡　升麻　甘草　当归

【主治】疮疡元气亏损，恶寒发热；或因克伐，肢体倦怠，饮食少思；或不能起
　　　　发消散，生肌收敛；或兼饮食劳倦，头痛身热，烦躁作渴，脉洪大弦
　　　　虚，或微细软弱；及脱肛、痔漏等证。

33.加味逍遥散（《疡医大全》）

【方药】柴胡　白芍药　当归　白茯苓　白术　甘草　黄芩　半夏　白芷　陈
　　　　皮　桔梗

【主治】肝郁气滞，或口舌生疮，或耳内作痛，及乳痈、乳痰等证。

34.辛夷散（严氏）

【方药】藁本　防风　辛夷　白芷　升麻　木通　川芎　细辛　甘草

【主治】鼻生息肉。

35.辛夷清肺饮

【方药】辛夷　黄芩　栀子　麦门冬　百合　石膏　知母　甘草　升麻　枇杷叶

【主治】鼻痔。

36.凉膈散（《太平惠民和剂局方》）

【方药】芒硝　大黄　栀子　连翘　薄荷　黄芩　甘草　竹叶

【主治】心火上盛，中焦燥实，烦躁口渴，目赤头眩，口疮唇裂，吐血衄血，大
　　　　小便秘，胃热发斑，及小儿惊急，痘疮黑陷，外疡实火内攻，神识昏
　　　　蒙，舌黑哕恶等证。

37.凉膈清脾饮（陈氏）

【方药】防风　荆芥　黄芩　石膏　栀子　薄荷　赤芍药　连翘　生地黄　甘草

【主治】痈疡热甚。

38.紫雪丹（《太平惠民和剂局方》）

【方药】黄金　寒水石　石膏　滑石　磁石　升麻　玄参　甘草　犀角　羚羊
　　　　角　沉香　丁香　朴硝　硝石　辰砂　木香　麝香

【主治】外内烦热不解，发斑、发黄、瘴毒、疫毒、热毒，及小儿惊痫，外疡疔
　　　　毒走黄、神识昏迷。

39.至宝丹（《叶氏医案》）

【方药】犀角　朱砂　雄黄　琥珀　玳瑁　牛黄　麝香　龙脑　金银箔　水安息香

【主治】心火肝热，或发热风动之中风、中暑，小儿弄舌，发惊，及湿邪内闭
　　　　等证。

40.夺命丹（景岳）

【方药】蟾酥　轻粉　麝香　枯矾　铜绿　乳香　没药　寒水石　朱砂　蜗牛

【主治】疔疮、发背等证，或麻木，或呕吐，重者昏愦。

41.蟾酥丸

【方药】蟾酥　轻粉　枯矾　寒水石　铜绿　乳香　没药　麝香　胆矾　雄黄
　　　　蜗牛　朱砂

【主治】疔疮、发背、脑疽、乳痈、附骨臀腿等疽，一切恶证。

42.归脾养营汤（《济生方》）

【方药】人参　白术　白茯苓　酸枣仁　远志　当归　木香　黄芪　炙甘草　龙
　　　　眼肉

【主治】思虑太过，劳伤心脾，惊悸盗汗，发热体倦，食少不眠；或脾虚不能摄
　　　　血，致血妄行；及妇人经带，疡后气血不复，盗汗不眠等证。

43. 清凉甘露饮（陈氏）

【方药】犀角　银柴胡　茵陈　石斛　枳壳　麦门冬　甘草　生地黄　黄芩　知
　　　　母　枇杷叶　竹叶　灯心草

【主治】茧唇，膏粱所酿，暴怒所结，遂成斯疾，高突坚硬，或损破流血，或虚
　　　　热生痰，或渴证久作者。

44. 知柏四物汤

【方药】生地黄　当归　白芍药　川芎　知母　黄柏

【主治】血虚烦热。

45. 四物逍遥散

【方药】柴胡　当归　白芍药　白茯苓　白术　炙甘草　川芎　生地黄　生姜
　　　　薄荷

【主治】妇人患茧唇，阴血衰少者。

46. 理中汤（仲景）

【方药】人参　白术　炮姜　甘草

【主治】脏腑中寒，四肢强直。

47. 八珍汤

【方药】人参　生地黄　白茯苓　当归　白术　川芎　白芍药　炙甘草

【主治】气血俱虚，恶寒发热，烦躁作渴，大便不实，饮食不进，小腹胀痛，眩
　　　　晕昏愦；疡科气血俱伤，脓水清稀，久不收敛等证。

48. 十全大补汤

【方药】人参　生地黄　黄芪　肉桂　白术　当归　白芍药　白茯苓　川芎　炙
　　　　甘草

【主治】痈疡气血虚弱，患久不愈，或溃疡脓清，寒热，自汗盗汗，食少体倦，
　　　　发热作渴。

49. 升阳散火汤（东垣）

【方药】葛根　升麻　柴胡　羌活　独活　防风　人参　白芍药　炙甘草　生甘
　　　　草　生姜　大枣

【主治】阳经火郁，疮毒壅滞。

50. 甘露饮（《千金方》）

【方药】生地黄　熟地黄　茵陈　黄芩　枳壳　枇杷叶　石斛　甘草　天门冬
　　　　麦门冬

【主治】胃经火热，口臭，喉疮，齿龈宣露，吐血、衄血、齿血，阳证骨槽者。

51.知柏八味丸

【方药】熟地黄　山茱萸　山药　泽泻　牡丹皮　白茯苓　知母　黄柏

【主治】治阴虚火动者。

52.大补阴丸（丹溪）

【方药】熟地黄　龟板　黄柏　知母　猪脊髓

【主治】降阴火，补肾水。

53.玉女煎（景岳）

【方药】石膏　熟地黄　麦门冬　知母　牛膝

【主治】水亏火盛，少阴不足，阳明有余，口疮碎腐。

54.清胃散（东垣）

【方药】生地黄　升麻　黄连　当归　牡丹皮　石膏

【主治】胃经火热，唇口肿痛，齿龈溃烂掀痛，上连头面，或恶寒发热。

55.归芍地黄汤

【方药】当归　白芍药　生地黄　人参　白茯苓　白术　炙甘草　陈皮

【主治】疡后营亏胃弱，饮食少思。

56.牛蒡解肌汤（新方）

【方药】牛蒡子　薄荷　荆芥　连翘　栀子　牡丹皮　石斛　玄参　夏枯草

【主治】头面风热，或颈项痰毒，风热牙痛等证。

57.地黄饮子（河间）

【方药】熟地黄　山茱萸　石斛　麦门冬　五味子　远志　白茯苓　石菖蒲　肉
苁蓉　肉桂　附子　巴戟天

【主治】痱症，舌暗不能言，足废不能行，火虚之证。

58.四物汤（陈师文）

【方药】生地黄　白芍药　当归　川芎

【主治】疮疡血虚发热，或因溃后致晡热内热，烦躁不安者，皆宜服之。

59.导赤散（钱乙）

【方药】生地黄　木通　竹叶　甘草梢

【主治】心火及小肠热证，便赤淋痛，口糜生疮。

60.归芍异功散

【方药】人参　白茯苓　白术　炙甘草　陈皮　当归　白芍药

【主治】痛疡脾胃虚弱，饮食少，血虚作痛者。

61.桂附八味丸（崔氏）

【方药】熟地黄　山茱萸　山药　泽泻　牡丹皮　白茯苓　肉桂　附子

【主治】命门火衰，不能生土，以致脾胃虚寒，而患流注、鹤膝等证，不能消溃
　　　　收敛；或饮食少思，或食而不化，脐腹疼痛，夜多漩溺。

62.龙胆泻肝汤（陈师文）

【方药】龙胆草　柴胡　黄芩　栀子　生地黄　车前子　泽泻　木通　当归　甘草

【主治】肝胆经实火湿热，胁痛耳聋，胆溢口苦，小便赤涩，白浊便血，鱼口，
　　　　下疳，囊痈等证。

63.麻杏甘膏汤（仲景）

【方药】麻黄　杏仁　甘草　石膏

【主治】风温外感，痰鸣气逆；或小儿慢痹风，惊痰发痉。

64.银花解毒汤（新方）

【方药】金银花　地丁　犀角　赤茯苓　连翘　牡丹皮　川连　夏枯草

【主治】风火湿热，痈疽疔毒。

65.清燥救肺汤

【方药】霜桑叶　杏仁　麦门冬　石膏　人参　阿胶　胡麻仁　甘草　枇杷叶

【主治】肺胃火盛，咽干喉痹，咳痰吐血。

66.半夏厚朴汤（《金匮要略》）

【方药】半夏　白茯苓　厚朴　紫苏　生姜

【主治】妇人七情之气郁滞不散，结成痰涎，或如梅核在咽；或中脘痞满，气不
　　　　舒畅；或痰饮中滞，呕逆恶心者。

67.苏子降气汤（陈师文）

【方药】苏子　半夏　当归　前胡　桂枝　厚朴　橘红　甘草　生姜

【主治】心腹胀满，喘促气急，消痰进食。

68.升麻葛根汤（仲景）

【方药】升麻　葛根　白芍药　甘草

【主治】升散阳明，牙痛、牙咬、托腮等证。

69.葛根芩连汤（仲景）

【方药】葛根　黄芩　黄连　甘草

【主治】太阳阳明解表清里，外疡火毒内逼，协热便泄。

70.升麻鳖甲汤（仲景）

【方药】升麻　当归　蜀椒　甘草　鳖甲　雄黄

【主治】阳毒，面赤斑斑如锦纹，咽喉痛，吐脓血。

71.金匮肾气丸（《金匮要略》）

【方药】熟地黄　山茱萸　山药　泽泻　牡丹皮　白茯苓　牛膝　车前子　肉

桂　附子

【主治】脾肾阳虚不能行水，小便不利，腰重脚肿；或肚腹肿胀，四肢浮肿，喘急痰盛，致成蛊证者。

72.连翘败毒散（节庵）

【方药】连翘　栀子　羌活　玄参　薄荷　防风　柴胡　桔梗　升麻　川芎　当归　黄芩　白芍药　牛蒡子

【主治】发颐硬肿。

73.益气养营汤（景岳）

【方药】人参　白茯苓　陈皮　贝母　香附　当归　川芎　黄芪　熟地黄　白芍药　甘草　桔梗　白术　柴胡　生姜　大枣

【主治】抑郁劳伤，思虑太过，心神俱惫，以致四肢颈项结成瘰疬，累累如贯珠，谓之筋，或软或硬，或赤或白，或痛或不痛，日晡发热，及溃而不敛者。

74.和营散坚丸（陈氏）

【方药】人参　当归　白术　茯神　香附　橘红　熟地黄　胆南星　贝母　远志　牡丹皮　柏子仁　酸枣仁　角沉（黑牛角）　芦荟　龙齿　朱砂

【主治】失营证坚硬如石，不热不红，渐肿渐大者。

75.加味四物汤（景岳）

【方药】当归　川芎　白芍药　熟地黄　栀子　柴胡　牡丹皮

【主治】血虚营弱，肝胆有火。

76.必效散（景岳）

【方药】硼砂　轻粉　麝香　巴豆　白槟榔　斑蝥

【主治】瘰疬气血尚无亏损，病核不愈者。

77.遇仙无比丸（景岳）

【方药】白术　槟榔　防风　黑丑　密陀僧　郁李仁　斑蝥　甘草

【主治】瘰疬未成脓，其人气体如常者，或溃后有瘀血不敛者。

78.柴胡清肝汤（薛氏）

【方药】柴胡　黄芩　栀子　川芎　人参　甘草　连翘　桔梗

【主治】肝胆三焦风热疮疡，或怒火，憎寒发热，或疮毒结于两耳两胁前后，或胸乳小腹下及股足等证。

79.人参养营汤（陈师文）

【方药】人参　黄芪　当归　白术　炙甘草　桂心　陈皮　熟地黄　五味子　白芍药　远志　生姜　大枣

【主治】脾肺俱虚，营血不足。

80.护心丹（陈氏）

【方药】绿豆粉　乳香　朱砂　甘草

【主治】疮毒内攻，口干烦躁，恶心呕吐者。

81.内疏黄连汤（景岳）

【方药】黄连　白芍药　当归　槟榔　木香　黄芩　栀子　薄荷　桔梗　甘草　连翘　大黄　生姜

【主治】疮疡发热而呕，大便秘结，脉洪而实。

82.葶苈子大枣泻肺汤（《三因极一病证方论》）

【方药】甜葶苈子　大枣

【主治】上气喘急，身与面目俱浮，鼻塞声重，不闻香臭，胸膈胀满，将成肺痈者。

83.内补黄芪汤（景岳）

【方药】黄芪　麦门冬　人参　熟地黄　白茯苓　甘草　白芍药　当归　川芎　远志　官桂　生姜　大枣

【主治】痈毒内虚，毒不起化，及溃后诸虚迭见。

84.神授卫生汤（陈氏）

【方药】白芷　天花粉　连翘　牛蒡子　荆芥　甘草　防风　金银花　当归　川贝母　乳香　没药

【主治】痈疽发背，脑疽对口，丹瘤，瘰疬，恶毒疔疮，湿痰流注及一切疮证已成未成者。

85.参芪内托散（丹溪）

【方药】人参　黄芪　当归　川芎　厚朴　防风　桔梗　白芷　紫草　官桂　木香　甘草　白芍药

【主治】疮痈脓毒不化，脓溃作痛，及痘疮里虚发痒，或不溃脓，为倒靥者。

86.橘叶汤（新方）

【方药】橘叶　蒲公英　象贝母　夏枯草　青皮　当归　赤芍药　天花粉　香附　黄芩

【主治】乳痈焮红漫肿，或初起，或渐成脓者。

87.元寿丹（张涵谷）

【方药】龟壳

【主治】乳痈初起，服之即消。

88.赤豆薏苡仁汤（《疡医大全》）

【方药】赤小豆　薏苡仁　防己　甘草

【主治】肠痈、少腹痛。

89.大射干汤（《疡医大全》）

【方药】射干　升麻　白术　赤芍药　赤茯苓　栀子

【主治】胃痈始成。

90.牡丹皮散（《千金方》）

【方药】牡丹皮　栝楼仁　桃仁　薏苡仁

【主治】肠痈，腹濡而痛，时时下脓。

91.三仁汤（《疡医大全》）

【方药】薏苡仁　桃仁　牡丹皮　冬瓜子仁

【主治】胃痈，小便赤涩，腹满不食。

92.四妙汤（《医学说约》）

【方药】生地黄　当归　金银花　甘草

【主治】痈疽、发背、肠痈。

93.化毒除湿汤（新方）

【方药】当归　泽兰　薏苡仁　牡丹皮　赤芍药　金银花　枳壳　通草

【主治】治湿热下注。

94.蜡矾丸（景岳）

【方药】黄蜡　白矾

【主治】金石发疽，一切痈疽者。

95.五苓散（仲景）

【方药】猪苓　白茯苓　白术　泽泻　官桂

【主治】疮毒，下部湿热，小便短少。

96.活血散瘀汤（陈氏）

【方药】川芎　当归　赤芍药　苏木　牡丹皮　枳壳　桃仁　栝楼仁　槟榔　大黄

【主治】产后恶露不尽，或经后瘀血作痛，或暴急奔走，或杖后瘀血流注，肠胃作痛，渐成内痈，及腹痛大便燥者。

97.薏苡仁汤（陈氏）

【方药】薏苡仁　栝楼仁　牡丹皮　白芍药

【主治】肠痈腹中疼痛，或胀满不食，小便涩滞，妇人产后多有此病，纵非痈者。

98.附子薏苡仁败酱散（《金匮要略》）

【方药】薏苡仁　败酱草　附子

【主治】肠痈。

99.四君子汤（陈师文）

【方药】人参　白术　白茯苓　甘草　生姜　大枣

【主治】一切阳虚气弱，脾衰肺损，饮食少思，体瘦面黄，皮焦毛落，脉来细软者。

100.滋阴除湿汤（陈氏）

【方药】川芎　当归　白芍药　熟地黄　柴胡　黄芩　陈皮　知母　泽泻　地骨皮　贝母　甘草　生姜

【主治】鹳口疽，初起朝寒暮热，日轻夜重如疟等症。

101.和气养营汤（陈氏）

【方药】人参　陈皮　白术　黄芪　白茯苓　牡丹皮　当归　熟地黄　沉香　甘草

【主治】鹳口疽，初起朝寒暮热，日轻夜重如疟等证已成，不得内消者。

102.滋肾保元汤（陈氏）

【方药】人参　黄芪　白术　白茯苓　当归　杜仲　山茱萸　牡丹皮　熟地黄　附子　肉桂　甘草　生姜　大枣

【主治】鹳口疽，初起朝寒暮热，日轻夜重如疟，元气虚弱，脓水淋漓，久而不敛。

103.琥珀蜡矾丸（陈氏）

【方药】白矾　黄蜡　雄黄　琥珀　朱砂　蜂蜜

【主治】痈疽发背，已成未成之际，恐毒气不能外出，必致内攻者。

104.先天大造丸（陈氏）

【方药】紫河车　熟地黄　当归　白茯苓　人参　枸杞子　菟丝子　肉苁蓉　黄精　白术　何首乌　川牛膝　仙茅　骨碎补　巴戟天肉　破故纸　远志　木香　青盐　丁香　黑枣肉

【主治】风寒湿毒袭于经络，初起皮色不变，漫肿无头；或阴虚外寒侵入，初起筋骨疼痛，日久遂成肿痛，溃后脓水清稀，久而不愈，渐成漏证者，并可服。

105.不换金正气散

【方药】苍术　厚朴　陈皮　甘草　半夏　藿香

【主治】疮疡脾气虚弱，寒邪相搏，痰停胸膈，致发寒热者。

106.六君子汤

【方药】人参　白茯苓　白术　甘草　半夏　陈皮

【主治】脾胃虚弱，或寒凉克伐，肿痛不消，或不溃敛，宜服此汤，以壮营气，则诸证自愈。

107.参苓白术散（仲景）

【方药】人参　白茯苓　白术　陈皮　山药　扁豆　甘草　建莲　砂仁　薏苡
　　　　仁　桔梗

【主治】脾胃虚弱，饮食不消，或吐或泻。

108.赤石脂余粮汤（仲景）

【方药】赤石脂　禹余粮

【主治】止痢。

109.黑地黄丸

【方药】熟地黄　苍术　五味子　干姜

【主治】脾肾不足，房室虚损，形瘦无力，面色青黄，血虚久痔。

110.内消沃雪汤（陈氏）

【方药】青皮　陈皮　乳香　没药　连翘　黄芪　当归　甘草　白芷　射干　天
　　　　花粉　穿山甲　贝母　白芍药　金银花　皂角刺　木香　大黄

【主治】发背，并五脏内痈，尻臀诸肿，大小肠痈，肛门脏毒，初起俱未出脓，
　　　　疼痛不可忍者。

111.桂枝和营汤

【方药】桂枝　当归　秦艽　白茯苓　川断　广皮　牛膝

【主治】寒凝湿滞，气血虚者。

112.当归清营汤

【方药】当归　生地黄　栀子　赤茯苓　白芍药　柴胡　川芎　甘草　贝母　牡
　　　　丹皮　天花粉　连翘

【主治】肝胆二经风热血燥，筋挛结核，乳痈乳癖，并一切耳项肝火之证。

113.萆薢汤（景岳）

【方药】土萆薢（土茯苓）

【主治】杨梅疮及瘰疬，咽喉恶疮，痈漏溃烂，筋骨拘挛疼痛者。

114.阳和汤（《外科症治全生集》）

【方药】肉桂　鹿角胶　白芥子　熟地黄　麻黄　炮姜

【主治】阴寒腿痛、鹤膝风、流注等证。

115.溃坚汤（东垣）

【方药】知母　黄柏　黄连　天花粉　黄芩　升麻　柴胡　龙胆草　连翘　葛
　　　　根　甘草　桔梗　当归　白芍药　三棱　莪术　昆布

【主治】瘰疬，马刀挟瘿，从耳下或耳后下颈至肩，或入缺盆中，乃手足少阳经

分；其瘰疬在颈下或至颊车，乃足阳明经分受心脾之邪而作者。

116.虎潜丸

【方药】虎胫骨　熟地黄　龟板　锁阳　当归　牛膝　白芍药　黄柏　知母　陈皮

【主治】精血不足，筋骨痿弱，足不任地，及骨蒸劳热。

117.独活寄生汤（《千金方》）

【方药】独活　桑寄生　秦艽　防风　细辛　川芎　人参　当归　熟地黄　白芍
　　　　药　桂心　白茯苓　杜仲　牛膝　甘草

【主治】肝肾虚热，风湿内攻，腰膝作痛，冷痹无力，屈伸不便者。

118.萆薢化毒汤（新方）

【方药】萆薢　当归　牡丹皮　牛膝　防己　木瓜　薏苡仁　秦艽

【主治】湿热气血实者。

119.化斑解毒汤

【方药】玄参　人中黄　知母　生甘草　石膏　牛蒡子　升麻　川连　连翘　淡
　　　　竹叶

【主治】三焦风热上攻，致生火丹，延及遍身痒痛者。

120.防风通圣散（河间）

【方药】大黄　芒硝　荆芥　防风　栀子　白芍药　连翘　甘草　桔梗　川芎
　　　　当归　石膏　滑石　薄荷　黄芩　白术　麻黄　牛蒡子　生姜　大葱

【主治】外证阳毒，肠风痔漏。

121.升麻葛根汤（钱氏）

【方药】升麻　葛根　白芍药　柴胡　黄芩　黑栀子　木通　甘草

【主治】丹毒，身体发热，面红气急，啼叫惊搐等证。

122.麻黄一剂饮

【方药】麻黄　防风　银花　白鲜皮　当归　胡麻　甘草　羌活　秦艽

【主治】遍体霉疮初起，节骱酸楚者。

123.仙遗粮汤（景岳）

【方药】当归　生地黄　防风　金银花　木通　薏苡仁　连翘　白鲜皮　黄连
　　　　白术　甘草　皂角刺　土茯苓（仙遗粮）　灯心草

【主治】一切不拘始终虚实杨梅疮者。

124.金蝉脱甲酒（陈氏）

【方药】大蛤蟆

【主治】不拘新久轻重杨梅疮者。

125.芎归二术汤

【方药】川芎　当归　防风　独活　人参　白茯苓　银花　厚朴　薏苡仁　木瓜　白术　皂角刺　甘草　穿山甲　土茯苓　精羊肉

【主治】结毒。

126.五宝丹（景岳）

【方药】珍珠　琥珀　朱砂　滴乳石　木香　甘草　片脑　土茯苓

【主治】九种杨梅结毒，并及儿女者。

127.十味淡斋方

【方药】川贝母　白芷　防风　海螵蛸　当归　川芎　金银花　天花粉　半夏　胆南星

【主治】下疳广疮，误服轻粉升药，致烂喉塌鼻，遍体节骱酸楚，或腐烂不堪，他药不效者。

128.清肝导滞汤（陈氏）

【方药】萹蓄　瞿麦　滑石　甘草　大黄　灯心草

【主治】肝经湿热，玉茎肿痛，小水涩滞作痛者服之。

129.土萆薢汤（景岳）

【方药】土萆薢（土茯苓）

【主治】杨梅疮，及咽喉恶疮，痈漏溃烂，筋骨拘挛疼痛者。

130.芦荟丸（景岳）

【方药】芦荟　胡黄连　木香　青皮　白芜荑　当归　白茯苓　陈皮　甘草

【主治】疳癖消瘦，发热潮热，饮食少思，口干作渴，或肝火食积，口臭生疮，牙龈蚀烂等证。

131.二妙散（丹溪）

【方药】苍术　黄柏

【主治】湿热在经，筋骨疼痛，疮疡遍体。

132.四妙丸

【方药】苍术　黄柏　当归　生地黄

【主治】湿热在经，筋骨疼痛，疮疡遍体，而兼血虚者。

133.芥灵丹（《疡医大全》）

【方药】枳壳　栀子　连翘　荆芥　当归　羌活　白芷　白鲜皮　苦参

【主治】疥疮。

134.消风散

【方药】羌活　防风　荆芥　川芎　厚朴　人参　白茯苓　陈皮　甘草　僵蚕

蝉蜕　藿香

【主治】疥癣等疾。

135.四生散（景岳）

【方药】黄柏　独活　白附子　白蒺藜

【主治】臁腿疮浸淫不愈，或肾脏风，并治风癣、疥癞、血风疮证。

136.复元活血汤

【方药】柴胡　天花粉　当归　穿山甲　桃仁　红花　大黄　甘草

【主治】跌打损伤有瘀血者。

137.没药降圣丹（景岳）

【方药】当归　白芍药　川芎　川乌　生地黄　苏木　乳香　没药　骨碎补　自
　　　　然铜　生姜

【主治】跌打损伤，接续筋骨。

138.玉真散（别名：定风散）（《本事方》）

【方药】天南星　防风

【主治】打扑金刃破伤风，重者牙关紧急，腰背反张，并治蛇犬所伤者。

139.白虎汤

【方药】熟石膏　知母　甘草　粳米

【主治】肺胃实热。

140.人参白虎汤

【方药】熟石膏　知母　甘草　粳米　人参

【主治】气虚发热口渴。

141.归脾汤

【方药】人参　白术　黄芪　当归　炙甘草　茯神　远志　酸枣仁　木香　龙眼
　　　　肉　生姜　大枣

【主治】疮疡忧思伤脾，血虚发热，食少体倦，或唇疮流注，及不能消散溃敛
　　　　等症。

142.清营解毒汤（新方）

【方药】鲜生地黄　银花　牡丹皮　赤芍药　栀子　地丁　甘草　连翘

【主治】血热肿痛，疡疽之未成脓者。

143.泻火救肺汤（新方）

【方药】桑白皮　杏仁　黄芩　生石膏　知母　枇杷叶　芦根

【主治】肺痈、肺痿初起，火盛咳逆者。

144.甘桔汤（《济生拔萃》）

【方药】甘草　桔梗　薄荷　连翘　黄芩　栀子　竹叶

【主治】热肿喉痹。

145.清肝解郁汤（景岳）

【方药】人参　川芎　当归　贝母　白芍药　青皮　柴胡　白茯苓　熟地黄　栀
　　　　子　白术　甘草　牡丹皮

【主治】肝经血虚风热，或乳内结核，或脓溃不愈及肝胆经血气不和之病者。

146.大黄汤（别名：牡丹皮散）（景岳）

【方药】牡丹皮　栝楼仁　桃仁　大黄　芒硝

【主治】肠痈，小腹坚肿而热，按之则痛，肉色如故，或赤微肿，小便频数，汗
　　　　出憎寒，其脉沉紧，脓未成者。

147.大黄牡丹皮汤

【方药】牡丹皮　桃仁　大黄　芒硝

【主治】湿热郁滞之肠痈初起。右下腹疼痛拒按，甚或局部肿痞，或右侧腿足屈
　　　　而不伸，伸则痛剧，或时时发热、恶寒、自汗出，舌苔黄腻，脉滑数。

148.旋复葱绛汤

【方药】旋复　青葱　新绛（茜草）

【主治】血液亏损，肝气胀痛，或少腹症瘕。

149.金铃子散（河间）

【方药】金铃子　延胡索

【主治】肝气郁逆诸证。

150.鳖甲煎丸（仲景）

【方药】鳖甲　乌扇（射干）　黄芩　柴胡　鼠妇　干姜　大黄　白芍药　桂
　　　　枝　葶苈子　石韦　厚朴　牡丹皮　瞿麦　紫葳　半夏　人参　䗪虫
　　　　阿胶　蜂窠　赤硝　蜣螂　桃仁　灶下灰

【主治】疟母，一切症结。

151.鳖甲煎丸（《千金方》）

【方药】鳖甲　乌扇　黄芩　柴胡　干姜　大黄　白芍药　桂枝　葶苈子　石
　　　　韦　厚朴　牡丹皮　瞿麦　紫葳　半夏　人参　䗪虫　阿胶　蜂窠　蜣
　　　　螂　桃仁　灶下灰　海藻　大戟

【主治】疟疾日久不愈，胁下痞硬有块，肝脏硬化，以及便秘者。

152.疏肝导滞汤（新方）

【方药】川楝子　延胡索　青皮　白芍药　当归　香附　牡丹皮　栀子

【主治】肝经郁滞，欲成乳癖、乳痈、乳岩等证。

153.羌活胜湿汤

【方药】羌活　独活　藁本　蔓荆子　川芎　炙甘草　防风

【主治】外伤湿气，一身尽痛者。

154.萆薢渗湿汤（新方）

【方药】萆薢　薏苡仁　黄柏　赤茯苓　牡丹皮　泽泻　滑石　通草

【主治】湿热下注，臁疮，漏蹄等证。

155.通天再造散（《卫生宝鉴》）

【方药】皂角刺　大黄　郁金　白丑（牵牛子）

【主治】大风实热内壅者。

156.醉仙散（《卫生宝鉴》）

【方药】鼠粘子　胡麻子　蔓荆子　枸杞子　苦参　白蒺藜　栝楼根　防风

【主治】疠风，遍身麻木者。

157.苦参丸（陈氏）

【方药】苦参　枫子肉　荆芥　防风　白芷　全蝎　何首乌　白附子　枸杞子　威灵仙　当归　胡麻　川芎　蒺藜　大皂角　川牛膝　牛蒡子　独活　蔓荆子　海风藤　羌活　连翘　苍术　天麻　杜仲　草乌　甘草　杏仁　人参　白花蛇

【主治】大麻风，不分新久、穿溃烂，老幼俱可服之。

158.托里散（景岳）

【方药】栝楼　当归　黄芪　白芍药　甘草　熟地黄　天花粉　银花　皂角刺

【主治】一切疮毒，始终常服，不致内陷。

159.麦味地黄丸

【方药】麦门冬　生地黄　白茯苓　五味子　郁金　白芍药　乌药　牡丹皮　泽泻　萸肉　山药　当归

【主治】肾阴不足，火烁肺金，喘咳劳热，或有鼻衄、鼻渊等证。

160.逍遥散（《医垒元戎》）

【方药】当归　白芍药　白术　茯神　柴胡　甘草　薄荷

【主治】肝郁不舒，致成乳癖、乳岩、失营、瘰疬等证。

161.苇茎汤（《千金方》）

【方药】苇茎　薏苡仁　桃仁　瓜瓣

【主治】治肺痈。

162.牛蒡子散（陈氏）

【方药】牛蒡子　陈皮　栀子　银花　甘草　黄芩　天花粉　连翘　栝楼仁　皂
角刺　柴胡　青皮

【主治】乳痈、乳疽，结肿疼痛，无论新久，但未成脓者。

163.石膏散（景岳）

【方药】石膏　川芎　白芷

【主治】阳明风热头痛，或孕妇乳房结核。

164.托里消毒汤（陈氏）

【方药】人参　川芎　白芍药　黄芪　当归　白术　白茯苓　白芷　金银花　皂
角刺　甘草　桔梗

【主治】痈疽已成，不得内消者。

165.延寿丹

【方药】贝母　白芷　薏苡仁　车前子　川连　赤芍药　木通　栀子

【主治】小儿脐风。

166.牡丹皮汤（《金匮要略》）

【方药】大黄　芒硝　牡丹皮　桃仁　瓜子仁

【主治】肠痈脉迟而紧，未成脓，当服此以下其血。

167.七味神圣汤（岐天师）

【方药】金银花　蒲公英　人参　当归　甘草　大黄　天花粉

【主治】骑马痈。

168.黄芪柴胡汤

【方药】黄芪　柴胡　牡丹皮　牛膝　丹参　黄芩　荆芥　防风　栀子

【主治】阴包毒。

169.鸡子大黄丸

【方药】大黄　鸡子雄（幺鸡睾丸）

【主治】毒浊下疳。

170.凉血消风散（陈氏）

【方药】当归　生地黄　防风　蝉蜕　知母　苦参　胡麻　荆芥　苍术　石膏
甘草　木通　牛蒡子

【主治】风湿浸淫血脉，致生疮疥，搔痒无度，及大人小儿风热，瘾疹遍身雪
片，斑点乍有乍无者。

171.神应养真丹（陈氏）

【方药】当归　川芎　白芍药　天麻　羌活　熟地黄　木瓜　菟丝子

【主治】厥阴经为四气所袭，脚膝无力，左瘫右痪，半身不遂，手足顽麻，言语
　　　　蹇涩，气血凝滞，遍身疼痛者。

172.四苓散

【方药】白茯苓　猪苓　泽泻　白术

【主治】水湿内停，小便不利，泄泻，水肿，尿血者。

173.国老散

【方药】甘草

【主治】癫疮，痘疹，疔肿，痈疽，诸般恶疮及中砒毒、菌毒，伤寒发狂言，天
　　　　行瘟疫毒。痘6～7日不能肥满，或陷入黑色，不能灌脓及中恶。

174.玉枢丹

【方药】山慈菇　五倍子　大戟　朱砂　雄黄　麝香　千金子

【主治】一切无名肿毒。

175.梅花点舌丹

【方药1】蟾酥　熊胆　牛黄　麝香　雄黄　血竭　硼砂　葶苈子　沉香　乳
　　　　香　没药　冰片　朱砂

【方药2】蟾酥　熊胆　牛黄　麝香　雄黄　血竭　硼砂　葶苈子　沉香　乳
　　　　香　没药　冰片　朱砂　蜗牛　轻粉　胆矾　铜绿

【主治】无名肿毒，未成即消，已成即溃。

176.西黄化毒丹

【方药】西黄（牛黄）　珍珠　血珀（琥珀）　胆南星　辰砂

【主治】疔疽火毒内陷，神识模糊，不省人事者。

177.疡余化毒丹

【方药】滴乳石　西黄（牛黄）　珍珠　天竺黄　胆南星　血竭　川连　朱砂
　　　　灯心草灰

【主治】疔疽余火未清，艰于收口难敛者。

178.痘后化毒丹

【方药】西黄（牛黄）　药珠（珍珠）　血珀　灯心草灰　胆南星　冰片　天竺
　　　　黄　甘草　人中黄

【主治】痘证后余毒走络，遍体发疡者。

179.猴疳化毒丹

【方药】珍珠　血珀　飞滑石

【主治】幼孩遍体胎火胎毒，臀赤无皮，音哑鼻塞，或赤游丹毒。

180.万消化坚丸

【方药】方八（龟甲）　芫花　穿山甲　川乌　草乌　乳香　没药　当归　延胡索　全虫（全蝎）

【主治】痈疽肿毒者，孕妇忌服。

181.化坚丸

【方药】生地黄　川芎　白芍药　川楝子　当归　丹参　牡蛎　夏枯草　天花粉　香附　半夏　石决明　郁金　青皮　橘核　全虫（全蝎）　沉香　白茯苓　刺蒺藜　土贝母　延胡索　柴胡　苏梗　两头尖

【主治】肝经郁火，乳痰、乳癖，及颈项失营、马刀，郁痰痞核。

182.八反丸

【方药】桂心　甘遂　细辛　当归　半夏　甘草　白芷　芫花　海藻　红花　全虫（全蝎）　牙皂　虎骨　白及　川乌　草乌

【主治】痰核瘰疬。

183.五龙丸

【方药】穿山甲　全虫（全蝎）　槐米　白僵蚕　土贝母

【主治】鱼口、便毒，鹤膝风及流注、腿痈之半阴半阳者。

184.洞天救苦丹

【方药】楝树子（川楝子代）　白芷　带子蜂房（蜈蚣代）　两头尖（鼠矢）

【主治】乳痰、乳癖，未成岩者。

185.虎潜丸

【方药】西土（硫磺）　血竭

【主治】阴寒鹤膝风者。

186.九龙丹

【方药】乳香　没药　江子肉（巴豆）　血竭　儿茶

【主治】泻一切下疳、鱼口、便毒、霉疮、广痘初起。

187.分清泄浊丸

【方药】生大黄　西珀（琥珀）

【主治】肝经湿火淋浊管痛，小溲不利，并治下疳湿烂火盛者。

188.广毒至灵丹

【方药】生大黄　生川连　广珠（珍珠）　黄芩　朱砂　百步（百部）　核桃夹　肥皂夹灰　血余　骨余（手指甲）

【主治】广痘霉癣，梅疮透顶，下疳结毒。

189.增制史国公药酒方

【方药】桂枝 秦艽 防风 牛膝 萆薢 当归 虎骨 川芎 川断 枸杞子 红花 鳖甲 白茄根 豨莶草 老松节 五灵脂 嫩桑枝 樟木 杜仲 狗脊 独活 薏苡仁 蚕砂 五加皮 姜黄 甘草 槐枝 苍耳子 川乌 草乌 柳枝 海风藤

【主治】寒湿流经，历节风痹。

190.却病延年药酒

【方药】生地黄 当归 红花 乌药 刘寄奴 木香 赤芍药 丹参 淮山药 川断 白芷 羌活 骨碎补 落得打 甘草 牛膝 枳壳 牡丹皮 破故纸 石兰 五加皮 白术 木瓜 秦艽 威灵仙 白芍药 苏子 川芎 虎骨 葛根 延胡索 自然铜 青皮 木通 杜仲 天花粉

【主治】脱力劳伤。

191.太乙丹

【方药】木香 麝香 丁香 茅术 沉香 西黄（牛黄） 雄黄 熊胆 蟾酥 朱砂

【主治】专治一切痧证，山岚瘴气，暑气恶心，肚腹疼痛等证。

192.唐栖痧药方

【方药】茅术（苍术）大黄 丁香 麻黄 天麻 寸香（麝香） 蟾酥 朱砂

【主治】一切痧证，山岚瘴气，暑气恶心，肚腹疼痛。

193.诸葛行军散

【方药】朱砂 雄黄 月石（硼砂） 枪硝（朴硝） 寸香 冰片 西黄（牛黄） 飞金（金箔）

【主治】一切肚腹疼痛，恶心呕吐，身体烦晕胀满等证。

194.和伤末药

【方药】当归 延胡索 紫荆皮 大茴香 川乌 草乌 甘草 自然铜 红花 蒲黄 丹参 五灵脂 甘松 山奈 砂仁

【主治】跌打损伤，闪气腰疼，伤筋伤骨。

195.大麻风汤药方（李廷保）

【方药】陈皮 白芷 苦参 天麻 秦艽 川断 防风 荆芥 羌活 风藤 薏苡仁 牛膝 当归 海桐皮 苍术 木香 桂枝 连翘 甘草 黑枣 生姜

【主治】一时感天地不正之气的麻风疾病。

196.大麻风丸药方（李廷保）

【方药】大胡麻　小胡麻　牛膝　白蒺　苦参　防风　荆芥　当归　薏苡仁　苍术　川断　生地黄

【主治】麻风病。

197.风子膏方

【方药】大风子

【主治】一切风疾者。

198.治风药酒方

【方药】当归　大胡麻　枸杞子　防风　萆薢　白芍药　丹参　海风藤　香加皮　荆芥　杜仲　牛膝　川芎　赤芍药　甘草　白芷　茅术　生地黄　黄柏　巴戟天　秦艽　桑枝

【主治】一切风证。

199.治风丸药方

【方药】大胡麻　苦参　羌活　石菖蒲　独活　白附子　防风　威灵仙　当归　粉甘草

【主治】一切风证。

200.退管丸药

【方药】炙蜂房　象皮　粉儿茶　猪脚壳（猪蹄）　乳香　刺猬皮　生人脱（手指甲）　胡连　没药　生矾　象牙屑　血竭　黄蜡

【主治】一切痈疽，远近漏管。

201.玉枢丹

【方药】山慈菇　五倍子　红牙大戟　朱砂　雄黄　麝香　千金子

【主治】治诸痧霍乱，疫疠瘴气，喉风五绝，惊痫癫狂，百般恶证，及诸中毒，诸痈疽，水土不服，黄疸臌胀，蛇犬虫伤。

外治方

1.豆豉饼（景岳）

【方药】淡豆豉

【主治】治疗疮疡肿毒，硬而不溃，及溃而不敛，并一切顽疮恶疮。

2.琥珀膏（景岳）

【方药】琥珀　白芷　防风　当归　木鳖子　木通　丁香　桂心　朱砂　木香　松香　麻油

【主治】治颈项瘰疬，及胁下初结小核，渐如连珠，不消不溃，或溃而脓水不绝，经久不瘥或成漏证者。

3. 雄黄散（陈氏）

【方药】雄黄　蟾酥　冰片　轻粉

【主治】治天蛇毒初起红肿，发热疼痛钻心者。

4. 乌金膏（景岳）

【方药】巴豆　香油

【主治】治发背，中央肉死或初起肿痛或瘀血腐黑，涂之即溃。

5. 解毒雄黄散（景岳）

【方药】雄黄　白矾　寒水石

【主治】一切痈肿溃疡，毒势甚者。

6. 石珍散（陈氏）

【方药】石膏　轻粉　青黛　黄柏

【主治】天疱作烂疼痛，脓水淋漓。

7. 藜芦膏（景岳）

【方药】苦参　藜芦

【主治】一切疮疽，胬肉突出者。

8. 普济丹（《疡医大全》）

【方药】硫磺　花椒　潮脑　生明矾　枯白矾　猪板油

【主治】疥癞等疮。

9. 蛇床子散（陈氏）

【方药】蛇床子　大枫肉　松香　枯矾　黄丹　大黄　轻粉

【主治】脓窠疮，生于手足遍身，根硬作胀，痒痛非常者。

10. 一扫光（陈氏）

【方药】苦参　黄柏　烟胶　木鳖肉　蛇床子　红椒　明矾　枯矾　硫磺　枫子
肉　樟冰　水银　轻粉　白砒

【主治】血热湿热痒疮。

11. 绣球丸（陈氏）

【方药】樟冰　轻粉　川椒　枯矾　水银　雄黄　枫子肉

【主治】一切干湿疥疮，及脓窠烂疮，瘙痒无度者。

12. 制柏散（《疡医大全》）

【方药】黄柏

【主治】湿毒疮。

13. 黄蜡膏（《疡医大全》）

【方药】龙骨　赤石脂　血竭

【主治】臁疮。

14. 苦参汤（《疡医大全》）

【方药】苦参　蛇床子　白芷　金银花　野菊花　黄柏　地肤子　菖蒲

【主治】一切疥癞疯癣者。

15. 硇砂散（陈氏）

【方药】硇砂　轻粉　冰片　雄黄

【主治】外用治鼻痔。

16. 翠云锭（陈氏）

【方药】杭粉　铜绿　轻粉　黄连　川米

【主治】外用治眼泡菌毒。又治烂弦风眼，或暴赤肿痛者。

17. 清凉丸（《疡医大全》）

【方药】当归　石菖蒲　赤芍药　羌活　地肤子　生杏仁　川连　胆矾

【主治】眼泡菌毒。

18. 北庭丹（清溪）

【方药】人中白　番硇（硇砂）　溏鸡粪　瓦上青苔　瓦松

【主治】点治舌菌。

19. 蛤粉散

【方药】蛤粉　轻粉　白及　冰片

【主治】治湿热痛疮者。

20. 鹅黄散（《疡医大全》）

【方药】绿豆粉　黄柏　轻粉　滑石

【主治】外用治坐板疮。

21. 太乙膏（陈氏）

【方药】生地黄　土木鳖　元参　赤芍药　大黄　白芷　当归　肉桂　乳香　没
　　　　药　阿魏　轻粉　血余

【主治】外用治一切痈疽疮疡，提脓生新者。

22. 黄连膏

【方药】大黄　桐油　黄蜡

【主治】外用治足三阴湿热，腿脚红肿，皮破脂流，类乎血疯，浸淫不止，痛痒
　　　　非常者。

23.金黄散（景岳）

【方药】滑石　粉甘草

【主治】外敷治天泡湿热等疮。

24.红棉散（《疡医大全》）

【方药】枯白矾　胭脂棉　麝香

【主治】外治耳内肝经郁火所结生疮流脓者。

25.红升丹（别名：三仙丹）

【方药】水银　枪硝　白明矾

【主治】一切疮疡溃后，拔毒去腐，生新长肉，疮口坚硬，肉黯紫黑者。

26.大升丹

【方药】水银　枪硝　白明矾　皂矾　雄黄　朱砂

【主治】溃疡疮口不敛，肉芽暗滞，腐肉不净者。

27.白降丹

【方药】水银　火硝　白矾　白砒　食盐　石青　硼砂　皂矾

【主治】凡痈疽无名大毒者。

28.化脓生肌膏（别名：应用膏）

【方药】当归　连翘　白及　白蔹　大黄　栀子　官桂　苍术　羌活　天麻　防
　　　　风　黄芪　荆芥　穿山甲　甘草　芫花　方八（龟甲）　蓖麻子　生地
　　　　黄　东丹　乳香　没药　麻油

【主治】治疔、疽、流注、腿痈，穿溃者。

29.万灵膏（别名：万应膏）

【方药】生地黄　当归　川芎　苍耳子　大戟　尖槟　甘菊　蒲公英　生大黄
　　　　土槿皮　羌活　独活　红花　川乌　草乌　赤芍药　紫草　香附　川
　　　　椒　番木鳖　桂枝　狗脊　泽兰　生姜　胡椒　附子　牙皂　白附子
　　　　荆芥　金银花　黄柏　山慈菇　生首乌　全虫（全蝎）　玄胡　僵蚕
　　　　百部　胆南星　白蒺藜　穿山甲　白芷　白芥子　天花粉　益母草　蛇
　　　　床子　川牛膝　黄芪　大风子肉　细辛　苦参　龟板　桑寄生　升麻
　　　　黄芩　胡麻仁　杜菖蒲根　冬瓜皮　天麻　杨树须　闹羊花　茜草　土
　　　　茯苓　香油　嫩桑枝　松香　朴硝　雄黄　桂圆核灰　皂矾　牛皮灰
　　　　樟冰　麝香　冰片　龙骨　东丹

【主治】治一切无名肿毒，未成即消，已成即溃，并一切寒湿之证。

30.内伤膏

【方药】毛鹿角　乌药　红花　全当归　木瓜　官桂　商陆　生姜　秦艽　老鹳

草　离乡草　虎骨　东丹　肉桂　麝香　乳香　没药

【主治】内伤，腰疼足酸，寒湿流筋、流络、流注、鹤膝风、痹等证。

31.紫金膏

【方药】官桂　生地黄　秦艽　羌活　黄芩　防风　木通　川连　当归　木瓜　白术　方八（龟甲）　鳖甲　白芷　远志　大蜈蚣　丹参　紫草　毛慈菇　生穿山甲　血余　茜草　商陆根　柳枝　桃枝　桑枝　枣枝　槐枝　乳香　没药

【主治】痰核瘰疬。

32.肉桂膏

【方药】川乌　草乌　海藻　当归　甘草　白及　甘遂　白芷　细辛　芫花　半夏　肉桂　红花　大戟　虎骨　麻黄　五倍子　麻油　青油　东丹　乳香　没药　寸香（麝香）　百草霜

【主治】一切寒湿痹痛、乳痰、乳癖、瘰疬等证。

33.紫霞膏

【方药】嫩松香　糠青（铜绿）　乳香　没药　麻油　松香
【主治】老年结毒，穿溃不敛者。

34.白玉膏

【方药】鲫鱼　铅粉　轻粉　象皮　珍珠　麻油
【主治】湿毒疮，白疱臁疮，烫伤等。

35.玉红膏

【方药】白芷　甘草　当归　血竭　轻粉　白占（白蜡）　紫草　麻油
【主治】去腐生新。

36.千捶红玉膏

【方药】蓖麻子　松香　胆南星　半夏　乳香　没药　银朱
【主治】治湿毒流注，无名肿毒，未经穿溃者。

37.千捶绿云膏

【方药1】蓖麻子　松香　海藻　昆布　胆南星　半夏　杏仁　糠青（铜绿）
【方药2】蓖麻子　松香　海藻　昆布　胆南星　半夏　杏仁　糠青（铜绿）　乳香　没药
【主治】痰核。

38.十层膏（别名：夹纸膏）

【方药】黄芩　黄柏　白芷　乳香　没药　血竭　黄占（黄蜡）　白占（白蜡）　轻粉　血余（头发）　象皮　密陀僧　珍珠　麻油

【主治】专治年久新起臁疮，已经去腐，生肌长肉者。

39. 麻黄膏

【方药】川连　黄芩　黄柏　紫草　麻黄　斑蝥　生地黄　黄蜡　白蜡　蓖麻子
肉　大风子　雄黄　樟冰　生矾　五倍子　轻粉　铜青（铜绿）　东
丹　金底（密陀僧）

【主治】牛皮血癣，营枯血燥，遍体发癫发痒者。

40. 玉枢丹

【方药】山慈菇　五倍子　大戟　朱砂　雄黄　麝香　千金子

【主治】一切无名肿毒。

41. 黎洞丹

【方药】血竭　牛黄　阿魏　天竺黄　儿茶　三七　藤黄　五倍子　乳香　没
药　山羊血　千金子　朱砂　冰片

【主治】一切跌打损伤，并可磨涂诸肿。

42. 紫金锭

【方药】大黄　降香　山慈菇　大戟　胆南星　生半夏　雄黄　麝香　乳香　没药

【主治】一切风火肿痛。

43. 八将丹

【方药】西黄（牛黄）　冰片　蝉蜕　蜈蚣　麝香　穿山甲　全虫（全蝎）　五
倍子

【主治】一切疽毒不起，疔毒不透，腐肉不脱者。

44. 八宝丹

【方药】珍珠　血珀（琥珀）　象皮　龙骨　辰砂　乳香　没药　白及

【主治】收口生肌长肉。

45. 十宝丹

【方药】琥珀　珍珠　乳香　没药　象皮　血竭　儿茶　龙骨　辰砂　麝香

【主治】生肌长肉收口。

46. 生肌散

【方药】珍珠　象皮　白蜡　儿茶　轻粉　铅粉　冰片　血竭　乳香　没药

【主治】敛疮生肌长肉收口。

47. 珍珠散

【方药】珍珠　炉甘石　石膏

【主治】止痛生肌收口。

48.神妙生肌散

【方药】赤石脂　儿茶　海螵蛸　血竭　黑铅　硼砂　乳香　没药　轻粉

【主治】余腐未尽，而不收口者。

49.冰硼散（别名：金丹）

【方药】硼砂　风化霜　僵蚕　薄荷　生矾　冰片　滴乳石　人中白

【主治】吹喉间肿痛，或蛾痛。

50.冰青散（别名：碧丹）

【方药】川连　儿茶　青黛　灯心草灰　西黄（牛黄）　冰片　人中白

【主治】吹口糜疳腐，及烂头喉蛾、喉痹、喉疳、喉癣。

51.珠黄散

【方药】西黄（牛黄）　朱砂　珍珠　滴乳石　月石（硼砂）　寸香（麝香）
　　　雄精　儿茶　大梅片　人中白

【主治】烂喉疳肿腐，汤水难人者；并治远年烂喉结毒，腐去蒂丁，及幼孩口
　　　疳、口糜等证。

52.珠宝散

【方药】珍珠　西黄（牛黄）　铅粉　密陀僧　熟石膏　冰片　大黄　寒水石
　　　甘草　人中黄

【主治】火烫灼伤，腐烂不堪者。

53.阳铁箍散

【方药】细辛　川乌　草乌　官桂　白芥子　川椒　降香　陈小粉（小麦粉）
　　　半夏　胆南星

【主治】葱头汁调敷患处，治阴证疮疡。

54.阴铁箍散

【方药】降香　大黄　乳香　赤小豆　没药　黄芩　方八（龟甲）　生胆南星
　　　山慈菇　陈小粉（小麦粉）

【主治】醋调敷患处，治阳证疮疡。

55.日用应酬围药

【方药】生胆南星　生半夏　当归　大黄　陈小粉（小麦粉）

【主治】痈疽、疔毒，瘰疬初起者。

56.四黄散

【方药】大黄　黄柏　黄芩　川黄连　槟榔　松香　熟石膏　厚朴　寒水石

【主治】一切白疱痈疮、湿疮、坐板、烫火等疮。

57. 紫灵散

【方药】牛烟膏　松香　东丹　黄芩　黄柏　樟冰　槟榔　西丁（牛黄）　明矾
　　　　铜坭（铜绿）　生大黄

【主治】一切疥癞风癣，瘙痒难忍诸疮证。

58. 五香丸

【方药】杏仁　升药底　花椒　樟冰　大黄　蛇床子　黄柏　西丁（硫磺）　大
　　　　枫子肉

【主治】疥癞顽癣、肥疮、坐板疮、血热等疮。

59. 白癜风搽药方

【方药】白及　密陀僧　雄黄　白附子　硫磺　朱砂　雌黄（黄安）　寸香（麝
　　　　香）　梅片

【主治】汗斑。

第十六篇　外科医镜方集

内服方

1.降痈活命饮（新方）

【方药】金银花　当归　生黄芪　甘草　乳香　没药　白芷　防风　穿山甲　黄明胶

【主治】一切痈毒，尤其发背及无名等证，初起即消，已成即溃，百发百中。

2.托里散（新方）

【方药】人参　生黄芪　当归　甘草　乳香　没药　穿山甲　牛皮胶

【主治】一切痈毒，已成未溃者服之不传恶证。

3.托里散（新方）

【方药】金银花　人参　生黄芪　黄明胶　甘草　穿山甲　当归

【主治】一切痈毒，已成未溃者服之不传恶证。

4.托里十宣散（新方）

【方药】人参　黄芪　当归　官桂　川芎　防风　白芷　穿山甲　黄明胶　甘草

【主治】一切痈毒。外因风寒感冒，内因气血虚损，随至难消难脓难溃者。

5.转阳化毒汤（新方）

【方药】人参　黄芪　远志　金银花　生甘草　肉桂　黄明胶

【主治】一切痈毒已溃。误服凉剂，转变阴证者。

6.补正理痈汤（新方）

【方药】人参　当归　白术　白茯苓　甘草　黄芪　肉桂　川芎　熟地黄　牛皮胶

【主治】一切痈毒已溃。气血亏损，脓水淋漓久而不愈者，妇人血脉虚弱尤宜。

7.阳和汤（许真君）

【方药】怀熟地黄　鹿角胶　白芥子　生甘草　肉桂　炮姜　麻黄

【主治】一切阴疽。发背对口流注，痰核瘰疬，失荣，乳岩横痃附骨石疽等证。

8.阳和救急汤（新方）

【方药】熟地黄　鹿角胶　白芥子　肉桂　附子　炮姜　人参　当归

【主治】一切阴疽发背。已溃赋禀虚弱，或误服凉剂，转变倒陷不化脓腐垂危等症。

9.十补保真汤（新方）

【方药】熟地黄　山药　枸杞子　山萸肉　鹿角胶　白芥子　人参　当归　肉桂　附子

【主治】一切阴疽发背。脓血大溃，精神耗损，或年迈素禀虚弱，或凉药克伐太甚，疮形瘟惨阴寒至极等证。

10.固本异功煎（新方）

【方药】熟地黄　白术　山药　人参　生黄芪　枸杞子　山萸肉　补骨脂　酸枣仁　甘草　肉桂　附子　炮姜

【主治】一切阴疽发背。溃烂不堪，气血亏损，或因凉药克伐，呕吐泄泻，形状狼狈危极等症。

11.阳和二陈汤

【方药】半夏　广橘红　白芥子　白茯苓　甘草　肉桂　炮姜　麻黄

【主治】湿痰流注。耳后阴疽、骨槽风、乳疽等证，少腹缓疽尤验。

12.阳和化坚汤（新方）

【方药】鹿角胶　炒僵蚕　白芥子　甘草　肉桂　炮姜　麻黄

【主治】骨槽风证。

13.阳和救绝汤（新方）

【方药】人参　白术　白茯苓　半夏　广橘红　僵蚕　甘草　肉桂　炮姜　麻黄

【主治】骨槽风证。误服凉剂致肌肉坚凝腐臭者。

14.茄蒂饮

【方药】鲜茄蒂　鲜何首乌

【主治】对口痈毒。

15.托里化毒散（新方）

【方药】鲜何首乌　当归　甘草　没药　乳香　茄蒂　人参　黄芪

【主治】对口痈毒。

16.七圣汤（新方）

【方药】人参　黄芪　当归　何首乌　白芥子　肉桂　鹿角胶

【主治】对口阴疽。

17.扶危固本汤（新方）

【方药】熟地黄　何首乌　当归　人参　黄芪　枸杞子　山萸肉　鹿角胶　白芥子　生甘草　肉桂　附子　炮姜

【主治】对口阴疽，烂延缠颈历久不愈者。

18.化毒漏芦饮（新方）

【方药】漏芦　连翘　元参　牛蒡子　大黄　生甘草　犀角　黄芩　蓝叶（青黛）

【主治】喉外生痈。

19.消瞕救目汤（王普三）

【方药】石蟹　连翘　羚羊角　草决明　白蒺藜　防己　茺蔚子　龙胆草　木贼草　菊花

【主治】眼生胬瞖。

20.滋阴养目汤

【方药】熟地黄　山萸肉　葳蕤（玉竹）　枸杞子　菊花　当归　白芍药　柴胡　车前子　白芥子

【主治】阴虚目痛。

21.经验方

【方药】刀豆子

【主治】酒调服疗鼻渊脑漏。

22.参茸地黄汤（新方）

【方药】鹿茸（鹿角胶）

【主治】鼻渊脑漏之漏。

23.化疔漏芦汤

【方药】漏芦　白蔹　黄芩　连翘　犀角　赤芍药　桔梗　甘草

【主治】鼻内生疔。

24.救唇汤

【方药】紫花地丁　金银花　白果　桔梗　甘草　知母

【主治】反唇疔毒。

25.化疔救唇汤（新方）

【方药】金银花　鲜生地黄　白果　桔梗　当归　赤芍药　犀角　生甘草

【主治】反唇疔毒。

26.玉女煎

【方药】石膏　知母　元参　生地黄　麦门冬

【主治】实火牙痛。

27.清胃饮（新方）

【方药】元参　生地黄　麦门冬　骨碎补　山药　白茯苓　牡丹皮　天花粉

【主治】实火牙痛。

28. 滋阴地黄汤
【方药】熟地黄　毛姜　山药　白茯苓　牡丹皮　泽泻　麦门冬　北五味　肉桂
【主治】虚火牙痛。

29. 救舌汤
【方药】生地黄　赤芍药　牡丹皮　犀角　连翘　麦门冬　栀子　木通　川连　甘草
【主治】舌上生痈。

30. 凉血四神煎（新方）
【方药】槐花　生地黄　牡丹皮　白茯苓
【主治】舌上出血。

31. 解毒地黄汤（新方）
【方药】鲜生地黄　赤芍药　牡丹皮　犀角　黄芩　黄柏　栀子　川连　甘草
【主治】上腭悬痈。

32. 荆芥败毒散（任沨波）
【方药】荆芥　防风　桔梗　赤芍药　牛蒡子　金银花　贝母　连翘　薄荷　生甘草　青果
【主治】时毒喉痛，斑疹腮肿，风痰咳嗽，头痛发热等证。

33. 凉膈散（任沨波）
【方药】大黄　芒硝　连翘　栀子　薄荷　川连　甘草
【主治】时毒喉痛内陷，三焦受邪者。

34. 犀角消毒饮（任沨波）
【方药】牛蒡子　金银花　连翘　栀子　荆芥　赤芍药　僵蚕　生甘草　犀角　柴胡　万年青
【主治】时毒喉痛内陷，喉痛丹疹并项肿如蛤蟆瘟者。

35. 普济消毒饮（任沨波）
【方药】羚羊角　知母　连翘　生大黄　牛蒡子　僵蚕　薄荷　川连　马屁勃　生甘草
【主治】时毒喉痛内陷，并二便闭结，通利而病势重者。

36. 调理方（任沨波）
【方药】生地黄　地骨皮　元参　生甘草　白芍药　麦门冬　牡丹皮　忍冬藤
【主治】时毒喉痛，阴液亏损内陷。

37. 增补消毒饮
【方药】牛蒡子　金银花　连翘　元参　荆芥　僵蚕　桔梗　薄荷　板蓝根　马

　　　屁勃　生甘草

【主治】时毒喉痛内陷。

38.神方（任�波）

【方药】荆芥　薄荷　连翘　蝉蜕　人中黄　西湖柳　忍冬藤　万年青

【主治】时毒喉痛内陷。

39.镇阴地黄汤（章虚谷）

【方药】熟地黄　山萸肉　山药　白茯苓　牡丹皮　泽泻　淡附子　肉桂　牛
　　　膝　牡蛎

【主治】阴火喉痹。

40.引火汤（雷真君）

【方药】怀熟地黄　山萸肉　麦门冬　北五味　肉桂（附子代）　淮牛膝　车
　　　前子

【主治】阴火喉痹。

41.抑火汤（新方）

【方药】熟地黄　山萸肉　麦门冬　北五味　山药　白茯苓　紫石英　肉桂

【主治】阴火喉痹。

42.调理方（别名：三陆同补汤）（陈远公）

【方药】熟地黄　山萸肉　麦门冬　五味子　薏苡仁　肉桂　人参　白芥子　白
　　　茯苓　白术

【主治】阴火喉痹。

43.增补引火汤

【方药】怀熟地黄　巴戟天　麦门冬　五味子　白茯苓

【主治】阴火喉痹。

44.清露饮

【方药】熟地黄　生地黄　天门冬　麦门冬　钗石斛　枳壳　桔梗　甘草　枇杷叶

【主治】阴虚咽疮。

45.引阳潜阴汤

【方药】熟地黄　金石斛　北沙参　麦门冬　生白芍药　龟板　山药　白茯苓

【主治】阴虚咽疮，脉弦数尺部独大者。

46.栝楼散（新方）

【方药】栝楼　当归　甘草　乳香　没药　青皮　柴胡　远志

【主治】妇人乳痈。

47. 治妇人乳痈方（李廷保）

【方药】土贝母　白芷　乳香　没药　当归

【主治】妇人乳痈。

48. 和乳养营煎（新方）

【方药】当归　白芍药　冬术　熟地黄　人参　白茯苓　川芎　甘草　香附　夏
　　　　枯草（产后用益母草）

【主治】妇人乳痈久溃。

49. 通乳汤（新方）

【方药】牡蛎　川贝　胡桃肉

【主治】乳汁不通，或经络凝滞，将成痈肿者。

50. 解悬汤

【方药】人参　当归　川芎　荆芥　益母草　麦门冬　炮姜

【主治】产妇乳悬。

51. 阳和化岩汤（新方）

【方药】鹿角胶　土贝母　白芥子　甘草　肉桂　炮姜炭　麻黄　胡桃肉

【主治】妇人乳岩。

52. 完臂汤（新方）

【方药】当归　白芍药　柴胡　羌活　半夏　白芥子　陈皮　秦艽　附子

【主治】两臂生痈。

53. 卫臂散

【方药】黄芪　当归　防风　白芥子　白芍药　白茯苓　熟地黄　枸杞子　薏
　　　　苡仁

【主治】两臂生痈已溃。

54. 银花解毒汤（新方）

【方药】金银花　鲜生地黄　当归　赤芍药　天花粉　柴胡　黄芩　升麻　犀
　　　　角　麦门冬　知母　生甘草

【主治】手指疔毒。

55. 新方

【方药】鲜生地黄　麦门冬　紫花地丁　当归　金银花　知母　甘草

【主治】手指疔毒。

56. 涤肠汤（新方）

【方药】大黄　当归　赤芍药　桃仁　延胡索　红花　木香　冬瓜子

【主治】大肠生痈。

57.五利大黄汤（新方）

【方药】大黄 牡丹皮 冬瓜子 桃仁 滑石

【主治】大肠生痈。

58.治大肠生痈方（李廷保）

【方药】滑石 皂角刺 大黄

【主治】大肠生痈。

59.泄毒八正散（新方）

【方药】滑石 大黄 刘寄奴 琥珀 木通 车前子 甘草 肉桂

【主治】小肠生痈。

60.疏浚饮（新方）

【方药】大黄 刘寄奴 琥珀 生甘草

【主治】小肠生痈。

61.治小肠生痈方（李廷保）

【方药】大黄 皂角刺 滑石

【主治】小肠生痈。

62.理疝至奇汤（新方）

【方药】沙参 白芍药 柴胡 橘核 肉桂 谷树叶

【主治】小肠疝气。

63.新方

【方药】谷树叶 葫芦巴 莳萝（小茴香）

【主治】小肠疝气。

64.宣毒散（新方）

【方药】大黄 白芷 穿山甲 黄明胶

【主治】下部便毒。

65.祛毒至神汤（新方）

【方药】金银花 人参 当归 甘草 牛皮胶 穿山甲 大黄

【主治】骑马悬痈。

66.提肛汤（新方）

【方药】熟地黄 黄芪 党参 冬术 当归 白茯苓 川芎 白芍药 升麻 柴胡

【主治】脱肛下坠。

67.泄毒救茎汤（新方）

【方药】滑石 甘草梢 萹蓄

【主治】阴茎疳蚀。

68.暗治饮（新方）

【方药】当归 白芍药 白茯苓 炒栀子 柴胡 海螵蛸

【主治】妇人阴蚀。

69.逍遥八物汤（新方）

【方药】人参 柴胡 白芍药 当归 海螵蛸 山药 白茯苓 甘草 肉桂

【主治】妇人阴蚀。

70.仙遗粮汤

【方药】土茯苓 金银花 薏苡仁 僵蚕 木瓜 白鲜皮 木通 肥皂子

【主治】杨梅毒疮。

71.升气去湿汤

【方药】人参 白术 黄芪 防风 肉桂 薏苡仁 芡实 陈皮 柴胡 白茯苓 半夏

【主治】脚气湿热下注。

72.顾足汤

【方药】黄芪 薏苡仁 芡实 白术 白茯苓 肉桂 防风 车前子 白芥子

【主治】脚气湿热下注。

73.顺导汤（新方）

【方药】白茯苓 泽泻 肉桂 木瓜 吴茱萸 车前子

【主治】脚气冲心。

74.全趾饮（新方）

【方药】牛膝 石斛 金银花 元参 菊花 当归 白茯苓 生甘草

【主治】足趾疔毒。

75.托里完趾汤（新方）

【方药】人参 黄芪 远志 金银花 白茯苓 牛膝 石斛

【主治】足趾毒肿已溃。

76.扶正驱邪散（新方）

【方药】白术 当归 人参 香附 乌药 木瓜 白茯苓 陈皮 紫苏 甘草 生姜

【主治】孕妇足肿。

77.加减补中益气汤

【方药】人参 白术 当归 生黄芪 甘草 柴胡 升麻 陈皮 白茯苓

【主治】孕妇足肿。

78.阳和汤

【方药】熟地黄 鹿角胶 白芥子 甘草 肉桂 炮姜 麻黄

【主治】孕妇阴疽。

79. 消痈护产汤（新方）

【方药】当归　川芎　金银花　蒲公英　荆芥　生甘草

【主治】产后痈毒。

80. 回阳救产汤（新方）

【方药】人参　当归　川芎　荆芥　肉桂　益母草

【主治】产后阴疽。

81. 大温中饮（庄在田）

【方药】熟地黄　冬术　山药　党参　黄芪　白芥子　甘草　肉桂　炮姜　麻黄

【主治】痘后阴疽。

82. 荆防地黄汤（庄在田）

【方药】熟地黄　山药　牡丹皮　白茯苓　山萸肉　荆芥　防风　甘草

【主治】痘后痈毒。

83. 解毒至神汤（新方）

【方药】元参　知母　石膏　连翘　牛蒡子　大黄　枳壳　川连　甘草　淡竹叶

【主治】漆疮肿腐。

84. 泼火汤（新方）

【方药】当归　牡丹皮　生地黄　甘草　地榆　槐花　白茯苓

【主治】汤火灼伤。

85. 玉真散

【方药】胆南星　防风　白芷　天虫（僵蚕）

【主治】破伤中风。

86. 夺命饮（新方）

【方药】当归　白芷　僵蚕　天麻　蝉蜕　大黄　桃仁　羌活　防风　胆南星　麻黄

【主治】破伤中风。

87. 地榆败毒散（沈雨苍）

【方药】党参　羌活　独活　柴胡　前胡　甘草　白茯苓　枳壳　川芎　桔梗　生
　　　　地榆　紫竹根　生姜

【主治】中癫犬毒。

88. 捷径方

【方药】万年青汁

【主治】中癫犬毒。

89.祛毒散

【方药】白芷　麦门冬

【主治】毒蛇咬伤。

外治方

1.敷药方

【方药】活鲫鱼　百齿霜

【主治】敷患处疗对口痈毒。

2.碧云散

【方药】鹅不食草　青黛　川芎

【主治】眼生胬肉。

3.一粒仙丹

【方药】巴豆　冰片　雄黄

【主治】妇人乳痈。

4.治手指疔毒方（李廷保）

【方药】雄猪胆　白矾（雄黄代）

【主治】手指疔毒。

5.五宝散（新方）

【方药】橄榄核　寒水石　冰片　牛黄　廉珠（石决明代）

【主治】阴茎疳蚀。

6.溻痒汤

【方药】蛇床子　川椒　白矾

【主治】妇人阴蚀。

7.治漆疮肿腐方（李廷保）

【方药】白果树叶（芒硝代）

【主治】漆疮肿腐。

8.祛痛散

【方药】地榆　麻油

【主治】汤火灼伤。

9.治汤火灼伤方（李廷保）

【方药】生鸦片（乌烟）

【主治】汤火灼伤。

10.胜灵丹

【方药】龙眼核

【主治】金疮出血。

11.二妙膏

【方药】白蜡　藤黄　麻油

【主治】金疮出血。

12.百顺膏（新方）

【方药】大蛤蟆（蟾酥）　木芙蓉叶　铅粉　麻油

【主治】痈疽发背，及一切无名肿毒。初起者消，已溃者愈，并顽恶疔疮。

13.清和膏（新方）

【方药】木芙蓉　紫荆皮　独活　胆南星　赤芍药　白芷　黄丹

【主治】痈疽发背，及阴阳不和等毒。初起能活血定痛，散瘀消肿，溃后即拔脓去腐，生肌长肉。

14.灵应膏（新方）

【方药】象皮　穿山甲　男子发　牛蒡草　血竭　儿茶　白胶香（芸香）　黄丹

【主治】痈疽发背，及一切溃烂等疮。

15.紫金膏（新方）

【方药】当归　白芷　癞蛤蟆（蟾酥）　牛蒡草

【主治】痈疽发背后，对口大毒，溃烂不堪，洞见内膜者。

16.隔蒜灸法

【方药】独头蒜

【主治】一切痈疽恶疮。

17.洗心涤虑良方

【方药】孝顺　阴隲　恩惠　慎言　仔细　忠直　安分　戒淫　仁义　老实　好心　小心　戒赌　信行　和气　方便　热肠　忍耐

【主治】不忠不孝，无仁无义，恨天怨地，谤圣毁贤，瞒心昧己，刻剥成家。刁唆争讼，向背乖宜，妒人亲近，妄说是非，逞凶横行，恃势凌善，及一切奸盗邪淫等证。

参考文献

[1] [东晋]刘涓子.刘涓子鬼遗方[M].田代华，田鹏，点校.天津：天津科学出版社，2004.

[2] [宋]陈自明.外科精要[M].顾漫校.注.北京：中国医药科技出版社，2011.

[3] [元]齐德之.外科精义[M].胡晓峰，整理.北京：人民卫生出版社，2006.

[4] [元]杨清叟.仙传外科集验方[M].[明]赵宜真，集.北京：人民卫生出版社，1991.

[5] [明]王拳.大河外科[M].北京：中医古籍出版社，2007.

[6] [明]周文采.外科集验方[M].韦以宗，点校.上海：上海科学出版社，1989.

[7] [明]薛己.外科发挥[M].胡晓峰，整理.北京:人民卫生出版社，2006.

[8] [明]汪机.外科理例[M].北京：中国医药科技出版社，2010.

[9] [明]薛己.薛氏医案选[M].北京：人民卫生出版社，1983.

[10] [明]申斗垣.外科启玄[M].北京：人民卫生出版社，1955.

[11] [明]陈实功.外科正宗[M].胡晓峰，整理.北京：人民卫生出版社，2006.

[12] [清]陈士铎.外科秘录[M].孙光荣，点校.北京：中医古籍出版社出版，1999.

[13] [清]王维德.外科证治全生集[M].北京：中国中医药出版社，1996.

[14] [清]唐簧.外科选要[M].北京：中国中医药出版社，1997.

[15] [清]高秉钧.疡科心得集[M].田代华，金星，点校.天津：天津科学出版社，2004.

[16] [清]高思敬.外科医镜[M].程传浩，点校.北京：人民军医出版，2005.